KB152253

감기·비염·역류성식도염

보험한약 브런치 the

보험한약네트워크 공저

군자출판사

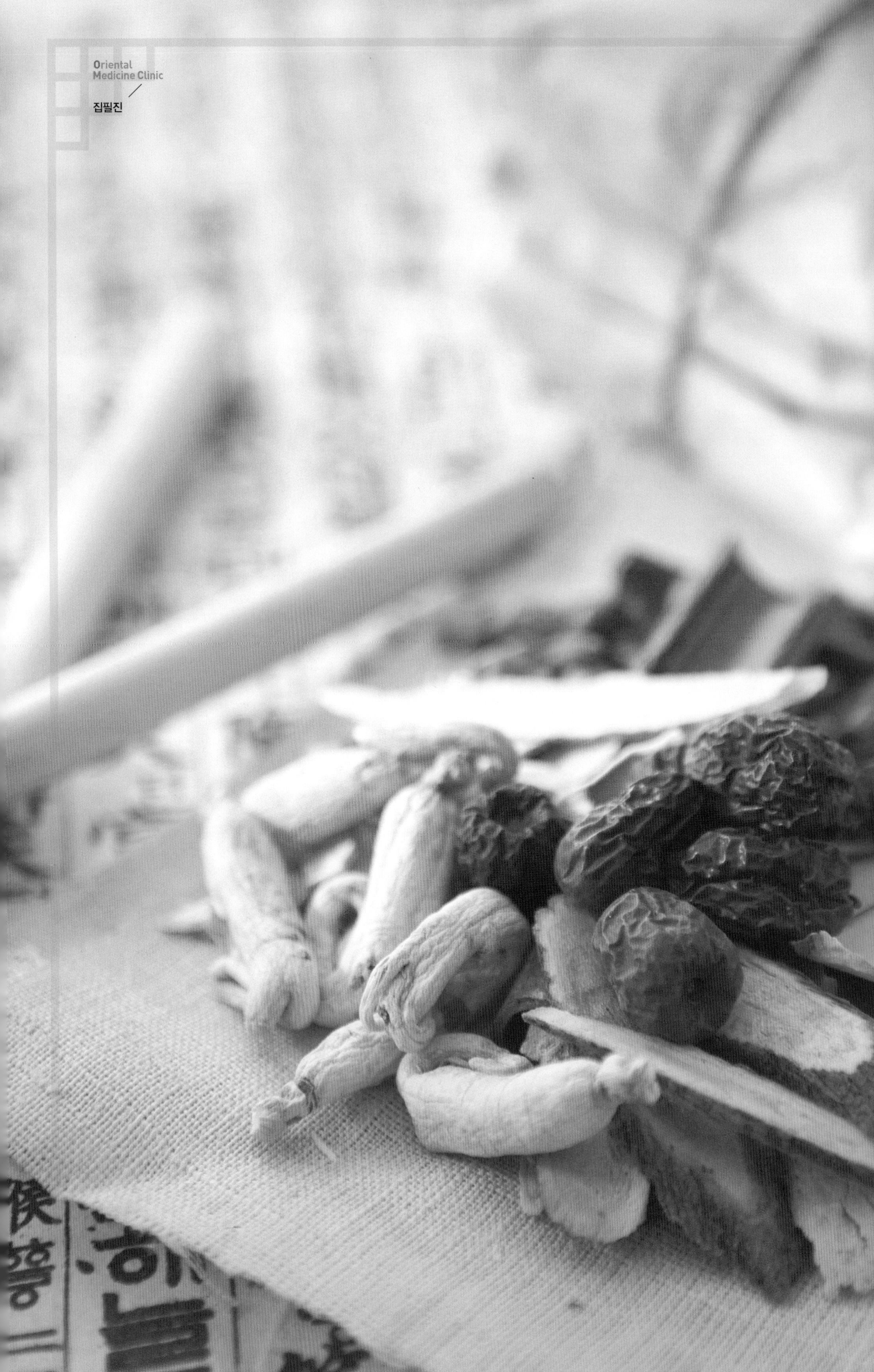

Oriental Medicine Clinic

집필진

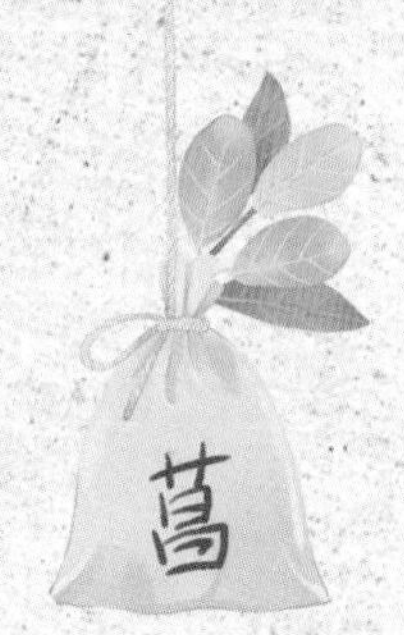

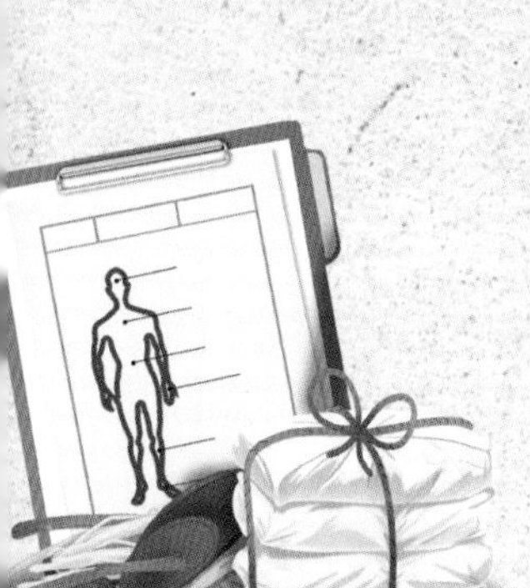

집필진

- 강남명인한의원 / 이슬기
- 경희123한의원 / 박상민
- 경희가족한의원 / 이선영
- 경희김한겸한의원 / 김한겸
- 경희아이한의원 / 김정신
- 경희어울림한의원 / 정인태
- 경희윤한의원 / 임선영
- 금호튼튼한의원 / 조태희
- 다나을한의원 / 주성완, 강수진
- 동국대학교 분당한방병원 / 김장현, 장은하
- 동의보감한의원 / 김지훈
- 둔산튼튼한의원 / 허제신
- 반포한의원 / 황지모
- 버드한의원 / 박종웅, 배윤재
- 선진한의원 / 박기홍
- 성민한의원 / 허민
- 솔담현경철한의원 / 현경철, 선오경
- 영등보화당한의원 / 황남주
- 용인바름한의원 / 최정균
- 원재한의원 / 정재우
- 전)부부호한의원 / 모사언
- 전)약수아이누리한의원 / 김민주
- 전)제중한의원 / 구가람
- 정재호한의원 / 정재호
- 중앙경희한의원 / 윤희성
- 채움과비움한의원 / 문상현
- 천수한의원 / 이형호
- 체원한의원 / 김지권
- 최성환한의원 / 유은경
- 탑마을경희한의원 / 이준우
- 판교정한의원 / 정은식
- 포시즌한의원 / 음기수
- 해님달님한의원 / 장중엽
- 호연한의원 / 김희대

총괄 기획 / 이준우 **인터뷰** / 김춘호 **교정** / 임선영

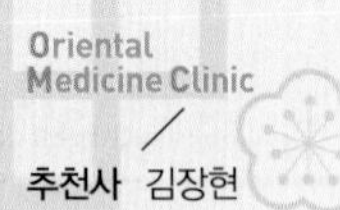

추천사

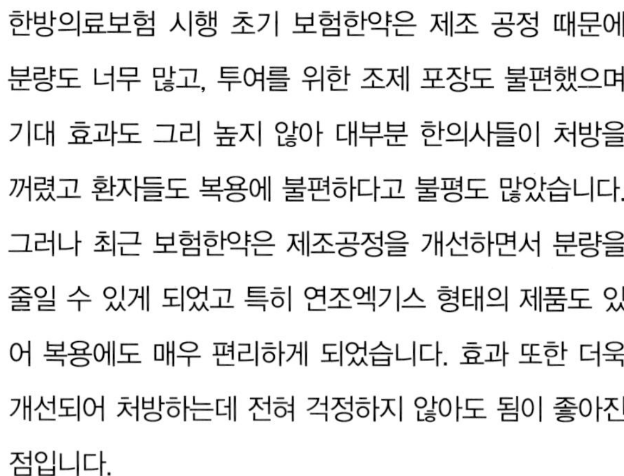

한방의료보험 시행 초기 보험한약은 제조 공정 때문에 분량도 너무 많고, 투여를 위한 조제 포장도 불편했으며 기대 효과도 그리 높지 않아 대부분 한의사들이 처방을 꺼렸고 환자들도 복용에 불편하다고 불평도 많았습니다. 그러나 최근 보험한약은 제조공정을 개선하면서 분량을 줄일 수 있게 되었고 특히 연조엑기스 형태의 제품도 있어 복용에도 매우 편리하게 되었습니다. 효과 또한 더욱 개선되어 처방하는데 전혀 걱정하지 않아도 됨이 좋아진 점입니다.

효과에 믿음이 가면서 증상에 따라 다양하게 합방도 하고 또 탕약을 기다리기에는 시급히 투약이 필요한 경우에도 쉽게 처방이 가능하니까 빨리 치료를 해드려야겠다는 생각이 드는 의료인의 입장에서는 여간 편리한 것이 아닙니다. 가끔은 환자분이 지난 번 주신 무슨 약이 매우 효과가 좋으니 그 약을 많이 주십사하고 미리 부탁을 하는 경우도 있습니다.

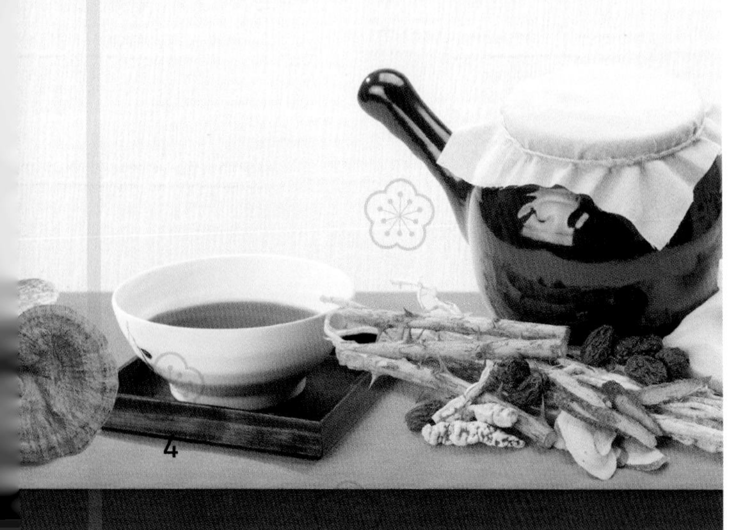

오래 전도 아닌 지난 해 휴가 중에 손주가 갑자기 병이 나서 불편해 하는데 살펴보니 한약제제를 2-3포만 먹여도 나을 수 있는 증상이라 급히 주변 한의원을 찾았는데, 그 곳 한의사 원장님이나 간호사까지도 의아하게 쳐다보며 보험한약이 있어요? 하고 대답을 해서 오히려 내가 무안하게 나온 경험이 있습니다. 보험한약을 사용해 본 적이 없다고 합니다. 모든 것을 구비하고 취급하기에는 분명 불편함이 있겠지만 환자 입장에서 생각해 보면 쉽게 편리하게 이용하는 점도 있어야 한방 의료기관이 더욱 환자중심으로 가깝게 다가가는 것이라 여겨집니다.
〈보험한약 브런치 the #〉은 먼저 출간되었던 보험한약 활용방법에 대한 가이드북인 〈보험한약 브런치〉의 후속판입니다. 집필진도 늘어나고 임상례나 보험한약의 적용 경험도 보강되어 보험한약을 처방하는 한의사들에게도 보험한약 응용지식 이상의 정보도 제공되고, 한의의료기관을 이용하는 환자들에게도 보험한약이나 한의치료에 대한 여러 지식을 얻을 수 있는 책이 되리라 생각됩니다.

보험한약네트워크를 만들고, 이 책을 처음 기획한 이준우 원장은 자주 만나지는 못해도 개인적으로는 대학뿐만 아니라 같은 의국 출신으로서 항상 참신한 생각을 가지고 성실하고 매우 열성적인 태도로 호감이 가는 후배입니다. 제가 한의원이 아닌 대학에 몸 담고 있으면서도 이 책의 집필진에 참여한 이유는 보험한약네트워크에 참여한 한의원 원장님들에게 박수를 보내고 싶은 마음이 들어서입니다. 이 책을 모든 분들에게 권하고 싶습니다.

김 장 현
(동국대학교 한의학과 교수)

서문

"어떻게 하면 보험한약 사용이 확대될 수 있을까?"

이 질문에 대한 해답을 찾아 나서면서 다시금 보험한약 브런치 더샵이라는 책을 만들기에 이르렀다.

2018년도에 출간된 보험한약브런치라는 책은 서로 다른 한의원의 다양한 보험한약 활용방법을 보여주고자 한 책이다. 보험한약브런치에서는 29군데 한의원이 참여하여 각각 한의원에서의 보험한약의 활용방법들을 소개하였다. 그리고 이번에 출간되는 보험한약브런치 더샵에서는 33군데 한의원과 함께 동국대학교 한방병원에서 참여하여 총 34군데 한의 의료기관에서 참여하여 각각의 한의 의료기관에서 활용하는 보험한약 활용방법을 선보일 예정이다. 기존에 참여했던 한의원에서는 내용을 조금 더 추가하였고, 6군데 한의 의료기관에서 더 참여하여 이번 보험한약브런치 더샵이 탄생하였다.

보험한약브런치 더샵은 한의원 개원을 준비중이거나 개원한지 얼마 안 되는 한의사 선생님들에게 가장 추천하고 싶다. 나는 대체 어떤 한의원을 꿈꾸는가? 이 책에서는 다양한 한의원의 성장배경들이 소개되어 있으며 아울러 서로 다른 한의원들의 다양한 보험한약 활용방법들이 소개되어 있다. 그 중에서 나한테 가장 맞는 보험한약 활용방법을 고민해보고 활용해보기에 가장 좋은 책이라고 자부한다.

6월말경에 일본 도쿄 신주쿠 게이오플라자 호텔에서 열린 '제70회 일본동양의학회 학술총회'에 다녀왔다. 2박 3

일간 진행된 학술대회에서 강연 · 포스터 · 일본 한의학 도서 등을 볼 수 있는 기회가 되었으며, 많은 것들은 느끼고 돌아온 것 같다. 특히 인상 깊었던 것은 일본 한의학이 굴러가는 시스템을 현장에서 보고 온 것이다. 수많은 임상증례가 쏟아져 나오면 이것이 토대가 되어 양질의 임상연구가 이루어지고 그 결과들이 개개 의사들에게 전달되어 진료현장에서 활용이 된다. "증례 ➡ 임상연구 ➡ 진료의 활용"으로 이어지는 선순환이 점점 증폭되다 보면 엔진의 힘이 바퀴에 제대로 전달될 것이고, 잘 굴러가는 자동차처럼 일본 한의학이 잘 굴러가게 된다.

어떻게 하면 우리도 개원가와 학계가 함께 하는 유기적인 시스템을 만들 수 있을까? 이 해답은 임상증례의 공유에 있지 않을까 싶다. 개원가에서 보다 세련되게 임상증례를 발표할 수 있고 그 내용들이 학계와 연계되어 간다면 우리 실정에 맞는 유기적인 시스템을 만들 수 있을 것이다. 그러면서 깨달은 것이, 보험한약의 사용확대 역시 바로 이 유기적인 시스템에 동참해야만 비로소 제대로 사용이 확대될 수 있다는 것이고, 보험한약브런치 더샵은 작은 출발이라고 생각된다.

보험한약브런치 더샵은 말 그대로 보험한약브런치에 반올림 만큼 내용을 추가한 책이다. 기존에 참여해준 원장님들과 함께 새롭게 참여해준 원장님들에게도 감사의 뜻을 전하고 싶다. 그리고 이번에는 동국대학교 한방병원 김장현교수님이 원고 작업을 함께 해주기를 제안해 왔고 원고도 보내주었다. 교수님은 필자의 의국 선배이자 한의계의 원로 교수의 한 분이라서 추천사도 함께 부탁드렸으며, 기꺼이 써주기로 하였다. 그리고 이번에는 경희윤한의원 임선영 원장이 교정을 맡아주었으며, 인터뷰는 지난번과 마찬가지로 민족의학신문 김춘호 기자가 계속해주었다.

많은 사람들의 도움으로 보험한약브런치 더샵을 만들었으며, 많은 사람들과 함께 보험한약 사용확대를 꿈꾸어간다. 그리고 이렇게 한발 한발 다가가다 보면 언젠가는 제대로 보험한약과 제제한약 사용이 뿌리내리고 보다 폭넓게 한의학이 국민 보건에 이바지하게 되리라 믿어 의심치 않는다.

이 준 우

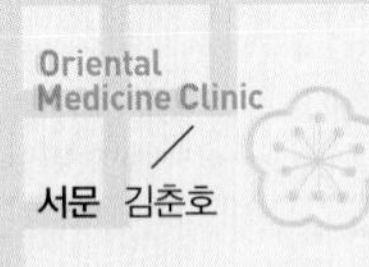

서문

〈보험한약브런치〉의 발간 시기인 지난해 3월을 전후로 총 세 곳의 보험한약제조회사를 탐방 취재할 수 있는 기회가 생겼다.

평소 보험한약을 적극적으로 사용하지 않는 일부 한의사들은 "품질관리가 제대로 되지 않고 효과가 없기 때문"이라고 이유를 설명해줬다. 그래서였을까 제조회사를 찾아가면서도 '정말로 품질관리나 위생 등을 제대로 지키지 않고 있으면 어떡하지'라며 내심 걱정했었는데 기우였다.

방문한 보험한약제조사들은 품질관리 원리는 공정서대로 실험을 실시하고 합격한 원료만으로 제품을 만든다고 설명을 해줬다. 제품을 만든 후에도 한 번 더 실험을 실시하고 완제품 출하 전에 품질 실험을 한다. 즉, 평균 3번 이상 검증 실험을 하는 것이다.

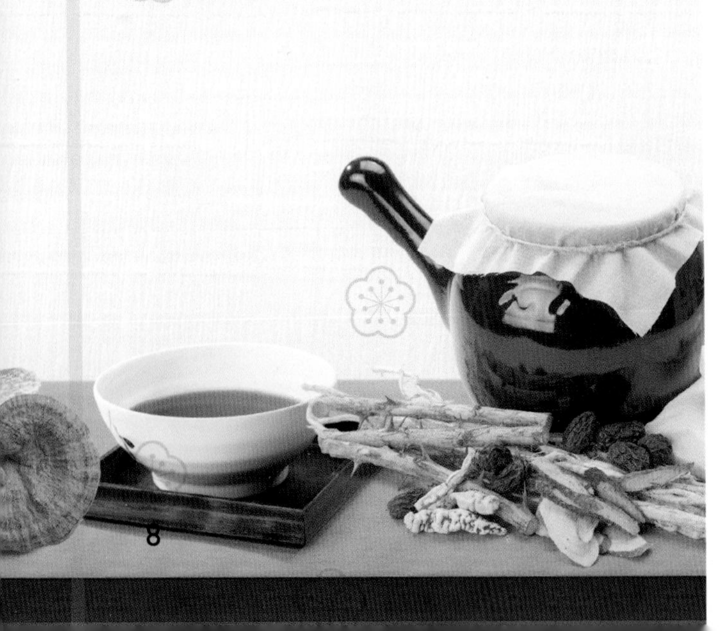

실험 장비에 대한 투자로 아끼지 않았다. 모 제약회사의 경우 150억 원 규모의 다양한 실험 장비를 갖추고 있었다. 보험한약 시장 확대 및 어려운 시국임에도 마지막 기회라는 생각에 공격적 투자를 감행한 것이란다. HPLC는 10대 가까이 있던 것으로 기억한다.

하나의 보험한약이 탄생되는 과정에 대해 설명도 들었는데 최소 180일, 심평원에 등재되는데 1년 이상이 걸린다고 한다.

보험한약제조사를 탐방하며 느낀 것은 생각했던 것보다 더 철저한 품질관리가 이뤄지고 있다는 것이었다. 충분한 발전 가능성과 잠재력이 있는 데 이를 위해서는 한의사의 적극적인 사용이 필요하다.

앞서 〈보험한약 브런치〉의 서문에도 썼듯이 모든 약국에서 쉽게 살 수 있는 양방감기약처럼 모든 한의원에서 보험한약을 처방받을 수 있는 날이 오길 기다려본다.

김 춘 호
민족의학신문 취재기자

Contents

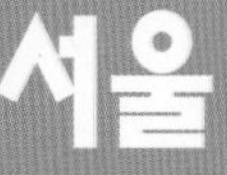

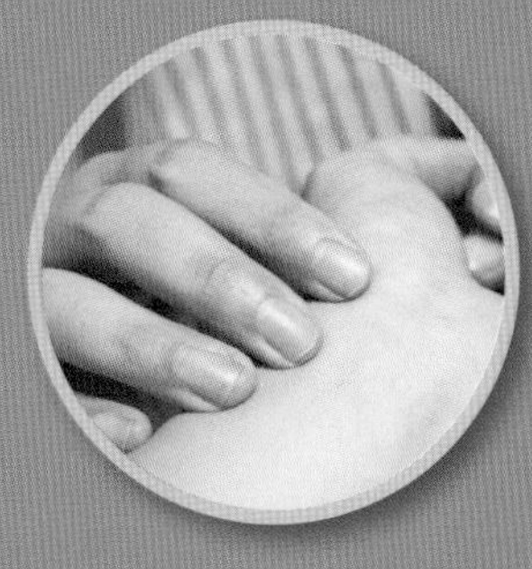

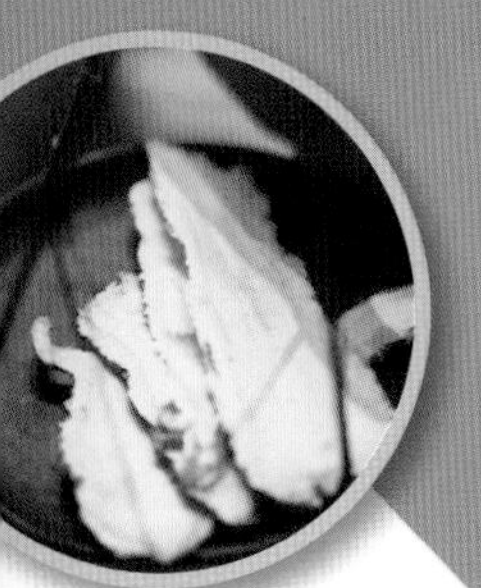

경기, 인천

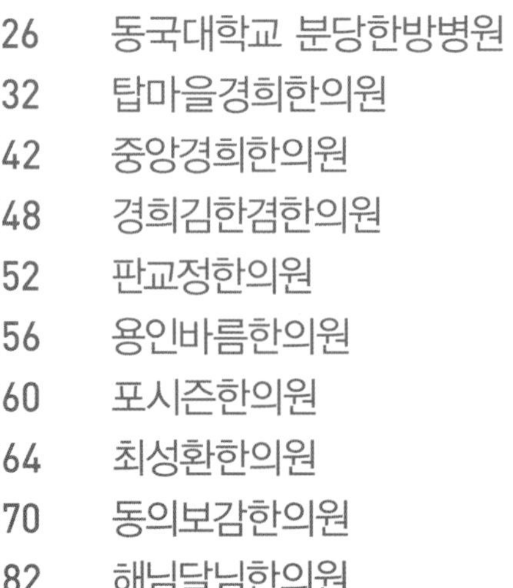

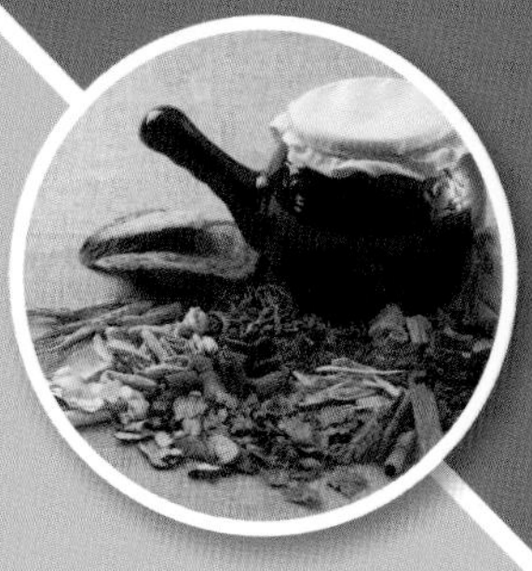

대전, 충청

부산, 경상

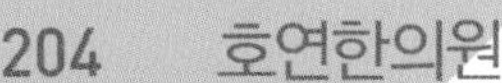

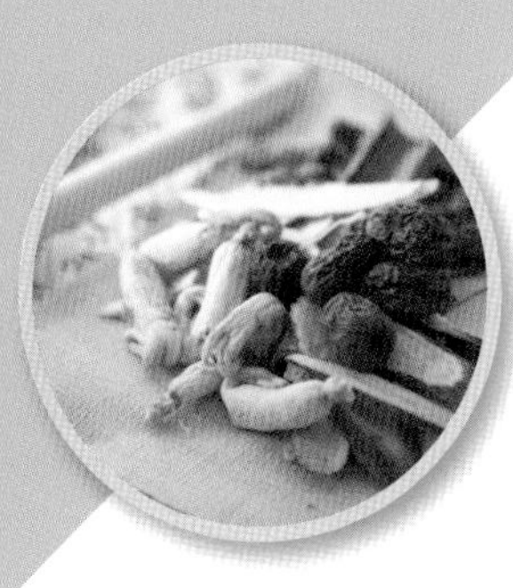

광주, 전라, 제주

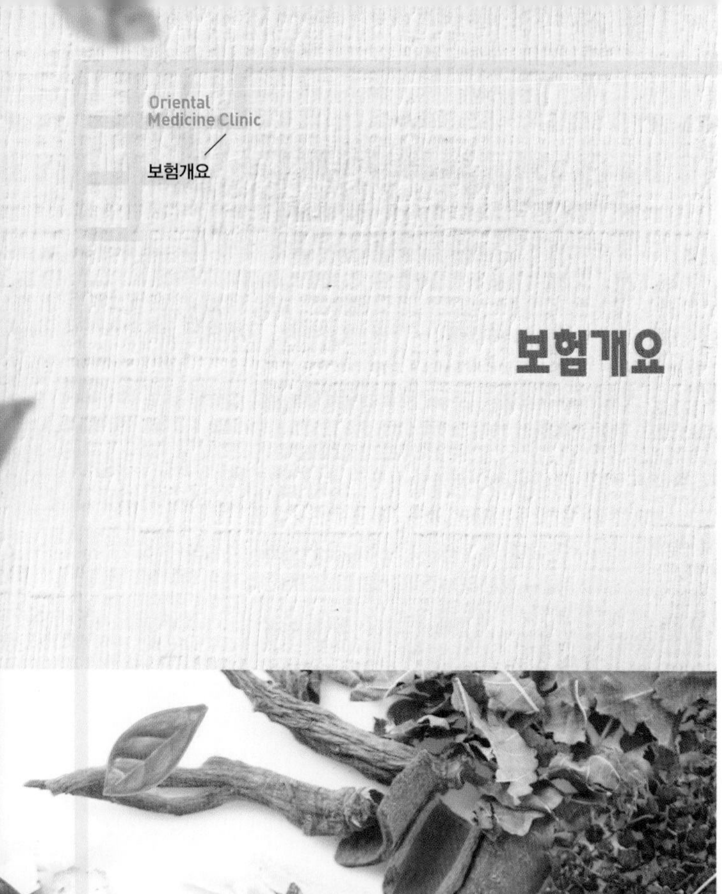

보험개요

01 보험한약이란 무엇인가?

보험이 되는 한약을 말한다. 현재 56가지 혼합엑스산제와 68가지 단미엑스산제가 보험적용이 되고 있다. 2016년도부터는 엑스산제뿐 아니라 연조엑기스와 정제와 같은 형태도 보험적용이 되고 있다.

02 보험한약 종류

① 혼합엑스산제 56종은 다음과 같다.

(ㄱ) 가미소요산 갈근탕 갈근해기탕 구미강활탕 궁소산 궁하탕

(ㄴ) 내소산

(ㄷ) 당귀연교음 당귀육황탕 대시호탕 대청룡탕 대화중음 대황목단피탕 도인승기탕

(ㄹ) 반하백출천마탕 반하사심탕 반하후박탕 백출탕 보중익기탕 보허탕 복령보심탕 불환금정기산

(ㅁ) 삼소음 삼출건비탕 삼호작약탕 삼황사심탕 생맥산 소시호탕 소청룡탕 승양보위탕 시경반하탕 시호계지탕 시호소간탕 시호청간탕

(ㅂ) 안태음 연교패독산 오림산 오적산 이중탕 이진탕 익위승양탕 인삼패독산 인진호탕

(ㅅ) 자음강화탕 조위승기탕

(ㅇ) 청상견통탕 청서익기탕 청위산

(ㅈ) 팔물탕 평위산

(ㅊ) 행소탕 향사평위산 황금작약탕 황련해독탕 형개연교탕 회춘양격산

② **단미엑스산제 68종은 다음과 같다.**

(ㄱ) 갈근 감국 감초 강활 건강 계지 육계 괄루인 곽향 금은화 길경

(ㄴ) 당귀 대추 대황 도인 독활

(ㄷ) 마황 만형자 망초가루 맥문동 맥아 목단피 목향

(ㄹ) 박하 반하 방풍 백지 백출 복령 봉출

(ㅁ) 사인 산사육 삼릉 생강 생지황 석고가루 세신 숙지황 승마 시호 신곡

(ㅂ) 아출 연교 오미자 육계 인삼 인진호

(ㅅ) 자소엽 작약 전호 지각 지모 지실 진피

(ㅇ) 창출 천궁 천마 천문동 청피 치자

(ㅈ) 택사

(ㅊ) 행인 향부자 형개 황금 황기 황련 황백 후박

03 보험한약 역사

보험한약은 87년도에 26개 혼합엑스산제와 68개 단미엑스산제로 시작하였으며 88년도에는 혼합엑스산제가 36종으로 늘어났으며 90년에는 56종으로 늘어나 2017년도 현재까지 56종 혼합엑스산제와 68종 단미엑스산제로 이루어져 있다.

2014년 1월 1일부터 한방보험용 한약제제에 대하여 처방근거(原典)를 식약처장이 인정하는 기성한약서로 표준화하고, 상한금액을 현실화해서 적용시켰다. 기존에는 보험한약의 용량이 틀리거나 구성 약재가 다른 경우가 있었는데, 이때부터 제대로 적용이 되었다.

특히 행소탕 보험한약의 경우 이전에는 온병조변에 있는 처방이었다가 이때부터 동의보감에 나와있는 상백피와 절패모가 들어간 처방으로 바뀌게 되었다.

2016년 4월 1일부터 기존의 혼합단미엑스산제 뿐만 아니라 알약 형태의 정제와 짜먹는 연조엑스 형태의 단미엑스혼합제를 건강보험에 포함시켰다.

04 보험한약 청구방법

- 보험한약을 청구할 때는 보험한약에 맞는 상병명을 선택해서 청구한다. 상병명은 고시내용에서 제시한 처방별 적응증을 참고해서 선택한다.
- 두 가지 보험한약을 처방할 때는 상병명을 두 가지를 선택한다. 대분류는 같아도 상관없다.
- 단미의 조합인 임의처방을 처방할 때는 상병명의 제약이 없다.
- 상병명이 고시내용과 전혀 무관하다고 생각될 경우 변증명에 해당하는 U코드를 선택해서 청구한다.
- ① 만 6개월 미만은 성인용량의 1/5

  ② 만 6개월 이상 만 1세 미만은 성인용량의 1/4

  ③ 만 1세 이상 만 7세 미만은 성인용량의 1/2

  ④ 만 7세 이상 만 11세 미만은 성인용량의 3/4로 처방하도록 되어 있으나, 이것은 권장사항이며 실제 복용용량은 진찰 후 한의사가 용량을 결정해서 처방하면 된다.

05 처방별 적응증

56개 기준처방시의 처방별 적응증을 참조하여 가장 유사한 상병명을 기재한다.
(고시 제2009-214호, 2010년 1월 1일 시행)

1. 가미소요산

월경 전 및 월경기의 다양한 심신 증상, 월경통, 과다 월경, 빈발 월경, 희발 월경, 불규칙 월경, 산후 우울한 기분 및 우울증, 갱년기 및 폐경기의 다양한 심신 증상, 소양감, 구내염, 입안마름, 수면장애, 어지러움, 피로, 권태, 식욕부진, 오한과 발열의 교대, 수족냉증, 상세 불명의 발열 및 열감, 온 몸이 쑤시고 아픔, 어깨 결림, 두통, 수면 중의 과다 발한, 귀 속의 통증, 가슴과 유방 및 복부의 팽창감, 소번이 시원하게 나오지 않는 증상, 피가 섞인 가래, 심인성 기침, 신경증

2. 갈근탕

감기, 몸살, 뒷목과 등이 뻣뻣하게 아픔, 머리와 얼굴이 아픈 증상, 갈증, 설사, 피부 발진, 비염, 부비동염, 급성 기관지염, 급성 후두염, 성홍열, 대장염

3. 갈근해기탕

인체 내부의 열증(양명경병)으로 인한 안구 통증 및 비강 내 건조감, 수면 장애, 감기, 인플루엔자, 알레르기성 비염, 위축성 비염, 급성 부비동염, 알레르기성 접촉피부염, 다형홍반

4. 구미강활탕

온 몸이 쑤시고 아픈 증상, 감기, 인플루엔자, 타박상, 각종 관절염 및 관절통, 각기

5. 궁소산

임신 중 혹은 산후에 발생한 감기, 몸살, 기침, 천식, 인플루엔자, 기관지염

6. 궁하탕

각종 병적 수분 정체(담음)를 동반한 질환으로 인한 소화불량, 복수, 복통, 협통, 흉통, 관절염 및 관절통, 요각통, 정신 불안 증상, 늑막염, 폐쇄성 폐질환

7. 내소산

식체, 소화 불량, 구역, 구토, 복부 팽만, 명치 끝이 답답하고 아픈 증세, 변비, 설사, 복통, 식욕 부진, 요통, 식도염, 식도의 궤양, 급만성 위십이지장염, 위십이지장궤양, 대장염, 과민성 장증후군, 장중첩증, 만성 담낭염, 알코올성 위염, 알코올성 간질환, 인후부의 결절, 갑상선 결절, 우울한 기분, 심신증, 매핵기(히스테리구)

8. 당귀연교음

치통, 구취 및 구취를 유발하는 구강내 질환, 구강과 입술의 건조, 구내염, 치은염, 치주염, 아구창, 구각 궤양, 입술 단순 헤르페스

9. 당귀육황탕

수면 중 과다 발한, 식은 땀, 출산 후의 과다 발한, 산후풍으로 인한 발한과다, 체액의 소실을 동반한 열감, 변비, 소변이 진하고 혀가 붉으며 맥박이 빠른 상태, 안면부 발적, 가슴 및 손발의 번열감, 갱년기 및 폐경기의 다양한 심신 증상, 권태감, 피로감, 두통, 현기증, 편두통, 심신증, 자율 신경 장애, 빈혈, 만성 소모성질환으로 인한 체력저하

10. 대시호탕

헛소리, 딸꾹질, 비만, 변비, 소갈, 흉통, 두근거림, 원인 미상의 열, 주기적인 발열, 혈뇨, 구취 및 구취를 유발하는 구강내 질환, 설통, 감기, 몸살, 고창, 구역, 구토, 유행성 각결막염, 급성 결막염, 구내염, 치주염, 설염, 급성 편도염, 급성 후두염, 급성 기관염, 급성 기관지염, 급성 세기관지염, 급성 인후두염, 중이염, 부비동염, 인플루엔자, 폐렴, 천식, 폐의 괴저 및 괴사, 만성 폐쇄성 폐질환, 간염, 담낭염, 담관염, 소화성 궤양, 급성 충수염, 급성 췌장염, 대장염, 복막염, 과민성 장 증후군, 소화기계통 악성 신생물의 대증요법, 만성 허혈성 심장질환, 정신분열증, 해리 장애

11. 대청룡탕

발열, 오한, 신체동통, 땀은 나지 않으면서 가슴이 답답하여 안정하지 못하는 경우, 감기, 몸살, 천명, 급성 인두염, 급성 편도염, 급성 후두염, 급성 기관염, 급성 기관지염, 급성 세기관지염, 급성 후두기관염, 급성 폐쇄성 후두염 및 후두개염, 급성 인후두염, 인플루엔자, 폐렴, 천식, 만성 폐쇄성 폐질환, 폐부종, 급성 부비동염. 급성 결막염, 단독

12. 대화중음

식체, 식욕 부진, 소화불량, 고창, 복부 팽만감, 복강내 종괴감, 변비, 설사, 알코올 중독, 위십이지장염, 식도염, 대장염, 장관 흡수 장애, 위십이지장궤양, 소화성 궤양, 유문 연축증, 위의 급성 확장, 소화기 계통 처치 후 장애

13. 대황목단피탕

변비, 복통, 급성 충수염, 장 및 충수의 염증, 체력이 있는 사람의 소화성 궤양, 치질, 골반 염증성 질환, 월경통

14. 도인승기탕

변비, 하복부의 강한 긴장감, 검은 색의 대변, 소변이 시원하게 나오지 않는 증상, 혈뇨, 코피, 두통, 중풍전조증 및 중풍, 원인 미상의 열, 고열로 인한 의식 불명, 헛소리, 월경통, 과소월경, 골반 염증성 질환, 만성 신염 증후군, 방광염, 알코올 중독, 해리 장애, 정신분열

15. 반하백출천마탕

소화불량, 소화기능의 약화에 동반된 이명, 현기증, 두통, 편두통, 메스꺼움, 답답함, 숨참, 구역, 구토, 안륜 색소 침착, 만성 위염

16. 반하사심탕

명치 밑이 그득하지만 아프지 않은 경우, 감기 및 기타 감염으로 열이 나고 명치 밑이 그득하면서 구토하는 경우, 구내염, 숙취, 소화불량, 식욕부진, 구역, 구토, 위의 급성 확장, 위하수, 속쓰림, 트림, 위십이지장궤양, 소화성 궤양, 식도염, 신경성 위염, 위십이지장염, 대장염, 고창, 소화기계통의 처치 후 장애, 날문연축증, 장관 흡수 장애, 묽은 변 혹은 설사, 만성 허혈성 심장질환, 신경증

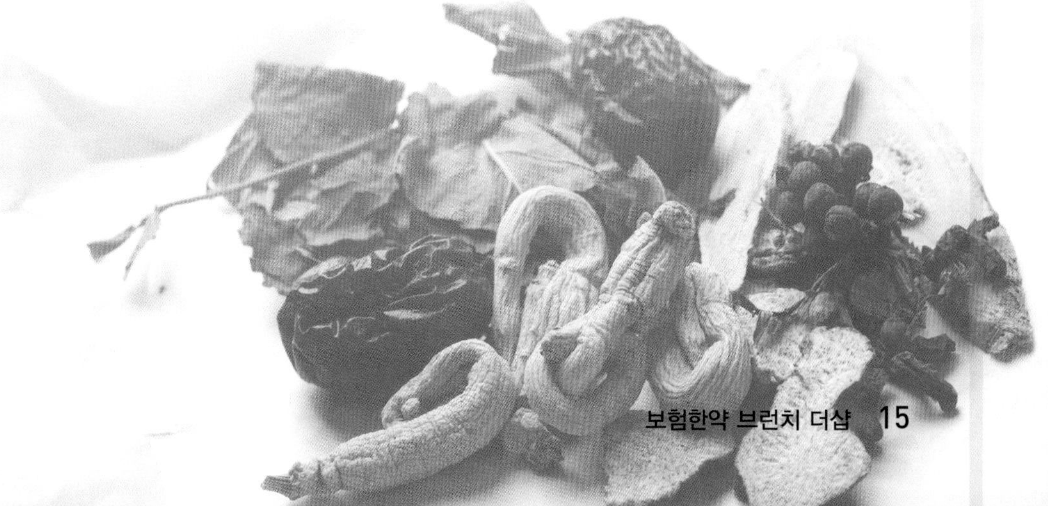

17. 반하후박탕

소화불량, 식욕부진, 구역, 구토, 고창, 복부 팽만감, 위염, 위궤양, 신경성 기침, 매핵기(히스테리구), 쉰 목소리, 입인두의 기타 부분 양성 신생물의 대증요법, 권태감, 피로감, 현기증, 동계, 우울한 기분, 불안신경증, 입덧, 갱년기 및 폐경기와 관련된 다양한 심신 증상

18. 백출탕

가래가 많은 기침, 만성 기관지염, 숨가쁨, 병후의 체력 저하, 피로감, 만성 설사, 식욕부진, 몸이 무겁고 아픈 경우, 달리 분류되지 않은 통증, 구토와 설사가 오래되어 갈증이 심하고 경련이 발생하려고 하는 경우, 다음다갈증, 다리에 쥐가 나는 경우, 과도 발한, 임신, 출산, 산후기에 합병된 설사 이질과 같은 소화기계통 질환

19. 보중익기탕

소화불량, 복통, 식욕 부진, 기능적 설사, 위십이지장염, 위궤양, 위하수, 창자의 만성 혈관성 장애, 병후의 체력 저하, 피로증후군, 권태감, 피로감, 다한증, 식은땀, 과로 혹은 영양장애로 몸에 열이 나고 속이 답답하며 식은땀이 나고 피곤한 경우, 기운이 없고 소변이 시원하게 나오지 않는 경우, 방광염, 만성 신염 증후군, 오랜 기침, 만성 후두기관염, 급성 후두염, 딸꾹질, 상지 마비, 하지 마비, 수족 마비, 중추신경계통의 염증성 질환의 후유증, 어깨 및 팔죽지 부위에서의 신경 손상, 엉덩신경의 병터, 달리 분류되지 않은 시상하부의 기능 장애, 대마비, 사지마비, 과다 월경, 빈발 월경, 자궁경부의 악성 신생물 후유증 및 회복기 치료, 요실금, 여성 생식기 탈출, 자궁 하수, 대하, 음취, 임신 중 당뇨, 자연유산, 조기 임신 중 출혈, 산과적 외상, 분만 중 회음부 열상, 외음부 및 회음부의 비염증성 장애, 임신, 출산, 산후기의 소화기계통 장애, 기질적 장애 또는 질병에 의하지 않은 성기능 이상, 젖흐름증, 난청, 이명, 만성 고막염, 몸통의 피부 고름집, 종기, 불안, 긴장, 흥분

20. 보허탕

산후풍, 산후의 각종 질환, 출산 시 출혈로 인한 빈혈, 지속성 신체형 동통 장애, 임신 중 혹은 산후기의 감염성 질환, 수유와 관련된 유방 장애

21. 복령보심탕

가슴 및 손발에서 땀이 나는 경우, 권태감, 피로감, 피로증후군, 홍조, 손발의 번열, 과도한 정서적 긴장 및 스트레스로 피를 토하거나 땀을 흘리는 경우, 코피, 다음 다갈증, 구역, 구토, 위장관 출혈, 빈혈, 고혈압, 저혈압, 결핵, 갱년기 및 폐경기와 관련된 다양한 심신 증상, 기분장애, 불안 장애, 인지기능 및 각성에 관한 기타 증상 및 징후, 신경계통의 기타 퇴행성 질환

22. 불환금정기산

구역, 구토, 설사, 맞지 않은 물과 음식으로 인해 생기는 각종 증상, 곽란, 오한과 발열의 교대, 기침, 식도염, 위십이지장염, 대장염, 기능적 창자 장애, 이질, 식중독, 감기, 인플루엔자, 후두기관염, 기관지염, 기관지확장증, 각기

23. 삼소음

기침, 콧물, 재채기, 코막힘, 풍한감모 후유증에 의한 불수의적 이상 운동, 주기적 발열, 원인 미상의 발열, 정서적 요인에 의한 가슴 답답함, 감기, 인플루엔자, 급성 후두기관염, 임신 혹은 산후기에 합병된 피부 및 피부 밑 조직의 질환, 담낭염, 기관, 기관지, 폐, 종격동의 악성 혹은 양성 신생물의 대증요법

24. 삼출건비탕

소화기계가 약한 사람의 소화기능의 개선, 소화불량, 식욕부진, 신경성 식욕부진, 고창, 복부팽만, 위십이지장궤양, 소화성 궤양, 식도염, 위십이지장염, 대장염, 장관 흡수 장애, 기능적 설사, 설사를 동반한 과민성 장증후군, 분문 이완불능증, 식도의 수축, 식도의 운동장애, 식도의 악성 및 양성 신생물의 대증요법, 낭문연축증, 만성 바이러스 간염

25. 삼호작약탕

갈증, 심신불안정, 식욕부진, 대변을 시원하게 보지 못하는 경우, 소변을 시원하게 보지 못하거나 소변이 나오지 않는 경우, 소변을 가리지 못하는 경우, 재발성 및 지속성 혈뇨, 급성 신염 증후군, 급속 진행성 신염 증후군, 만성 신염증후군, 상세불명의 신염증후군, 신증후군, 달리 분류된 질환에서의 사구체 장애, 상세불명의 요도증후군, 상세불명의 비뇨기계통 장애, 급성전립샘염, 요도협착, 급성방광염, 사이질성 방광염, 기타 만성 방광염, 감기 및 기타 감염증 후 잔존한 발열

26. 삼황사심탕

체력이 있는 사람의 안면홍조, 불안, 변비, 고혈압 수반 증상(어깨결림), 이명, 두중, 불면, 명치 밑이 답답하고 단단하게 느껴지나 만지면 부드러운 경우, 심장 기능의 약화, 심장병의 불명확한 기록 및 합병증, 원인 미상의 발열, 코피, 피를 토하는 경우, 재발성 구내염, 혀 유두의 비대, 심통, 소양증

27. 생맥산

여름철의 건강증진, 여름철의 무기력, 여름철의 배탈, 열사병, 피로, 권태감, 숨이 차고 입이 마르며 땀이 많이 나는 증상, 급성 인두염, 기침을 많이 해서 목소리가 잘 나오지 않는 증상, 성대 및 후두 질환의 대증요법

28. 소시호탕(삼금탕)

입이 쓰고 가슴과 옆구리가 답답하고 그득함, 식욕부진, 구역 및 구토, 식은 땀, 수면 중 과다 발한, 오한과 발열의 교대, 눈앞이 아찔아찔함, 난청, 감기가 나은 후에도 열이 지속되는 경우, 편도 및 아데노이드의 만성질환, 인플루엔자, 급성 기관지염, 급만성 후두기관염, 심인성기침, 천식, 기관지 확장증, 위염, 급성 담낭염, 급성 췌장염, 식도염, 분문 이완불능증, 식도의 수축, 식도의 운동장애, 식도의 악성 및 양성신생물의 대증요법, 임신 중 간기능 장애, 임신 및 산후기에 합병된 바이러스 감염, 급만성 바이러스 간염, 늑막염, 가로막의 장애, 무월경 혹은 폐경과 동반된 열감이나 발열과 오한의 교대, 월경 전 증후군, 월경통, 월경 기간 중의 발열, 출산 후의 발열, 산욕열, 급성 자궁목의 염증 및 난소염, 자궁목을 제외한 자궁의 염증성 질환, 여성의 급성 골반염, 늑간신경병증, 심신증, 급성 진행성 신염증후군,재발성 및 지속성 혈뇨, 만성 신염증후군, 급성 세뇨관-사이질성 신염, 만성 세뇨관-사이질성 신염, 급성 또는 만성으로 명시되지 않은 상세불명의 사이질성 신염, 방광염, 요도염 및 요도증후군, 전립선의 염증성 질환, 달리 분류되지 않은 남성 생식기관의 염증성 장애, 상세불명의 혈뇨, 신증후군, 달리 분류된 질환에서의 사구체장애, 섬망, 우울병 에피소드

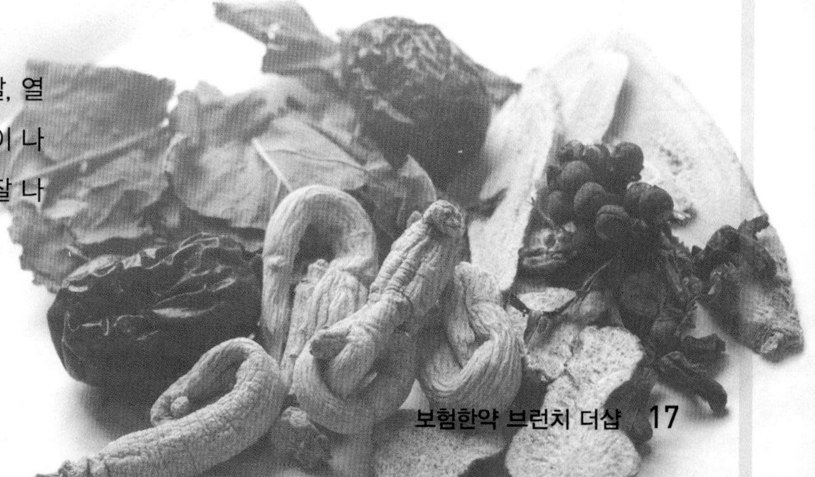

29. 소청룡탕

감기, 콧물, 재채기, 기침, 숨 쉴 때의 가슴통증, 명치 통증, 딸꾹질, 구역, 구토, 갈증이 있고 설사를 하면서 아랫배가 답답한 증상, 관절통, 비염, 급만성 인두염, 인플루엔자, 천식, 폐렴, 늑막염, 폐부종, 기타 사이질성 폐질환, 달리 분류되지 않은 가슴막삼출액, 가슴막판, 기타 가슴막의 병태, 상세불명의 호흡기능 상실, 상세불명의 호흡기장애, 기관, 기관지 및 폐 악성신생물의 대증요법, 가슴샘 악성신생물의 대증요법, 심장, 종격동 및 가슴막 악성신생물의 대증요법, 기타 및 부위불명의 호흡기 및 가슴내 장기의 악성신생물의 대증요법, 기관 기관지 및 폐 양성신생물의 대증요법, 상세불명의 호흡기계통 양성신생물의 대증요법, 가슴샘 양성신생물의 대증요법, 급성 결막염

30. 승양보위탕

설사, 점액변, 혈변, 위장관 출혈, 이급후중, 몸이 무겁고 마디가 쑤시고 아픔, 입이 쓰고 마름, 식욕부진, 권태감, 피로감, 대변을 시원하게 보지 못하고 소변을 자주 봄, 양기가 부족하여 안색이 나쁘며 춥고 몸이 떨리는 경우, 장관 흡수장애, 이질, 위장염, 대장염,위 악성 신생물의 대증요법, 췌장 악성 신생물의 대증요법, 기타 소화기관 악성 신생물의 대증요법, 위 양성신생물의 대증요법, 췌장 양성신생물의 대증요법

31. 시경반하탕

열이 나고 기침을 하며 가슴이 그득하고 옆구리가 아픈 경우, 가래가 끓는 기침, 급성기관염, 급성후두기관염, 인플루엔자, 폐렴, 소화기의 악성 신생물의 대증요법

32. 시호계지탕

감기, 오한과 발열의 교대, 복통, 옆구리가 아프고 가슴이 답답함, 두통, 항강통, 땀이 많이 나고 헛소리를 하며 물을 많이 마심, 늑간신경병증, 소화성궤양, 급만성 바이러스간염, 담낭염, 스트레스로 인한 통증, 심신증

33. 시호소간탕

식체 혹은 타박상으로 인해 옆구리가 아픈 경우, 발열과 오한의 교대, 늑막염, 늑간신경병증, 췌장의 기타 질환, 심신증, 우울증 에피소드

34. 시호청간탕

분노, 화나 짜증을 잘 냄, 귀 뒷목 유방 옆구리 가슴의 통증, 오한과 발열의 교대, 급성 간염, 늑막염, 신경질을 잘 내는 소아의 만성 편도선염, 습진, 아토피성 피부염, 자극과민성, 심신증

35. 안태음

임신 중 복통, 임신 중 출혈, 자연유산, 습관적 유산, 조기 진통

36. 연교패독산

감기 등 급성 상기도 감염, 이하선염, 종기로 인한 오한 발열 두통, 부종

37. 오림산

배뇨장애, 혈뇨, 요도염 및 요도증후군, 방광염, 신장 및 요관의 결석 등으로 소변이 시원하게 나오지 않거나 농뇨 혈뇨 결석 하복통 음경통이 동반되는 경우, 급성 진행성 신염증후군, 만성신염 증후군

38. 오적산

요통, 요각통, 좌골신경통, 관절통, 낙침, 감기, 두통, 두풍증, 구안와사, 신경통, 월경통, 냉, 대하, 구역, 구토, 소화불량, 안구 피로, 산후풍, 요부 염좌, 엉덩관절증, 발목 염좌, 두경부 염좌, 각기, 근육의 분리, 윤활막염, 건초염, 관절염, 파젯병의 대증요법, 대뇌혈관 질환의 후유증, 독성 뇌병증의 대증요법, 신경병증, 갱년기 및 폐경기와 관련된 다양한 심신 증상, 월경 전 긴장증후군, 자궁근종의 대증요법, 여성생식기의 악성 종양의 대증요법, 외음부 · 질 · 자궁경부 · 자궁 · 난소 등 여성 생식기 염증성 질환의 보조요법, 과민성 장증후군, 각결막염, 우울병 에피소드, 재발성 우울성 장애, 기분부전증, 급성 스트레스 반응, 적응 장애, 건강염려증, 신경쇠약증, 심신증

39. 이중탕

배가 아프고 설사를 하지만 갈증이 나지 않는 경우, 구역, 구토, 감각 장애, 냉증, 근육의 긴장, 요통, 요각통, 허약한 사람의 기침, 위십이지장염, 위궤양, 대장염, 기능적 설사, 과민성 장증후군, 임신 혹은 산후의 호흡기계 질환, 엉덩관절증

40. 이진탕

기혈 순환이 순조롭지 못해서 발생하는 모든 증상, 소화불량, 구역, 구토, 가벼운 입덧, 현기증, 두근거림, 추웠다가 더웠다가 하는 증상, 몸의 여기저기가 돌아다니면서 아픈 증상, 만성 위염, 임신 및 출산 후의 소화기계통 질환, 두경부 염좌, 중추신경계통의 염증성 질환의 후유증, 늑막염

41. 익위승양탕

기혈 손상으로 인한 피로권태감의 개선, 대출혈 혹은 만성 출혈 후의 원기 회복, 심번불안, 과다월경, 빈발월경, 불규칙 월경, 자궁 및 난소의 기능 장애로 인한 과다 출혈, 자궁내막 증식증, 유산 혹은 자궁외 임신 및 기타 임신에 따른 합병증

42. 인삼패독산

오한을 동반한 고열, 두통, 안구통증, 전신통, 기침, 코막힘, 몸살, 근육의 과사용으로 인한 통증, 감기, 급성기관염, 급성기관지염, 만성 기관지염, 폐렴

43. 인진호탕

황달, 구갈, 변비, 두드러기, 간염, 구내염

44. 자음강화탕

기침, 객혈, 소변이 시원하게 나오지 않음, 체액 소실에 수반되는 발열, 홍조, 식은 땀, 체중감소, 식욕 부진, 만성 후두기관염, 만성 기관지염, 기관지 확장증, 우울증 에피소드, 반복성 우울장애, 지속성 기분장애

45. 조위승기탕

변비나 변비로 가슴이나 배가 답답한 증상, 헛소리를 하면서 설사하는 경우, 주기적인 발열, 복통을 동반한 점액변 혹은 농혈변, 소갈, 급성 충수염, 다형홍반, 섬망, 정신분열병, 분열형장애, 급성 및 일과성 정신병적 장애

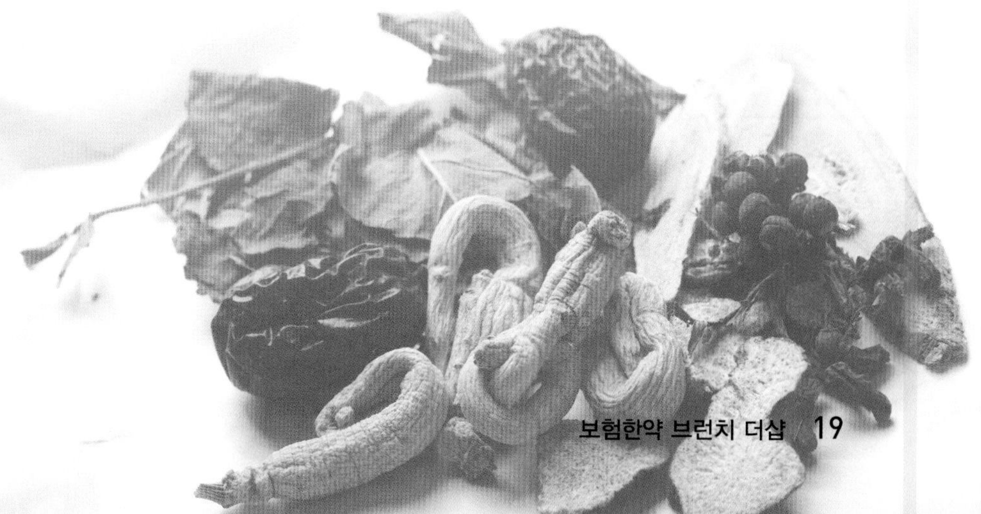

46. 청상견통탕
두통, 안면통, 현기증, 기타 불안장애

47. 청서익기탕
여름 타는 것, 다한, 더위로 인한 권태감 및 피로감, 갈증, 식욕부진, 열감, 설사, 이질, 여름철의 감기, 인플루엔자

48. 청위산
위(胃)에 열이 쌓여서 발생하는 재발성 구강 아프타, 구내염, 치통, 치은염, 치주염

49. 팔물탕
허약한 사람의 피로, 무력감, 식욕부진, 이명, 병후 회복, 빈혈, 저혈압, 다리에 쥐가 나는 경우, 저림, 신경통, 신경염, 혈뇨, 월경 과소, 희발 월경, 과다 월경, 빈발 월경, 불규칙 월경, 월경통, 사춘기 지연, 무월경, 일과성 대뇌 허혈성 발작 및 관련 증후군, 기타 뇌혈관 질환, 기타 급성 허혈성 심장 질환, 기타 심장성 부정맥, 악성 신생물의 대증요법

50. 평위산
급만성 식체로 인해 발생하는 모든 증상, 소화불량, 위의 급성 확장, 고창, 복부팽만, 속쓰림, 복통, 구역, 구토, 설사, 임신 및 산후에 발생하는 구역 · 구토 · 식체 · 설사, 권태감, 피로감, 기침, 요통, 요각통, 위식도 역류 질환, 식도염, 위십이지장염, 위십이지장궤양, 소화성 궤양, 대장염, 과민성 장증후군, 장관 흡수 장애, 분문의 이완불능증, 식도의 운동장애, 여름철의 감기, 식도 및 위장관 악성신생물의 대증요법

51. 행소탕(산)
감기, 기침, 가래, 만성 후두기관염

52. 향사평위산
소화불량, 설사, 구역, 구토, 속쓰림, 복통, 급 · 만성 식체에 수반되는 다양한 증상, 식도염, 위십이지장염, 여름철의 감기, 우울병 에피소드

53. 황금작약탕
혈변, 복통을 동반한 발열, 이질, 감염성 대장염으로 인한 점액변, 위십이지장염, 충수염

54. 황련해독탕
비교적 체력이 강한 사람의 각종 발열과 염증성 소견을 동반하는 질환, 감염에 의한 고열, 경련, 의식 혼탁, 불면증, 기침, 코피, 구내염, 설염, 이명, 어지러움, 동계, 알코올성 위염, 알코올성 간질환, 자극성 접촉 피부염, 단독, 급성 결막염, 정신분열병, 양극성 정동 장애, 해리 장애, 신경증

55. 형개연교탕
코막힘, 콧물, 코의 소양감, 기침, 천식, 귀의 통증, 외이의 수포나 염증, 감기, 인플루엔자, 비염, 알레르기성 비염, 부비동염, 인두염, 편도염, 세기관지염, 기관지염, 기관염, 후두기관염, 백일해, 중이염, 고막염

56. 회춘양격산
변비, 손발의 번열, 코피, 두통, 혀가 갈라짐, 복통, 안면홍조, 여드름, 원인 불명의 발열, 소갈, 구내염, 설염, 아구창, 치은염, 치주염, 인두염, 위십이지장궤양, 위십이지장염, 갱년기 및 폐경기에 동반되는 각종 심신증상

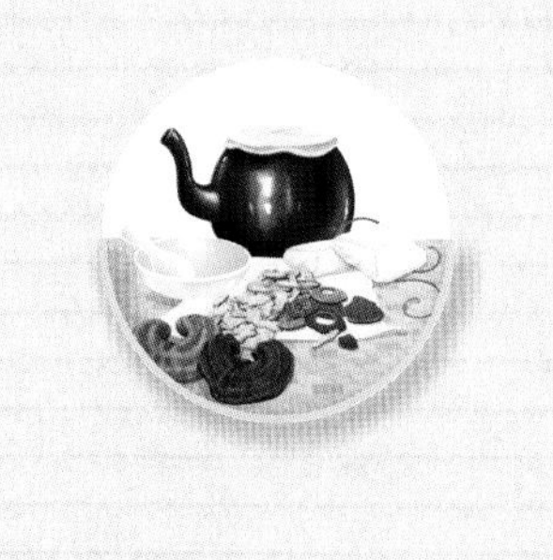

글 경희어울림한의원
정인태 원장

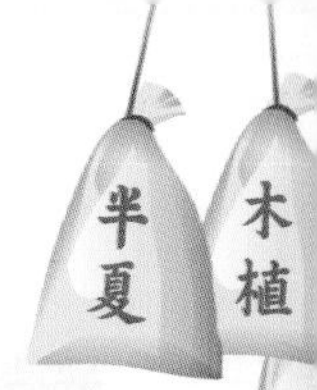

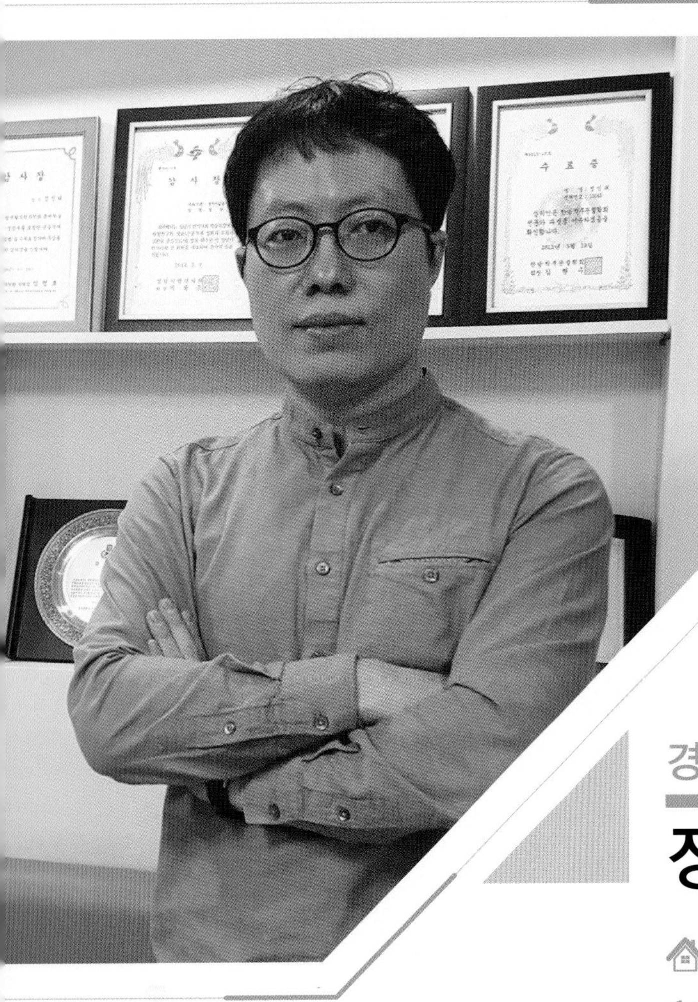

경희어울림한의원

정인태

서울 동작구 사당동 252-17 서림빌딩 4층

02-3476-5275

- 경희대학교 한의과대학 졸업
- 경희의료원 한방병원 침구과 수련, 침구과 전문의
- 경희대학교 한의과대학 침구과 대학원 박사
- 現) 경희대학교 전공선택강의 겸임교수
- 現) 한방척추관절학회 전문가과정 강사
- 現) 경희어울림한의원 원장

1. 한의원 소개

개원 당시 어떤 한의원을 만들겠다는 꿈을 꾸었고, 만들어 왔는가.

본과 1학년 때 우연한 기회에 동씨침법을 배우게 되었다. 이 침법을 배운 후, 의료봉사에 가서 직접 쓰면서 침 효과에 매료되어 학부 때에는 침 공부를 주로 했다. 침구치료를 전공하고 싶어 침구과 대학원에 진학해서 박사학위를 받았고, 대학한방병원 침구과에서 수련하고 전문의를 취득하였다. 레지던트 3년차 때 환자들에게 침과 보험한약을 위주로 하는 한의원을 개원하고자 맘먹고 준비했다. 환자에게 부담 없는 한의원, 침 치료 잘 하는 한의원을 꿈꾸면서 수련을 마치자마자 바로 개원했다. 현재 처음 개원한 곳에서 계속 진료하여 12년차에 접어들고 있는데 지금까지 초심을 잃지 않고 침과 보험한약 위주로 환자를 보고 있으며, 비보험 탕약이 필요한 경우에는 탕약도 처방하면서 매년 조금씩 성장하고 있다.

보험한약을 사용한 계기.

보험한약을 감기 소화불량 비염 두통 등의 증상에 침과 함께 처방하면 침 치료 효과를 높여 줄 수 있으며, 개원 전부터 환자에게 부담이 적은 보험한약을 처방하겠다고 생각해 왔던 터라 자연스럽게 사용하게 되었다. 한의원에서 보험한약을 처방하는 것은 양방 내과 소아과 이비인후과와 경쟁할 수 있는 방법이라 생각했다.

어느 질환에 많이 처방하나.

주로 몸살감기, 오한, 두통, 맑은 콧물, 누런 콧물, 코막힘, 재채기, 기침, 가래, 중이염 등 다양한 증상의 감기 질환에 구미강활탕, 삼소음, 소청룡탕, 갈근탕, 행소탕, 형개연교탕을 처방한다. 식체를 포함한 기타 기능성 소화장애에 평위산, 향사평위산, 대화중음, 삼출건비탕, 급성장염으로 인한 설사에 불환금정기산을, 스트레스성 두통에 청상견통탕, 알러지비염 및 만성비염에 소청룡탕, 갈근탕, 불면에 복령보심탕, 두드러기와 같은 피부질환을 포함한 염증성 질환에 황련해독탕, 기타 요통, 견비통, 좌골신경통 등 근골격계 질환에 오적산을 상용하고 있다.

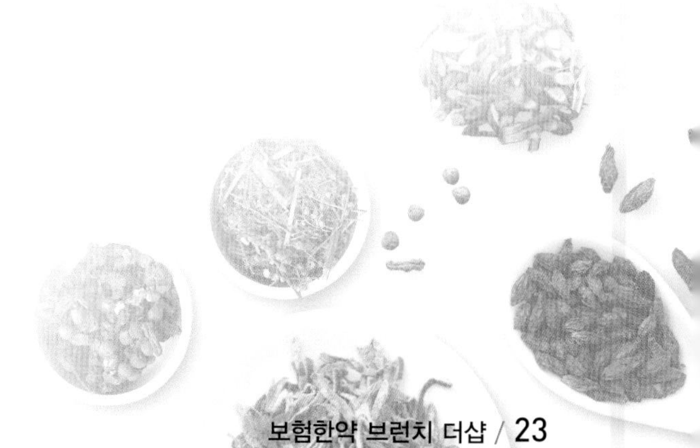

2. 나의 애용처방

① 형개연교탕(보험한약)

형개연교탕은 임상에서 염증성콧물(누런콧물) 및 아이들의 중이염과 축농증으로 인한 후비루에 주로 쓴다. 형개연교탕은 형개, 박하, 연교, 시호(風熱)과 황금, 치자(火), 백지(宣通鼻竅, 排膿), 길경(祛痰), 천궁, 당귀, 생지황, 적작약(補血活血)로 구성된 처방이다. 부작용으로 간혹 대변이 묽어진다는 환자가 있다. 약을 복용하고 누런 콧물이 치료되면서 맑은 콧물이 나오는 경우도 있어서 미리 환자에게 얘기해 놓으면 좋다. 사암침법에서 胃勝寒格(양계,해계 보 임읍,함곡 사)과 병행하여 치료하면 더 효과적이다.

② 평위산(보험한약)

평위산은 임상에서 가장 많이 사용하는 보험한약 중 하나이다. 평소에는 소화력이 괜찮은 사람이 과식 후 소화불량이나 식체, 과식 후 복통을 호소할 때 주로 처방한다. 창출이 군약이라 身重, 浮腫 등의 濕症에 통치방으로 쓰기도 한다. 후박 진피가 들어가 氣滯증상(가스 참)을 겸한 소화장애에 활용한다. 위장의 운동을 도와주는 처방이라 생각한다. 오래 쓰면 損氣하는 부작용이 있다고 하는데 길게 써 보지 않아서 잘 모르겠다. 사암침법의 胃正格과 함께 활용하면 임상에서 매우 효과적이다.

③ 소청룡탕(보험한약)

소청룡탕은 비염에 가장 많이 쓰는 보험처방이다. 맑은 콧물과 재채기, 코막힘 증상이 있을 때 쓴다. 초기에는 두 배 방을 쓰면 좀 더 효과적이다. 계절성 알러지 비염에도 침치료와 병행하면 매우 효과적이다. 마황 계지가 들어 있어 풍한형 감기에 쓸 수 있고 건강이 들어가 있어 평소에 양이 허한 사람에게 더 좋다. 마황이 함유되어 있어 간혹 잠을 잘 못 잔다는 환자가 있다.

④ 불환금정기산(보험한약)

불환금정기산은 傷寒陰證 頭痛身疼에 쓴다고 되어 있는데, 임상에서는 식체로 인한 類傷寒 증상(체해서 감기몸살 오는 경우) 및 설사를 동반한 장염에 주로 처방한다. 평위산에 寒濕 및 구토나 오심에 쓰는 곽향과 痰飮에 쓰는 반하가 들어가 있어 소화기에 담음이 울체되어 음식물이 잘 내려가지 않고 오심, 구토, 트림 증상이 있는 경우에 사용할 수 있다. 여행가서 물갈이 설사 구토하는 경우에도 좋다. 장염인 경우는 동씨침법의 肝門, 腸門, 門金 혈과 왕뜸치료를 병행하면 매우 효과적이다.

⑤ 황련해독탕(보험한약)

황련, 황금, 황백 치자로 구성되어 있어 一切 熱毒에 활용할 수 있다. 주로 임상에서는 피부질환에 처방한다. 피부염 두드러기에 침치료와 병행하여 처방하면 효과적이다. 안면홍조 및 구내염에도 쓴다. 평소 피부묘기증이 있던 환자의 두드러기 증상에 처방했는데 피부묘기증도 개선되었다.

⑥ 補益養胃湯(경희대학병원, 비보험탕약)

소화기가 약한 환자의 元氣不足 脾胃虛弱 食欲不振 無力에 다용하는 처방이다.

補中益氣湯과 香砂養胃湯의 합방으로 황기, 백출, 산약, 사인, 감초, 향부자, 후박, 진피, 반하, 백두구, 백복령, 신곡초, 맥아초, 익지인, 목향, 인삼, 생강, 대조의 총 19가지 약재로 구성이 되어있다. 녹용을 加하면 더욱 효과적이다.

⑦ 滋陰健脾湯 加 天麻 鈎鉤藤 1돈

담음과 기혈의 허손으로 인한 현훈에 쓰는 처방으로 처방구성은 백출 6g 진피 반하 백복령 4g 당귀 백작약 생건지황 2.8g 인삼 백복신 맥문동 원지 2g 천궁 감초 1.2g 생강 대조 6g + 천마 조구등 4g으로 이루어져 있다.

어지러움증에 쓰는 半夏白朮天麻湯과 비교하면 半夏白朮天麻湯은 소화기 濕痰이나 소화기 장애로 인한 眩暈

頭痛에 쓰고, 滋陰健脾湯은 氣虛와 濕痰을 겸하고 血虛와 心虛한 사람의 眩暈에 쓰며 소화력은 半夏白朮天麻湯 보다 좋다.

3. 기억에 남는 임상례

① 얼굴 각질과 발진 가려움증에 자음강화탕 (보험한약)

2017년 5월에 44세 여성 환자분이 내원 3주전부터 얼굴에 각질이 생기고 발진과 가려움증이 있어 내원하였다. 평소 소화 소변 대변에는 별 문제가 없었고 직장에서 스트레스를 많이 받는다고 하였다. 스트레스를 많이 받아 화가 생겨 음허증상이 나타난 것으로 진단하였다. 자음강화탕 보험한약을 침 치료와 함께 병행하였다. 자음강화탕을 6일정도 복용하고 침 치료를 주 2회 치료하고 나서부터 각질이 덜 생기고 가려움증이 덜 하다고 하였다.

② 심한 기침 가래를 동반한 기관지확장증에 소자강기탕(비보험탕약)

2017년 3월에 69세 여성 환자분이 수년 전부터 심한 기침, 가래, 객혈로 여러 한의원에서 탕약을 처방받았으나, 장기간 복용하여도 차도가 전혀 없어 내원하였다. 평소 소화가 잘 안 되는 편으로 소식한다고 하였다. 양방병원에서 기관지확장증 진단을 받았으나 양약 처방은 복용하지 않고 있었다.

매우 마른 체형에 소음인 경향으로 기침 가래에 주로 쓰는 소자강기탕을 비보험탕약으로 처방하면서 침 치료를 병행했다. 1개월 지나면서부터 기침 가래가 줄어들기 시작하였고, 2개월 치료 후엔 거의 기침을 안 하였다.

③ 심한 변비에 을자탕(비보험과립제)

2017년 3월, 78세 여성 환자분이 심한 변비로 5일에 한 번 관장을 해야만 대변을 본다고 호소하며 내원하였다. 평소 소화가 잘 안되고 류마티스로 오랫동안 양약을 복용하고 있었다. 다리에 힘이 없어 잘 못 걷는다고 하였다. 살찐 태음인 경향으로 비보험과립제 을자탕을 처방하였다. 을자탕 복용 후 매일 대변을 조금씩이라도 본다.

④ 알레르기비염에 소청룡탕(보험한약)

2016년 12월에 50세 남성 환자분이 맑은 콧물에 재채기가 심해 내원하였다. 평소 소화가 잘 안 되고 환절기만 되면 비염이 심하다고 하였다. 살찐 태음인 경향으로 소청룡탕 보험한약 처방과 침뜸치료를 병행하였다. 소청룡탕을 일주일 복용한 후부터 증상의 호전을 보였고 1개월간 꾸준히 복용한 후에는 증상이 많이 개선되었다.

⑤ 중이염에 형개연교탕(보험한약)

2016년 12월, 3세 여아가 2016년 여름부터 중이염 증상으로 항생제를 오래 복용하였고 자주 재발 된다며 내원하였다. 평소 감기에 자주 걸리고, 감기에 걸리면 비염 증상 및 중이염 증상이 함께 나타난다고 하였다. 이비인후과에서 수술 권유도 받았다고 한다. 형개연교탕 보험한약을 처방하였다. 보름간 복용 후 이비인후과 방문 시 중이염이 많이 좋아져서 수술을 하지 않아도 된다고 하였다.

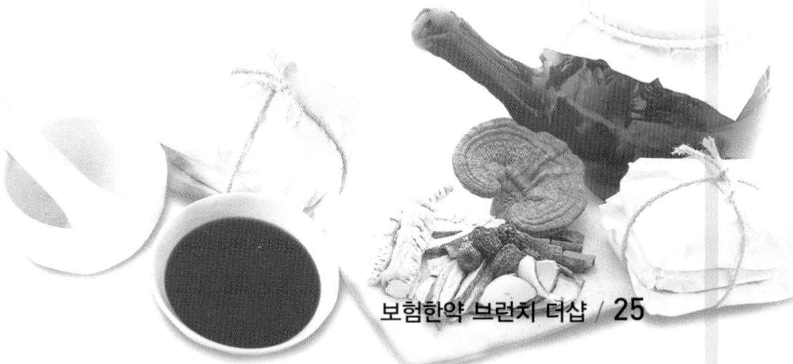

⑥ 수족다한증이 심한 18세 남환 치험례

170cm 65kg 소음인 체형의 마른 근육질 형태로 검은 피부에 체력이 중이상인 남학생이었다. 주증상은 긴장과 관계없이 중학교 때부터 손발에 축축한 땀이 나는 것이다. 손발 외에는 다른 곳엔 땀이 잘 나지 않는다. 평소 더위를 안타고 찬물도 마시지 않지만, 더위보다는 추위를 더 탄다. 구갈은 거의 없다. 소화 장애는 없으나 외식을 하면 바로 묽은 변을 본다. 대변은 매일 보통 변으로 본다. 초등학교 6학년 때부터 여드름이 있다.

수장다한증에는

1. 열이 심한 경우에는 자연히 땀구멍이 많은 손발바닥에도 땀이 많이 나는 것으로 보고 석고제인 백호탕 계열의 처방을 많이 사용한다.
2. 일반적으로는 정신을 집중하거나 긴장을 하는 경우에 수장다한증이 가장 많이 나타나는 편인데, 귀비탕이나 가미귀비탕이 사용되는 경우가 많다.
3. 허냉자의 수장한의 경우는 체열부족에 따른 보상성 긴장이 일어나고 긴장으로 인해 열생산이 증가되면서 손바닥에 땀이 난다.

위의 환자는 세 번째의 경우로 수족다한증에 발냄새도 심해 계지가부자탕에 창출을 가하여 계지가출부탕을 처방하였다. 계지가출부탕을 1개월 투여한 후 손에 나던 땀이 70% 정도 줄었으나 발은 비슷하였다. 복용 이후 다른 변화로는, 여드름이 심한 편이었는데, 얼굴도 다소 깨끗해 졌고, 외식을 하여도 변을 덜 묽게 봤다. 1개월을 더 투여한 후, 손에 땀은 거의 줄었는데 발은 별로 줄지 않았다.

수족다한증을 따뜻한 성질의 약으로 치료했던 경험이라 소개해 본다.

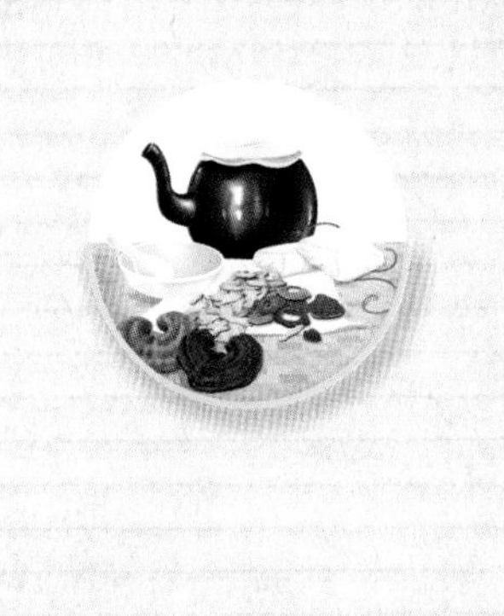

글 정재호한의원
정재호 원장

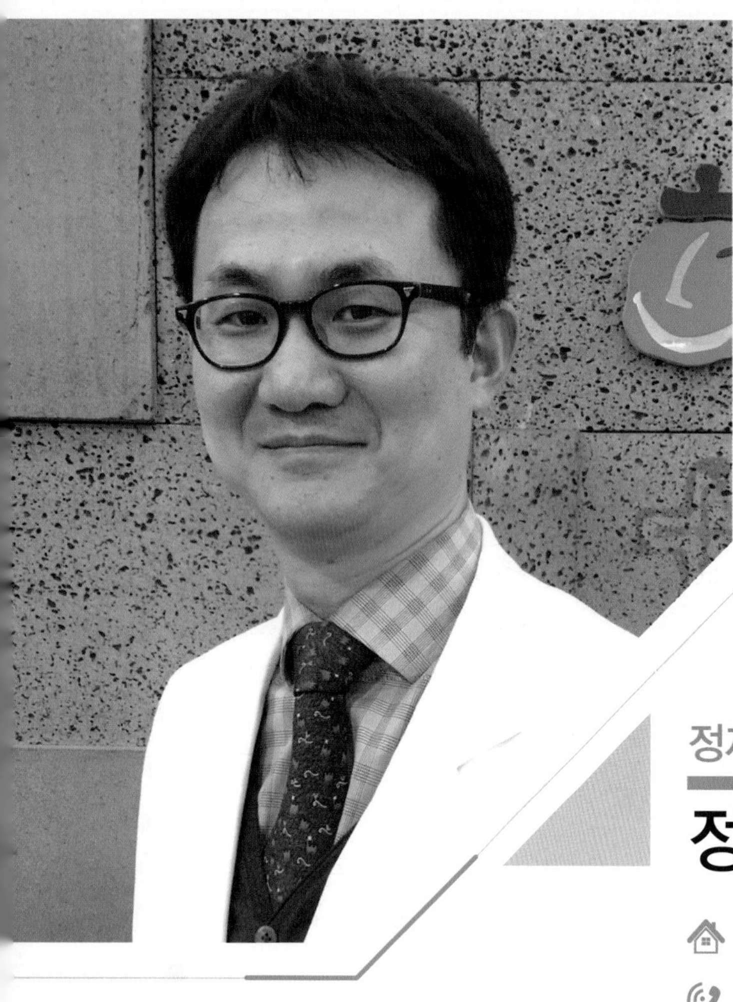

정재호한의원

정재호

서울시 관악구 남부순환로 1739 2층

02-875-0175

- 상지대학교 한의과대학 졸업
- 한의학박사 한방안이비인후피부과 전문의
- 대한 한방척추관절학회 전문가과정 수료
- 제2기 네이버 지식 IN 상담한의사
- 대한 한방안이비인후피부과학회 평생회원
- 대한 한방척추관절학회 정회원
- 대한 약침학회 정회원
- 前) 녹십초 한방병원 원장
- 前) 괴산군 보건소 한방진료과장

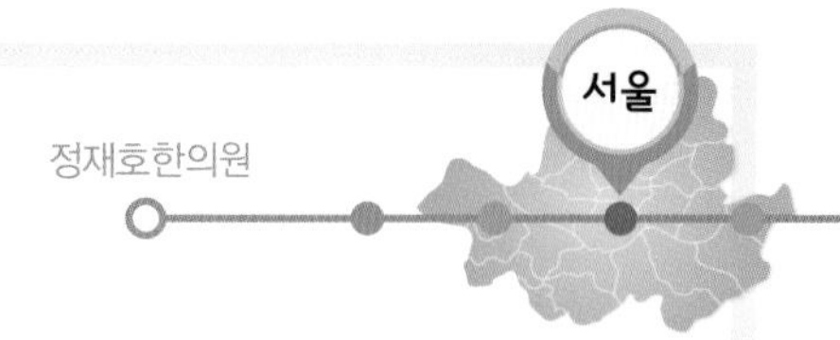

1. 한의원 소개

“피부질환 초기에 ‘보험한약’으로 소양감 잡히는 경우 많아”

보험한약 잘 활용해 한약과 한의학에 대한국민적 인식 회복 제형변화 현상 긍정적… 로컬 다빈도 품목 추가됐으면,

감기 증상 외에 피부과 질환에도 보험한약을 사용하고 있는 정재호 원장. 그는 피부과 환자들은 양방 치료를 받다가 한방적인 치료로 효과를 보면 지속적으로 따라오는 경우가 많다고 얘기한다. 또한 피부질환의 경우도 초기에는 보험한약으로 소양감이 잡히는 경우가 많이 있다는 정 원장을 만나보았다.

보험한약을 사용하게 된 계기는 무엇인가.

본과 3학년 때 심계내과학을 강의해주신 송근 교수님을 존경해 학생 때부터 병원 수련의 시절, 공중 보건의로 근무할 때까지 주말이나 시간이 날 때마다 교수님 한의원으로 참관을 다녔었다. 환자도 많이 보시고 한약 처방도 많이 내셨는데 특히 보험한약제제와 비보험 가루약 제제 단미엑스제를 많이 갖추고 여러 질환에 단독으로 혹은 합방으로 처방하던 모습이 인상적이었다. 공중보건의 생활 후에는 로컬 한방병원에서 과장으로 3년간 근무하면서 탕약 위주로 처방을 하여 보험한약을 거의 사용하지 않았었다. 개원을 한 이후에는 보험한약 네트워크 이준우 원장과 등산을 함께 다니면서 매주 산에 오르고 내리는 시간 동안 보험한약 이야기를 듣다 보니 어느새 보험한약을 신청해서 사용하고 있었다.

한방안이비인후과피부과 전문의로 보험한약을 어떻게 활용하는지, 또, 어떤 강점을 갖고 있는지 궁금하다.

안이비인후피부과 수련의 시절에는 3년 동안 안이비인후피부과 환자들만 봤었는데 피부과 질환군으로는 아토피와 건선 백반증 여드름 두드러기 환자들이 많았고 오관과는 대부분 비염과 감기 환자들이 많았었다. 질환의 특성상 대부분 만성화된 상태이고 치료와 치료 후의 관리가 중요한데 탕약을 지속적으로 복용하기에는 환자들의 부담이 큰 것도 사실이다. 그래서인지 지도교수께서 경제적으로 부담이 없는 외용제제를 다양하게 많이 만드셔서 여러 질환에 적극적으로 사용하셨던 기억이 있다. 지금은 흔히 말하는 동네한의원으로 개원해서 예전처럼 안이비인후피부과 환자를 많이 보지는 않지만 해당 질환군의 환자가 오면 탕약뿐 아니라 보험한약도 많이 사용하고 있다. 특히 감기 환자의 경우, 증과 약이 잘 맞으면 증상 경감도 즉각적이고 양약에 비해 한약제제에 대한 환자들의 인식이 호의적이어서 조금만 감기 증상이 있으면 미리 와서 약을 받아가는 경우가 많고 피부질환의 경우에도 초기에는 보험한약으로 소양감이 잡히는 경우가 많이 있다. 대부분의 피부과 환자들은 몸에 안 좋은 것을 알면서도 어쩔 수 없이 스테로이드, 항히스타민제, 항생제 계열의 약으로 치료를 하다가 한의약 치료로 효과를 보면 지속적으로 따라오는 경우가 많다.

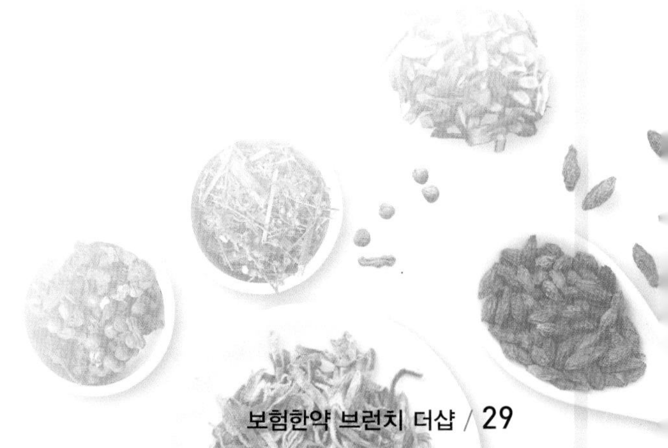

진료에 있어서 사용하기 전과 후의 차이가 있다면.

보험한약의 가장 큰 장점은 복용이 편리하고 환자들에게 경제적인 부담이 적다는 것이다. 환자를 진료하면서 침치료만으로는 부족하다는 생각이 들고, 약을 처방하고 싶은데 경제적으로 너무 어렵거나 한약 자체를 싫어하는 환자들에게 보험한약을 처방하는 것은 내가 환자들에게 해줄 수 있는 치료 방법이 하나 더 생긴 셈이라고 생각한다. 또 보험한약으로 효과를 본 환자들이 한약에 대한 인식이 좋아지면서 근본적인 치료의 방편으로 탕약치료로 넘어가는 경우도 있고 보험한약을 며칠 분씩 처방하면서 한의원에 지속적으로 내원하게 만들 수도 있다는 장점도 있다.

보험한약의 활용빈도는 어느 정도 되며 적다면 그 이유는 무엇인가.

보험한약을 주로 사용하는 질환군은 감기나 소화불량 피부질환 등인데 한의원에 내원하시는 환자의 질환군이 무릎과 허리 어깨 등의 관절 질환에 치우쳐 있기 때문에 활용 빈도가 높다고 보기는 어렵다. 물론 관절 질환군의 환자분들이 감기나 소화불량 등을 호소할 때 보험한약을 같이 드리고 있지만 절대적으로 관절 질환 환자가 많은 것이 현실이어서 관절질환에 잘 사용할 수 있는 보험한약제제가 늘었으면 하는 바람이 있다.

환자들의 반응은 어떤가.

보험한약을 드시고 좋은 분들은 환자분들이 먼저 침을 맞으면서 "오늘 약 좀 달라"고 하신다. 아마 경제적으로 부담이 없고 한약제제라서 몸에 좋다는 인식이 있는 것 같다. 간혹 10일분이나 한 달 분씩 달라고 하는 경우도 있으신데 보통 3일 정도로 처방을 내고 길면 5일 정도 처방을 낸 후 환자를 자주 내원하게 하고 있다.

보험한약 사용 확산을 위해 개선돼야 할 점은 무엇이라 생각되는가.

요즘 연조엑스제나 정제 등 제형변화가 많이 되고 있는데 이는 긍정적인 변화라고 생각한다. 하지만 보험한약 종류가 더 늘어났으면 좋겠다는 생각이 있다. 오령산, 은교산, 대승기탕, 방풍통성산, 맥문동탕, 배농산급탕, 산조인탕 등 로컬에서 쓰임이 많은 약들이 보험한약제제로 추가되었으면 좋겠다.

향후 보험한약의 전망은 어떻게 바라보는가.

동네한의원 원장으로 보험한약의 전망까지는 잘 모르겠다. 하지만 환자의 부담을 덜어주고 환자를 치료할 수 있는 치료방법을 하나 더 잘 활용할 수 있다면 환자에게도 의사에게도 도움이 되지 않을까 한다. 그런 선순환이 반복되면 시장은 알아서 커지지 않을까 싶다.

보험한약 사용을 검토하는 회원들에게 전하고 싶은 메시지가 있다면.

대부분 원장님들이 나보다 더 잘 사용하고 계실 것이다. 개인적으로는 학부시절부터 한약 처방을 잘하는 한의사가 되고 싶은 꿈이 있었다. 그래서 병원 수련의 생활도 해보고 로컬 병원 과장으로 진료하면서 한약을 많이 사용해 보려고 노력했지만 항상 부족하고 아쉬웠던 것 같다. 점점 한약 시장이 줄어드는 것을 체감하고 있는 요즘 보험한약도 좋은 공부의 장이 될 수 있다는 생각이 든다. 경제적인 부담도 덜하고 복용도 간편한 보험한약을 좀 더 많은 한의사들이 잘 활용해서 한약과 한의학에 대한 국민적 인식 회복에도 도움이 되길 바란다.

2. 나의 애용처방

① 반하백출천마탕(보험한약)

평상시 소화력이 약하고 멀미를 잘하면서 두통 어지럼증을 호소하는 환자에게 가장 많이 사용하는 처방이다. 어깨와 목의 근육 긴장과 통증을 호소하면서 소화장애를 겸하고 있는 경우에도 확장하여 사용할 수 있다. 중초의 순환장애가 상초에 영향을 줘서 두통과 어지럼증, 경추통 및 어깨 근육긴장도 겸하는 경우가 많다. 스트레스로 인해서 증상이 심해지는 경우 향부자를 군약으로 가하고 반하백출천마탕에 가감하는 처방도 비보험 탕약으로 많이 처방한다.

② 반하사심탕(보험한약)

예민하신 분들의 속쓰림 위장장애 가슴과 인후부 불편감 등에 많이 사용하는 처방이다. 위염과 역류성식도염 등의 진단을 받은 경우가 많고, 환자들도 양약을 꾸준히 복용하시는 분들이 많다. 단순히 음식상으로 인한 위장장애에 사용하는 평위산류와 비교하면 기울이나 화와 같은 신경 증상이 있는 분들에게 처방할 경우에 더 효과가 좋다.

③ 소청룡탕(보험한약)

알레르기성 비염에 가장 많이 사용하는 처방이다. 맑은 콧물 재채기 코막힘 코와 눈 주위 가려움증 등의 알레르기 증상에 우선적으로 선택해서 사용한다. 알레르기성 비염이라는 것이 환절기에 일교차가 클 때 몸이 일교차를 이겨내지 못하거나 면역력이 떨어지면서 발생하는 것임을 잘 설명하고, 비염의 증상들은 소청룡탕으로 치료하면서도 동시에 면역력 강화를 위해 보약을 같이 처방해서 표치와 본치를 겸하도록 한다.

④ 불환금정기산(보험한약)

소화장애와 더불어 장염을 동반하였을 때 주로 사용하는 처방이다. 보험한약의 종류 중에 설사나 장염에 사용할 수 있는 처방이 제한적이어서 불환금정기산을 많이 투여해봤는데 속이 더부룩하면서 배가 꿀꿀거리고 가스가 차면서 설사를 할 때 효과를 보았다.

⑤ 황련해독탕(보험한약)

일체 열증에 사용한다. 두드러기나 여드름, 피부염 등에 미리 외용제를 만들어 놓지 않은 경우에 한의원에서 간단하게 처방하거나 처치해 줄 수 있는 보험한약이다. 피부 질환은 물론 염증성 질환이나 신경성 질환에도 사용할 수 있고 보험한약과 함께 약침제제로도 같은 질환에 함께 사용하면 더 효과가 좋다.

글 정재호한의원
정재호 원장

3. 기억에 남는 임상례

① 소화불량을 동반한 설사에 불환금정기산 (보험한약)

건축현장에서 현장일을 하고 주로 관절 질환으로 치료받던 건장한 체격의 54세 남환이 최근에 속이 더부룩하고 설사를 하고 어지럽다고 내원하였다. 차트를 살펴보니 자주는 아니지만 이전에도 현장일로 식사 시간과 식사량이 불규칙해서 속이 더부룩하고 답답한 증상으로 평위산 보험한약을 며칠씩 처방한 기록이 있었다. 이번에는 수양성 설사에 어지럼증까지 더해진 상태여서 우선 불환금정기산 보험한약을 배방으로 2일분 처방하고 침치료와 자락치료, 뜸치료를 시행하였다. 다음 날 내원해서는 배가 많이 편해지고 설사도 멎고 어지럼증도 나아졌다고 하였다. 또 한 분은 60세 남환으로 170cm 62kg의 체격에 피부가 흰 편이고 추위를 많이 타는 환자로 보름 전부터 배가 아프면서 설사가 심하다고 하면서 내원하였다. 원래도 대변이 묽은 편이지만 복통 설사가 심해져서 인터넷을 검색하다가 보험한약네트워크를 보고 보험한약을 처방받으러 왔다고 하여 침뜸치료와 불환금정기산 3일 분을 처방하였다. 한 달 쯤 지난 후 다시 내원하였는데 그 때 효과가 너무 좋아서 다 나았고 이번에는 콧물 감기가 심하다고 하여서 소청룡탕 보험한약 3일분을 처방하였다.

② 역류성식도염으로 인한 속쓰림에 반하사심탕 (보험한약)

평생을 소화제로 지내신다는 82세 남환이 소화불량 식욕저하 속쓰림 무기력으로 내원하였다. 식후에 중완부위가 내려가지 않고 뭉치는 느낌이 항상 있고 새벽이 되면 속쓰림으로 힘들고 밥도 항상 반 공기 이상 먹기가 힘들다고 하며, 밥맛도 없는 상태였다. 병원에서 역류성식도염과 위염 진단을 받고 양약을 상복하고 있으나 큰 호전이 없다고 하였다. 침치료와 뜸치료를 시행하고 반하사심탕을 1주일 처방하였는데 반하사심탕을 복용하면서 속쓰림 증상이 없어지고 속도 편해졌다고 하였다. 증상의 경감은 있지만 지금까지도 반하사심탕을 복용하면서 관리하고 있다.

③ 소화불량과 두통 어지럼증에 반하백출천마탕 (보험한약)

두통과 어지럼증 식도염 매핵기 증상으로 39세 여환이 내원하였다. 뒷골부터 머리가 무겁고 항상 목과 어깨도 무겁고 뻐근하고 속이 메슥거리고 목에 뭐가 걸린 듯한 증상으로 내원하였으며, 증상이 심해서 검사한 이후에 역류성식도염 진단을 받고 역류성식도염 약도 복용중이라고 했다. 침치료와 뜸치료를 시행하고 반하백출천마탕을 3일분 처방하였다. 속도 편해지고 두통과 어지럼증 어깨 통증까지도 편해졌다고 하였다. 지금도 한 달에 2–3번 정도씩 내원해서 반하백출천마탕으로 관리하고 있다.

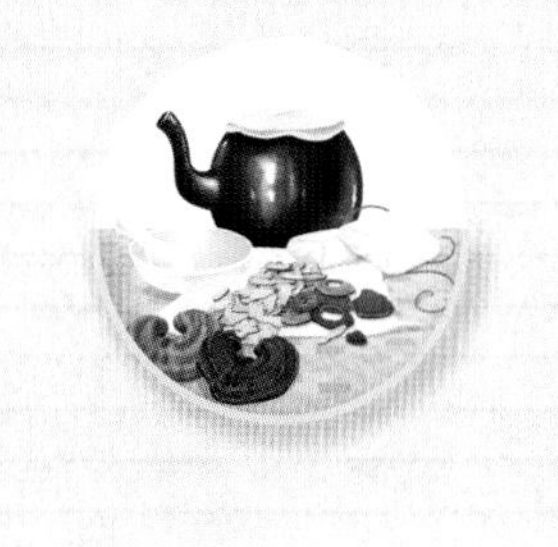

글 前) 부부호한의원
모사언 원장

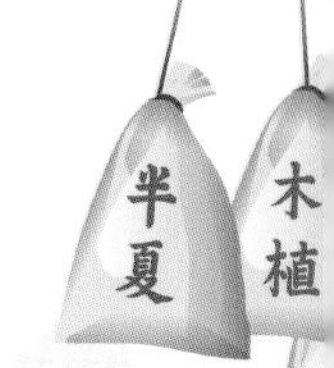

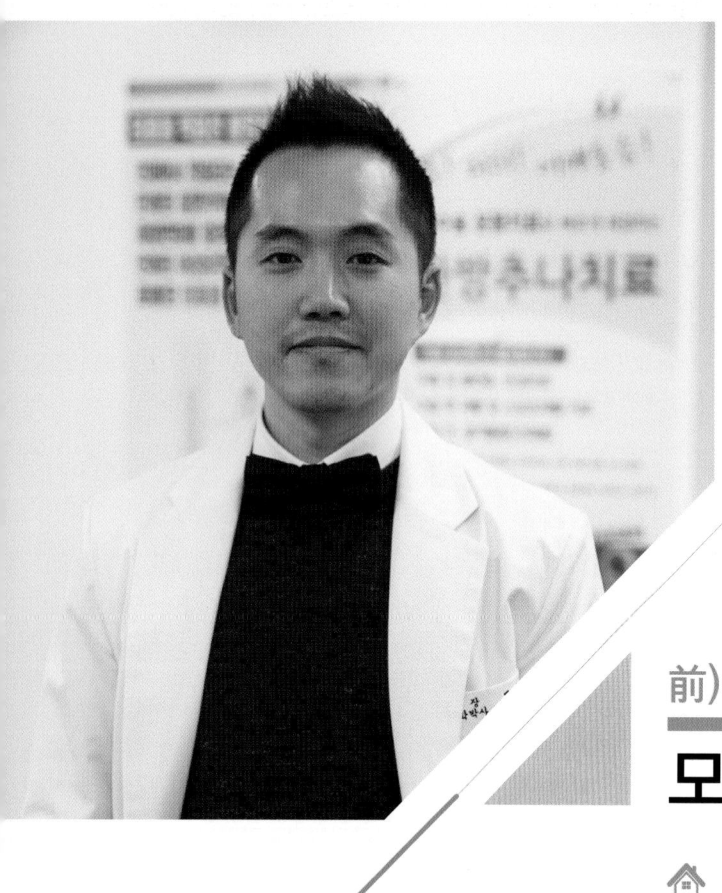

前) 부부호한의원

모사언

서울시 중구 남대문로 9길 51 효덕빌딩 4층
(중구 을지로)

02-775-1275

http://www.the75.co.kr

- 세명대학교 한의과대학 졸업
- 세명대학교 대학원 한의학 석사(본초방제학)
- 세명대학교 대학원 한의학 박사(본초방제학)
- 세명대학교 한의학과 본초방제학 겸임교수 역임
- 대한한의치질연구회 회장
- 대한본초학회 정회원
- 대한면역약침학회 정회원
- 한방관절재활학회(추나) 정회원
- 한방통증제형학회 정회원
- 한방피부과학회 정회원
- 한방비만학회 정회원
- 한방주름성형연구회 정회원
- 한방초음파장부형상학회 정회원
- 대한수상스키웨이크보드협회 경기지부 의무이사
- 前) 국민건강보험공단 가평군 장기요양등급판정 위원회 위원
- 前) 부부호한의원 원장

1. 한의원 소개

개원 당시 어떤 한의원을 만들겠다는 꿈을 꾸었고, 만들어 왔는가.

개원한 원장이라면 누구나 비슷한 생각을 가지고 개원을 하였을 것이다. 나 역시도 별반 다르지 않지만 부원장생활을 잠깐 하면서 당시 대표원장과 나눈 대화 중 "나는 나중에 개원을 하면 전국에 있는 모든 한의대 졸업생들이 부원장하고 싶어서 줄을 서는 한의원을 하는 것이 목표"라고 한 적이 있다. 그러기 위해서는 좋은 사람이 되어야 하며, 질병의 치료율 또한 좋아야 한다고 생각한다. 좋은 사람, 질병치료 잘하는 원장이 되기 위해 꾸준히 공부하고 사례도 하나하나 꼼꼼히 보고 있다.

보험한약을 사용한 계기가 무엇이었나.

보험한약을 처음 접하게 된 것은 한의사인 아내를 통해서였다. 아이들이 감기에 걸린다거나 소화불량이 왔다거나 하였을 때, 아내가 아이들에게 보험한약을 복용시키면 효과가 좋다는 것은 알고 있었다. 필자는 딱히 아픈 곳이 잘 없어 약을 거의 복용하지 않고 살았었는데, 육아와 이전개원의 스트레스 때문인지 목감기가 떨어지지 않은 적이 있었다. 당시 아내가 처방해준 연교패독산으로 목감기가 호전된 후로는 보험한약 마니아가 되었다.

어느 질환에 많이 처방하나.

치질 특화 한의원이다 보니 1순위는 치질에 가장 많이 사용하고 있다. 2순위는 감기인데, 보험한약이 감기약의 종류도 많고, 증에 맞춰서 줄 수 있다는 재미도 있다. 마지막 순위는 소화기질환인데, 보험한약 가운데 소화기질환에 적용할 수 있는 약이 많아서 편하게 쓰고 있다. 그리고 간혹 환자들이 2–3가지 병을 함께 가지고 오는 경우들이 있다. 예를 들면, 감기인데 소화도 안 된다거나 치질에 변비가 있다거나 하는 경우들이다. 이때 두세 종류의 보험한약을 함께 처방해도 몸에 크게 부담이 없어서 좋다.

현재 56처방에서 추가됐으면 생각하는 품목이 있다면.

당귀수산, 온담탕, 천왕보심단이 되었으면 좋겠다.

한의학으로 치질을 치료한다는 건 다소 생소하다. 치질을 특화한 이유는 무엇인가.

그동안 한의학으로 치료하는 질환들은 육안으로 확 와닿을 수 있는 질환들이 많지 않다보니 순전히 환자의 주관에 의존해서 치료를 해야 한다는 것이 너무 힘들었다. 하지만 치질은 치료 전 후 비교를 하기 위해 특별한 의료기기가 필요하지 않다는 장점이 있고, 치질에 대한 약을 처음 사용해본 후 강한 믿음이 생기게 되어 치질을 특화로 진료를 하게 되었다.

치질치료에 있어 한의치료가 (침+보험한약(또는 탕약)) 갖는 강점은 무엇인가.

치질 치료에 있어서 한의 치료가 가지고 있는 강점은 역시나 치질의 근본을 치료하게 되어 재발율이 낮다는 것과, 수술에 대한 공포 스트레스 및 후유증이 없다는 것이다. 그리고 입원이 필요 없으니 요즘처럼 항상 시간이 부족해서 치료를 못 받고 있는 사람들에게 딱 맞는 치료법이라고 할 수 있다.

2. 나의 애용처방

① 소청룡탕(보험한약) + 형개연교탕(보험한약)
콧물감기에 애용하는 소청룡탕과 목감기나 중이염에 다용하는 형개연교탕의 조합으로 '콧물 + 초기 목감기(목이 간질거리는 증상)' 혹은 '콧물 + 중이염'에 활용한다. 목의 통증 혹은 간지러움, 콧물, 귀속이 간질간질하거나 아픈 중이염 증상이 겹쳐서 나타날 때 좋은 효과를 낸다. 목감기인데 인후가 많이 붓거나 하면 이 조합보다는 소청룡탕 + 연교패독산 조합이 좋다.

② 소청룡탕(보험한약) + 연교패독산(보험한약)
콧물감기에 애용하는 소청룡탕과 목감기에 애용하는 연교패독산의 조합이다. '콧물 + 목이 많이 부어서 아프다'거나, 염증으로 인해 인후를 넘어 폐부(가슴)까지도 아프다고 하거나 가슴에서 열이 난다고 하는 증상에 효과가 좋다.

③ 삼소음(보험한약)
몸살감기, 특히 피로로 인한 몸살감기와 근육통이 있을 때 애용하는 처방이다. 과로로 인해서 기운이 빠지는듯한 증상과 이때 찾아오는 근육통을 동반한 몸살감기증상에 좋다. 즉 '몸살기운 + 근육통 + 피로증상'에 효과가 좋다.

④ 반하사심탕(보험한약)
속이 더부룩하거나 꽉 막힌 듯한 소화불량에 애용하는 처방이다. 한의원이 시청 옆에 있다 보니 사람으로 인한 스트레스로 소화불량을 호소하는 환자들이 많다. 이 분들이 대부분 역류성식도염도 가지고 있어, 가슴이 타들어가는 것 같다는 증상도 많이 호소하시는데 이 때도 반하사심탕으로 효과를 많이 본다.
스트레스를 기반으로 하는 모든 위장병에 좋다(특히 사람 상대하다가 생기는 스트레스에 좋은 것 같다). 단순히 체한 것이라면 평위산, 향사평위산이 좋다.

⑤ 향사평위산(보험한약)
소화불량, 급하게 먹다가 체하거나, 많이 먹어서 체했을 때, 혹은 체했는데 설사를 너무한다고 할 때 애용하는 처방이다. 급하게 식사를 하다가 위장이 마비가 된 것처럼 꽉 막혔을 때 효과가 좋은 처방인 것 같다. 이때 대부분 설사를 하게 되는데 설사를 멈추지 않고 계속 하게 되는 증상에 좋다. '꽉 막힌 듯한 위장장애 + 설사증상'에 효과가 좋다.

⑥ 가미온담탕(비보험과립제)
정신적 스트레스로 인한 모든 증상에 애용하는 처방이다.
'스트레스로 인한 가슴 답답함 + 불면'
'스트레스로 인한 가슴 답답함 + 식욕저하'
'스트레스로 인한 가슴 답답함 + 어지러움증상' 등에 효과가 좋다. 가벼운 갱년기증후군에도 도움이 된다.

⑦ 을자탕(비보험과립제)
치질에 애용하는 처방이다. 모든 항문통증에 기본으로 사용할 만하며 치질 중에서 초기 치핵에 효과가 좋다. 치핵 중 오래되어 조직이 늘어진 치핵에는 효과가 없다.

⑧ 탁리소독음(비보험과립제)
피부농양에 애용하는 처방이다. 오래 되지 않은 치루에 사용한다. 치루 중에서 농양이 육안상으로 확인되는 증상에 효과가 좋다.

⑨ 을자탕(비보험과립제) + 탁리소독음
(비보험과립제)
초기 치질에 애용하는 을자탕과 피부농양에 애용하는 탁리소독음의 조합이다. 원인을 알 수 없는 항문통증과 육안상 농이 확인이 되는 치루에 사용한다.
'항문통증 + 치루증상', '치핵 + 치루증상'에 효과가 좋다.

⑩ 탁리소독음(비보험과립제) + 삼소음(보험한약)
피부농양에 애용하는 탁리소독음과 몸살감기에 애용하는 삼소음의 조합이다. 치루치료를 미루다가 치루관이 깊게 형성이 되면서 몸살이 오게 되는데 이때 근본치료용은 아니나 대증치료로 좋은 조합이다. 치루가 오래되어 생기는 몸살에 효과가 좋다. 하지만 제대로 된 치루치료를 빨리 받아야한다.

3. 기억에 남는 임상례

① 가미온담탕(비보험 탕약)
28세 사무직 남성이 2016년 12월 17일 저녁에 갑자기 수면발작을 한 것을 어머니가 발견, 병원에 가서 각종 검사 시행 후 내원하였다. 처음 발작 후 술을 마시거나 많이 피로한 날 발작이 계속 되었고, 심번증도 있다고 하였다. 문진 상, 본 환자는 현재 스트레스가 심해서 생긴 칠정상과 일이 자기 뜻대로 이루어지지 않은 것에 대한 간화상염 증상으로 보고 가미온담탕(향부자, 청피, 반하, 지실, 죽여, 인삼, 복령, 시호, 맥문동, 길경, 감초, 생강, 대조)을 투약하게 되었다.
상기 환자는 아버지가 간경화로 현재 간이식대기중에 있으며, 본인의 간을 이식해주기 위해 검진을 받았으나, 비만으로 인한 지방간 등의 문제로 살을 5Kg 정도 뺀 후 재검을 받고 간이식을 할 계획이었다. 하지만 생각처럼 감량이 잘 되지 않자 극심한 스트레스에 시달리다 수면 중 갑자기 발작을 일으켜 그의 어머니가 놀라 아들의 방에 가보니 입에서 거품을 물며 숨을 못 쉬고 있었다고 한다. 어머니가 간호사출신으로 혀가 말려들어가는 걸 방지하기 위해 급히 수저를 수건으로 감싸 입에 물리고 응급실에 갔고, 이후 검진을 받았으나 간질이 아니며, 뇌에도 이상이 없다는 소견이 나왔다.
이후 환자는 더욱 스트레스가 심해져 성격도 갑자기 난폭해지기 시작했다고 하며, 환자 본인 문진 시, 본인도 본인이 왜 이렇게 갑자기 난폭해졌는지 모르겠다고 한다. 정신과 치료를 권유받았으나 어머니는 정신과 치료를 원치 않고 방법을 찾다가 내원하게 되었다.
본 환자의 현재 처한 상황으로 봐 우선 본인이 아버지께 빨리 간 이식을 해드리고자 하는 바람이 있는데 이것이 자기 뜻대로 이루어지지 않으면서 오는 스트레스가 원인인 것으로 보아 안정을 시켜줄 필요가 있다고 판단이 되어 가미온담탕을 처방하였으며, 가미온담탕의 처방 구성 중 귤홍보다는 소간파기의 작용이 더욱 강한 청피로 바꾸었으며, 간담소창시키고 기체를 강하게 풀어 환자가 편안함을 느낄 수 있도록 하는데 주력을 두었다.
본 환자가 한 제 분량의 약을 복용한 후 한 번도 수면발작이 없었으며, 이후 몸이 좋아짐을 느끼고 있던 중, 친구들과 음주한 당일 수면발작을 하여 다시 내원했으며, 같은 처방을 한 번 더 복용한 후 가끔 술을 마시는데 이제는 수면발작은 완전히 없어졌다고 한다.

② 몸살감기와 마른기침 치험례

36세 사무직 남성이 2017년 1월 경 마른기침이 심해졌다고 내원하였다. 특히 밤에 잠잘 때 심해지며, 말하려고 할 때 갑자기 기침이 나온다고 하였으며, 기타 증상으로는 항상 피로감이 있다고 하였다.
문진 싱 회사원이라면 누구나 가지고 있는 만성피로증후군에 가까운 증상들이 있었으며 또한 연말이었기에 잦은 회식으로 인한 피로와 충분한 휴식을 못 취하고 자꾸 스트레스환경에 노출되다보니 허로 증상이 있었다. 그리고 이로 인해 생긴 폐열로 인해 기침이 생긴 것으로 보고 연교패독산과 쌍화탕을 함께 처방하게 되었다. 이후 증상에 맞춰 맥문동탕을 추가하여 처방하였다.
본 환자는 처음에는 마른기침이 아닌 연말 잦은 회식으로 인해 생긴 몸살감기(인후두염 및 편도선염)로 내원하여 연교패독산(보험한약)을 5일간 복용하여 증상이 많이 완화 되었으나, 이후 생긴 마른기침 및 피로감으로 재 내원한 것이다.
우선 연말에 잦은 회식으로 인한 피로를 빨리 풀어 줘야겠다는 생각에 쌍화탕(탕약)을 복용하게 하였으며, 인후부를 검진해 본 결과 양측 편도가 많이 부어 있어서 연교패독산을 겸하여 복용하게 처방하였다. 경험상 피로감이 심할 때 가루약만 처방해서는 크게 효과를 보지 못하여 탕약과 같이 처방을 하게 된 것이다.
5일정도 복용 후 환자분이 재 내원하지 않아 호전된 것으로 알고 있었으나, 나중에 환자가 재 내원하여 말해주길 처음 3일간은 씻은 듯이 좋았으나, 4일째 밤부터 자는 데 갑자기 목구멍이 본드가 붙은 것처럼 달라붙어 숨을 쉴 수 없었고 그 뒤로 쉬지 않고 기침이 나왔다고 하였다.
날이 춥기도 했고 혹시 잘 때 입을 벌리고 자서 그런 것 같다고 말해주고 입으로 들어오는 한기를 막아 기관지가 건조해지는 것을 방지하기 위해 마스크를 하고 다니게 했으며, 맥문동의 양음윤폐 및 청신재번하는 효능을 빌어 낫기를 기대하며 맥문동탕(비보험과립제)을 3일분 처방하였다. 환자가 기침이 날 때면 예전에는 이비인후과에 내원하였으나 이제는 본원에서 맥문동탕을 처방받아 치료하게 되었다.

③ 소시호탕(보험한약) 치험례

본 환자는 본인의 만 7세가 된 아들로, 2년 전 갑작스런 식욕부진 및 고열이 생겨 당시 집사람이 아이를 치료했던 것을 상기하면서 서술하고자 한다.

아이가 당시 처음 유치원에 입학하여 스트레스가 많이 쌓이고 힘들었는지 학기 중반이 넘어가면서 식욕이 급격히 떨어지기 시작하였다. 부모마음에는 기분 좋게 해준다고 주말에 아이가 쉬지도 못하게 자꾸 밖으로만 놀러 다니다 보니 아이 체력이 완전히 방전이 되어버린 것 같다. 그러던 어느 주말에 아이가 갑자기 열이 나기 시작하였다. 어려서도 가끔은 열감기를 앓아왔던 터라 대수롭게 생각하지 않고 이겨 내리라 믿었는데, 아이가 갑자기 축축 쳐지기 시작하면서 아이 입에서 “뜨거웠다가 추웠다고” 얘기하는 것을 듣고 이때부터 약을 먹여야겠다고 생각하였다.
한열왕래에는 소시호탕이다라고 공식화 되어 있고, 또 때마침 집에 구비해놓은 소시호탕 보험한약이 있어 한포를 타서 복용시켰다. 유치원에 다니며 알게 모르게 스트레스도 있었을 것이라 생각하고 시호가 도움이 될 수 있겠다고 생각을 해서 복용을 시켰다. 당시 거짓말처럼 축축 쳐지던 아이가 복약 후 30분이 지나는 시점부터 점점 괜찮아지기 시작하고 39도를 오르내리던 열도 점차 좋아졌다.

아이라고 해서 스트레스가 없을 리 없고, 또 평소 예민한 성격이기도 해서 소시호탕(보험한약)을 먹일 날이 언젠가는 오겠지 했는데, 아이 입에서 소시호탕의 정증인 "한열왕래"가 있다고 말을 하여 복용을 시키게 된 것이다. 이후 아이는 건강히 지내고 있으며, 간간히 복통을 호소하면 소건중탕을 먹이고, 체력을 증진시켜주기 위해 육미지황탕을 꾸준하게 복용시키고 있다.

④ 십전대보탕 치험례

60세 무직의 남성으로 2010년 08월경에 80세 전후인 노모가 60세 아들의 손을 꼭 잡고 들어와 "우리 아들이 맥이 없어서 보약을 좀 먹여야겠다"고 왔던 케이스이다.

남성은 당시 무직이었으며, 이혼한 상태였다. 이혼으로 인한 충격 및 주위에서 챙겨주는 사람이 없음으로 인해 식사를 제때 하지 못했고, 이혼으로 인한 탈영실정으로 삶에 대한 의지마저도 없었던 분이었다. 그러나 아무리 나이를 먹어도 역시 본인의 부모님 앞에서는 영락없이 아이 취급을 받는 모습을 보고 무척 재미있었고, 60세의 환자 분이 부모님 손에 이끌려 들어온 것, 약을 안 먹겠다고 투정부리는 것 때문에 당시 웃음이 나오려는 것을 겨우겨우 참느라 고생을 했던 기억이 나서 이번 케이스를 소개하게 되었다.

다시 본론으로 돌아와 본 환자의 경우는 실직과 이혼이라는 힘든 상황으로 인해 탈영실정으로 병이 온듯하며, 이미 기력이 모두 쇠해서 말도 제대로 하지도 못하고 숨도 겨우겨우 쉬는 듯 보였고 또 본인이 강력하게 한약 먹기를 거부해서 진료에 애를 먹었으나, 부모님의 강력한 의지로 일단은 몸을 보해서 기운이 나게 해줄 수 있는 탕약인 "십전대보탕"을 처방할 수 있었다.

보름정도 복용 후 부모님이 찾아와 재 처방을 받아갔을 만큼 효과가 좋았다. 십전대보탕 복용 후 입맛이 도는지 밥을 먹기 시작했다고 하며, 이후 정신을 차리고 논밭을 가꾸면서 살아가고 있다고 한다. 십전대보탕은 현 상황처럼 기력이 많이 떨어져있을 때에 우선적으로 써 볼 만한 처방으로 여겨진다.

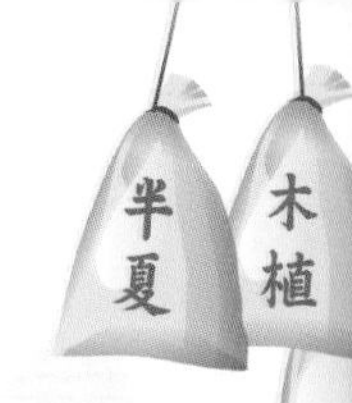

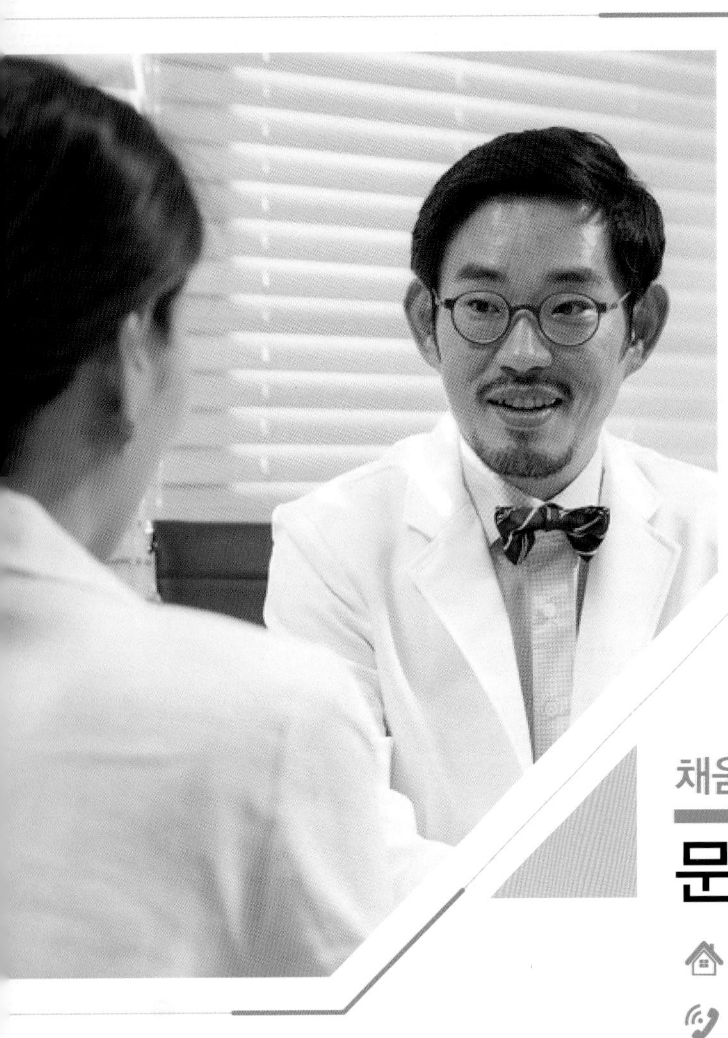

채움과비움한의원

문상현

서울 강동구 성내동 43-11

02-426-5875

http://www.채움비움.com/

- 경희대학교 한의과대학 졸업
- 경희대학교 한의과대학 대학원
- 경희의료원 한방병원 한방재활의학과
- 경희봄한의원 강동점 대표원장
- 경희봄 네트워크 대표
- 한방재활의학과학회 회원
- 대한스포츠한의학회 회원
- 한방탈모학회 회원
- 대한한방비만학회 회원
- 한의한면성형학회 회원
- 대한약침학회 회원
- 대한면역약침학회 회원
- 한방알러지학회 회원
- 사상체질의학회 회원
- 건강의학포털하이닥 파워상담의
- 건강의학포털하이닥 전문기자 위촉

1. 한의원 소개

개원 당시 어떤 한의원을 만들겠다는 꿈을 꾸었고, 만들어 왔는가.

지금까지 두 번의 개원을 하였다. 2004년 첫 개원을 할 때에는 접근성이 높은 1차 의료기관에서 주치의와 같은 역할을 하는 한의사로서 한의원을 운영하겠다는 마음으로 개원을 하였지만, 현실은 그렇지 않아 한참을 고민했고, 두 번째 개원을 한 뒤에도 고민은 지속되고 있다.
다양한 보험한약을 구비하여 감기, 소화기장애, 통증(타박, 염좌) 등의 치료를 위해 보험한약을 구비하여 1차 의료기관의 역할을 하고, 동시에 한약 약침 추나 등을 이용하여 탈모 비만 체형교정 등의 특수질환치료를 시행하는 한의원을 만들어가려고 하고 있다.

보험한약을 사용한 계기가 무엇이었나.

1차 의료기관으로서의 역할을 하기 위해서는 무엇보다 접근성이 좋은, 문턱이 낮은 한의원을 만들어야한다고 생각했다. 침 뜸 부항만으로 부족한 부분을 채우기 위해 저렴하고 간편하게 한약을 제공하면 좋겠다는 생각에 보험한약을 사용하게 되었다.
보험한약은 한약을 처방하는 의사입장에서 보면 처방-조제-탕전-포장을 모두 신경써야 하는 탕약에 비해 처방만 하면 쉽게 제공할 수 있다는 장점이 있으며, 또한 단기간 처방하고, 증상 변화에 따라 빠르게 처방을 변경하여 질환을 치료할 수 있다는 장점도 있다. 한약을 처방받는 환자 입장에서도 약을 바로 처방받아 복용할 수 있으며, 가격이 저렴하고 복용이 간편하다는 점 등 장점이 많아 보험한약을 사용하고 있다.
하지만, 부형제가 많고, 약효가 탕약에 비해 부진하다는 단점이 있으며, 무엇보다 처방의 구성이 정해져 있어 가감이 불가능하다는 점이 가장 큰 단점이다.

어느 질환에 많이 처방하나.

현재는 감기 소화기장애 비염 통증(염좌 및 타박) 등 일상에서 가장 많이 발생되는 질환이면서 짧은 기간의 치료로 회복이 가능한 질환에 가장 많이 사용하고 있다. 가격부담이 적고 복용이 간편하며, 양약에 비해 부작용이 적어서 앞으로는 주로 보는 질환인 원형탈모 등 장기간 약을 복용해야 하는 질환으로도 사용량을 늘리고 싶으나 처방구성에 자유롭지 못해 아쉬움이 있다.

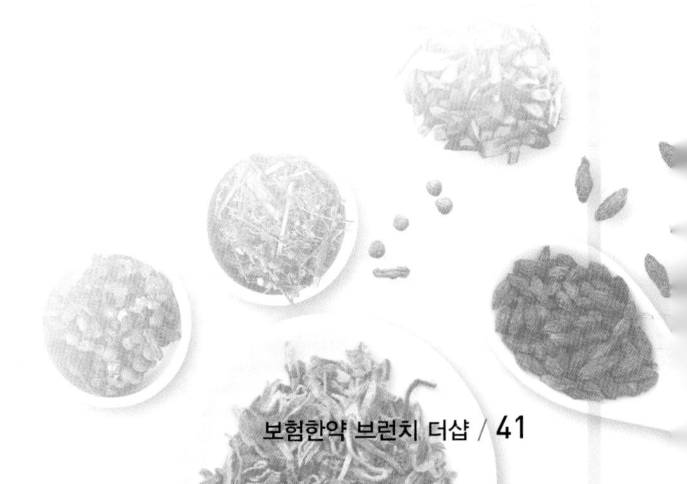

2. 나의 애용처방

① 소청룡탕 + 형개연교탕(보험한약)

만성비염과 부비동염이 있는 환자(비색 코골이 불문향취 후비루 구취 등)가 환절기나 꽃가루 알레르기 등으로 증상이 악화되어서 맑은 콧물 재채기 등이 발생했을 때 함께 처방하는 경우가 많다.

소청룡탕만으로는 부족하고, 형개연교탕만으로도 부족함이 있을 때 함께 처방해서 좋은 효과를 낸다. 다만, 약 처방 후 입이 마른다, 잠이 안 온다 하면 증상이 심할 때만 드시라고 티칭을 한다. 이런 경우의 환자분들은 장기적으로 보고 치료해야 하나 완치가 어렵기 때문에, 증상이 심할 때는 주2–3회 내원시켜서 침치료(영향, 내영향 등)를 함께 하면 효과가 더욱 크다.

② 작약감초탕(보험한약, 임의처방)

통증치료나 교정치료를 할 때 치료 후 침몸살과 같이 1–2일 묵직한 통증을 호소하시는 분들이 많다. 특히 TP에 대한 자극을 많이 준 경우, 경추나 턱관절 쪽에 치료를 한 경우에 더욱 침몸살을 앓는 경우가 많다. 과거에는 쌍화탕을 달여놓고 드렸는데, 보험한약을 사용한 뒤로 작약감초탕을 하루 분씩 처방한다.

하지만 작약감초탕 복용 후 설사를 하는 경우가 간혹 있으며, 이런 경우에는 냉증으로 인한 증상이라고 설명하고, 주로 온보제(탕약) 복용과 침, 뜸 치료를 권하게 된다.

③ 반하백출천마탕(보험한약)

소화기 증상과 함께 두통, 어지럼증, 이명 등 두면부 증상이 함께 나타나는 경우에 많이 처방한다. 특히 이석증(특발성 돌발성 체위성 현훈)에 첫 번째 선택처방이다. 이석증의 경우 보험한약만으로는 효과가 부족한 경우가 많고, 가감을 해야 하는 경우가 많아서 탕약으로 처방하기도 한다. 정복술과 정복운동을 병행하면, 대개 1–2주 안에 심한 증상은 사라지고, 일상생활에 장애가 없어지게 된다. 다만 말끔히 개선되지 않아, 마무리로 보약을 권하는 경우도 있다.

④ 이중탕합오령산(비보험 탕약)

여름철에 차가운 것을 먹고 발생한 복통 설사에 많이 사용하는 처방이다.

동의보감의 설사치법에 첫 번째가 分利水穀, 두 번째가 理正中焦이라고 소개되어 있는데, 오령산은 분리수곡하는 처방이며 이중탕은 이정중초하는 처방이다. 이 두 처방을 투약하는 시기를 나누기 곤란한 경우가 많아 주로 합방하여 사용하는데, 冷飮으로 인한 배탈설사에 효과가 좋아 여름철에는 미리 달여 놓고 사용한다.

간혹 위열증이 있는 경우에는 부작용이 있을 수 있으므로 주의하여야 한다.

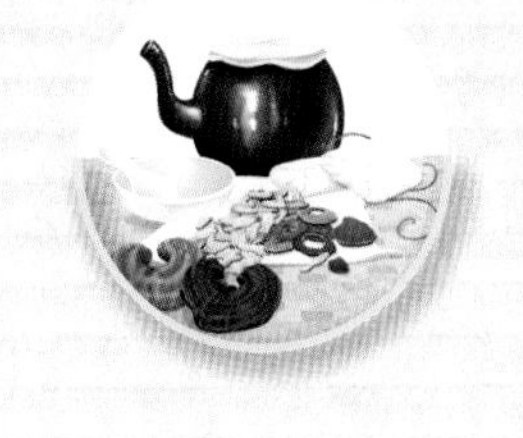

글 다나을한의원 주성완 원장

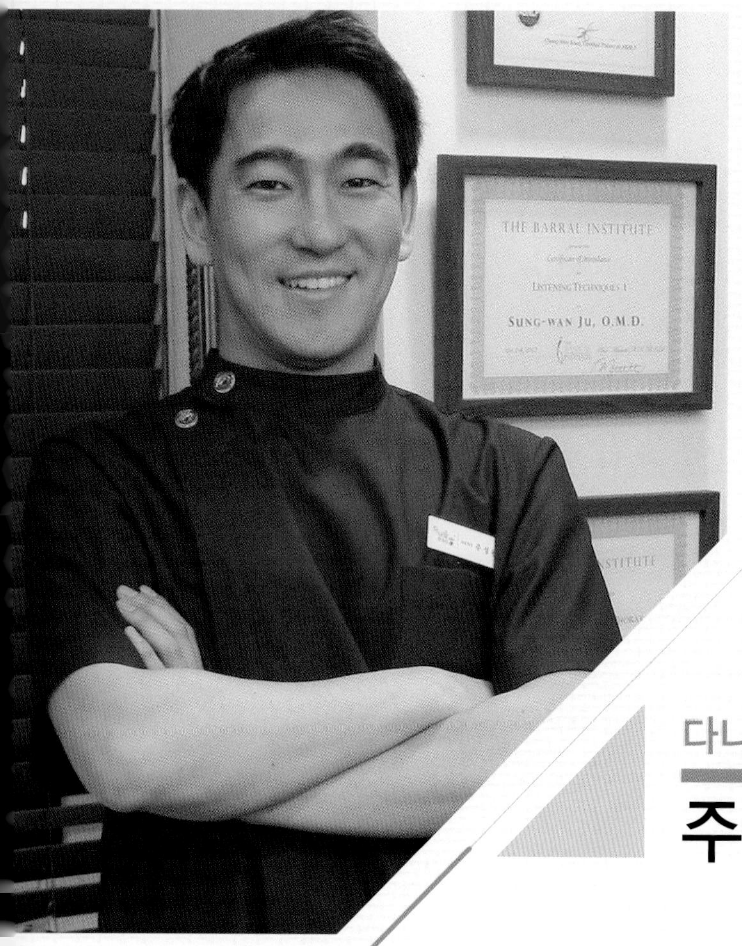

- 現) 다나을한의원(강남구 논현동 소재)대표원장
- 대구한의대학교 한의학과 졸업
- 경희대학교 한의과대학원 재학
- 하이닥-네이버 건강의학 위촉상담의
- 대한 한방신경정신과학회 정회원
- 대한 한방비만학회 정회원
- 〈임상 한의사를 위한 기본 한약 처방 강의〉(가온해미디어)
- 〈행복해지는 연습〉(가온해미디어)

서울시 강남구 논현동 5-4

02-542-8175

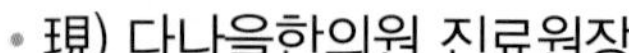

다나을한의원

주성완

강수진

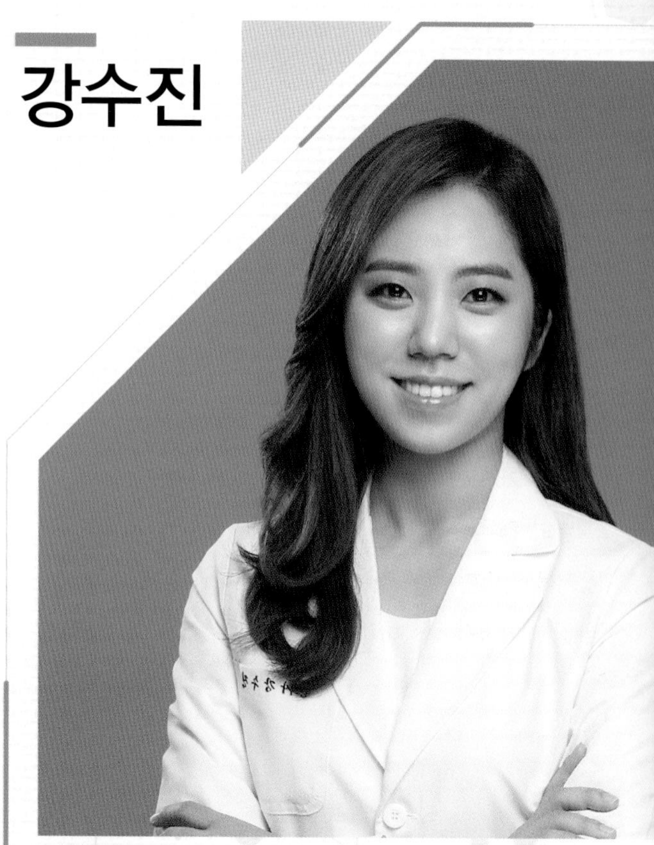

- 現) 다나을한의원 진료원장
- 前) 발머스한의원 진료원장
- 원광대학교 한의과대학 졸업
- 한국긍정심리사 전문가과정 수료
- 대한 한방신경정신과학회 정회원
- 대한 한방비만학회 정회원
- 대한 한방피부과학회 정회원
- 대한 도침의학회 정회원

저서 및 칼럼

- 〈괜찮아, 공황장애〉 공동저자
- 트로트코리아 건강칼럼 연재 방송
- 매일경제TV 〈건강한의사〉 출연
- tv조선 〈황수경의 생활보감〉 출연
- 채널A 〈이슈투데이〉 출연

1. 한의원 소개

개원 당시 어떤 한의원을 만들겠다는 꿈을 꾸었고, 만들어 왔는가.

다나을한의원은 심신의 '주치의'를 지향해 왔다. 신경정신과 진료(불면 불안 우울 강박 화병 등)를 특화하여 하고 있고, 그러한 환자분들의 전반적인 컨디션 케어도 병행해서 하며 치료가 종결된 이후에도 감기나 소화기 질환, 통증 질환 등에 대해서 언제든지 내원하여 치료받을 수 있는 공간을 만들고 싶었다. 아울러 꼭 신경정신질환 환자에만 국한되지 않고, 지역 사회의 환자들이 호소하는 일상적인 질환들을 보다 쉽고 간편하게 치료할 수 있는 공간이 되도록 노력하였다.

보험한약을 사용한 계기가 무엇인가.

과거에는 보험한약이 탕약에 비해 질적인 치료 효과가 훨씬 떨어진다는 이야기가 많았다. 실제로 여러 가지 이유로 효과가 의도한 만큼 잘 나지 않기도 했었다. 그러한 편견을 가지고 있었는데, 이후에 주변 원장님들로부터 많은 보완 및 개선이 되어 질적으로 상승했다는 이야기를 듣게 되었다. 그래서 소량의 보험한약을 주문하여 처방을 해봤는데, 감기나 체기 등 가벼운 질환은 탕약 못지않은 효과가 나타나는 것을 확인하게 되었다. 같은 효과가 나타난다면 가벼운 질환의 경우는 굳이 복용 상의 불편함을 가지고 있는 탕약을 활용할 이유가 크게 없었다. 일본의 경우, 대형 회사들이 이미 체계적으로 과학적인 근거를 마련한 것도 매력적이었으며, 그렇게 해서 보험한약을 활용하기 시작하게 되었다.

어느 질환에 많이 처방하나.

가장 많이 사용하는 질환은 감기이다. 졸립고 멍해지는 증상 때문에 업무에 지장이 있는 것을 기피하는 근처 직장인 분들이 한의원에 감기증상으로 많이 내원한다. 보험한약에는 다양한 감기증상에 쓸 수 있는 처방들이 많이 준비되어 있는 데다, 초기몸살감기 콧물감기 기침감기 등 감기증상자체도 초기 급성기에는 active하게 변화하는 경우가 많아서 보험한약으로 1일 2일분씩 환자의 상태와 감기증상에 따라 변화를 주면서 처방하기에 장점이 많다. 요즘에는 그와 더불어 최근 미세먼지로 인한 후비루, 인후통 등의 증상에도 처방하는 횟수가 늘어가고 있다. 이외에는 소화불량, 체기에도 많이 처방하고 있다.
보험한약제제 한 가지씩 처방하기도 하지만, 증상에 따라 2가지 이상의 보험한약제제를 같이 처방하는 경우도 꽤 많다. 예를 들어 감기증상에 연교패독산+소청룡탕을 같이 처방하거나 소화기증상에 반하사심탕+소체환을 같이 처방하는 식으로 2가지 이상의 약제를 함께 처방한다.

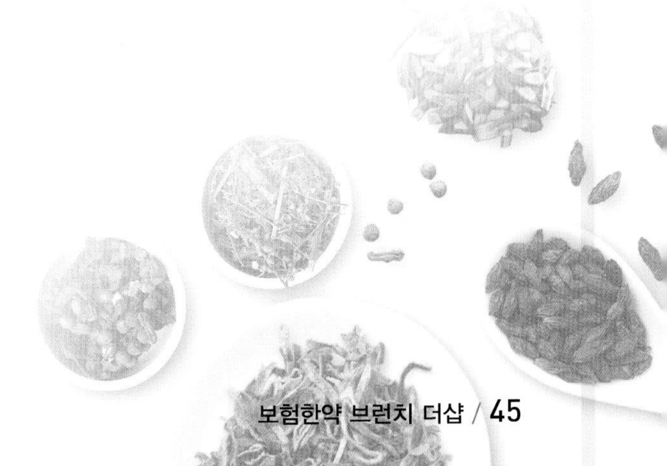

글 다나을한의원
주성완 원장

2. 나의 애용처방

① 작약감초탕(보험한약, 임의처방)

'허리가 삐근하게 아파요', '어깨가 삐근하고 무거워요' 등 각종 근육통이나 만성적인 통증에 우선적으로 처방한다. 목, 어깨 통증에는 갈근탕, 갑자기 삐끗한 경우엔 오적산을 같이 처방하는 경우도 있다. 통증 치료를 위해 내원하는 환자는 근처 직장인이나 프리랜서인 경우가 많은데, 아무래도 규칙적인 내원이나 꾸준한 치료가 힘들어서 치료효과 유지를 위해 보험한약을 같이 처방하는 데, 호전도도 좋고 환자들의 만족도도 높아서 거의 대부분의 통증환자에게 사용하고 있다.

② 반하사심탕(보험한약), 반하사심탕 + 소체환(비보험 환제)

스트레스를 받아서 생긴 소화불량 속쓰림이나 복통을 호소할 때, 신물이 올라오고 구역감이 있을 때, 음주 후 숙취로 인한 소화장애가 있을 때 주로 사용한다. 복진 시 중완 압통이 있거나 환자가 체기를 호소하고, 더부룩함과 복부팽만이 있을 때에는 반하사심탕과 함께 소체환을 겸복하도록 해서 소화불량과 소화기 염증으로 인한 증상을 함께 빠르게 완화시킨다. 반하사심탕은 단순 소화불량보다는 실제 소화기 염증이나 점막의 상처가 있어서 위완통, 복통을 야기하는 경우에 많이 쓰고 구역감, 신물 넘어올 때에도 처방하는 편이다.

③ 연교패독산(보험한약)

감기 환자가 내원했을 때 가장 우선적으로 고려한다. '감기기운이 있다. 목 안이 따끔거리고 아프다, 콧물은 많지 않은데 기침 가래가 주로 나온다. 으슬으슬 춥고 열이 나면서 몸살기운이 있다.' 라고 호소하거나 '감기 걸린 것 같아요'라고 이야기하는 환자에게 사용한다. 여기에 콧물이 있는 경우 소청룡탕을 함께 처방하거나 고열, 두통, 누런 콧물, 객담 등과 함께 염증양상이 더 나타나면 형개연교탕으로 넘어가거나 겸복시키는데 효과가 뛰어날 때가 많다. 감기 환자들에게 반응이 좋아서 감기에 걸릴 때마다 연교패독산을 처방받으려고 내원하는 환자들도 꽤 있다.

④ 소청룡탕(보험한약)

감기 초기 맑은 콧물이 나고 목이 간질간질한 코감기 환자이거나, 알레르기 비염의 증상으로 환절기에 줄줄 흐르는 콧물, 재채기, 눈이 간지럽다는 환자에게 사용한다. 통증 치료나 다른 치료로 내원 중인 환자가 환절기에 비염 증상을 호소할 경우 가장 쉽게 처방하는데, 환자 만족도가 좋은 편이다.

감기환자의 경우 연교패독산으로 시작해서 소청룡탕을 거쳐 맥문동탕이나 보중익기탕으로 넘어가는 식으로 감기의 진행 양상에 따라 사용한다. 혹은 감기 후기나 미세먼지 심한 날에 후비루를 호소하는 환자의 경우 콧물이 맑고 양이 많으면 소청룡탕, 끈적끈적하고 누렇게 보이면 형개연교탕으로 구별하여 처방한다. 최근 연조제로 개발되어 복용이 상당히 용이해지고 있다.

3. 기억에 남는 임상례

① 우리 한의원에서 가장 많이 사용하는 감기 케이스

환절기만 되면 컨디션이 안 좋고 크든 작든 꼭 감기를 앓고 넘어가시는 40대 여성 환자분이 내원하였다. 이전에 통증치료를 위해 내원하셨다가 한의원에서 감기 치료를 할 수 있다는 안내를 듣고 다시 내원하였다. 목이 칼칼하고 간질간질하면서 기침이 시작되고, 몸살 기운이 있으면서 콧물을 훌쩍거리는 증상이어서 풍열로 변증하고, 바로 근처 직장에서 근무하셨기에 연교패독산을 1일분 먼저 처방하고 다음 날 다시 내원하도록 하였다. 근육통이나 발열은 좋아졌으나 콧물이 더 많이 난다고 호소하였기에 연교패독산 2일분 + 소청룡탕 2일분을 같이 처방하였고 3일후에 기침, 콧물은 많이 호전되었고 콧물만 살짝 남았기에 소청룡탕 1일분만 추가 처방하였다.

10일쯤 후에 다시 내원하여서 감기는 거의 나은 것 같은데 미세먼지 때문인지 자꾸 가래가 끼고 누렇고 진득한 콧물이 뒤로 넘어가는 증상이 생기면서 목이 칼칼하다는 이야기를 하기에, 감기 뒤 콧물이 다 사라지지 않은 상태에서 진행된 것으로 보고 형개연교탕 2일분을 처방하고 호전을 확인한 후 마무리하였다.

항생제나 진통소염제 없이 감기가 잘 나아서 환자분 만족도가 좋은 편이었으며 그 후로도 인후통이 살짝 생기거나 초기 감기 증상이 있을 때 내원하시면 연교패독산을 처방하여 치료하고 있다.

② 두 번째는 월경통 환자 케이스

대체로 월경통, 월경전증후군을 주소로 내원하는 환자분들은 개별 처방하는 한약으로 치료하는 편이지만, 기존에 허리통증으로 치료하던 20대 초반 대학생 환자가 당일 시작된 월경통을 함께 호소하여 급하게 보험한약으로 처방하였다.

평소에는 월경 전 4~5일 전부터 컨디션이 나빠지고 변비가 시작되면서 짜증이 많이 난다고 하였고, 월경이 시작되는 첫째 날과 둘째 날에 극심한 복통과 요통 구역감 설사 등의 증상이 나타난다고 하였다. 그래서 한번 월경할 때 진통소염제를 4~6알 정도 복용한다고 한다.

오늘은 평소보다 생리를 조금 일찍 시작한 데다 복통이 심하다고 하여 한의원에 구비되어 있던 한약 중에 적절한 약이 무엇이 있을까 고민하다가 복직근 경련과 통증경감을 위해 작약감초탕 2일분을 처방하면서 소시호탕 2일분을 같이 주고 동시에 복용하도록 하였다. 일주일 후에 재내원한 환자의 표현에 따르면 평소 4알 정도 먹던 진통제를 이번에는 첫째 날 1알, 둘째 날 1알 정도로 반으로 줄여 먹었다고 이야기하였다. 무엇보다 통증도 줄었지만, 예민한 것도 덜하고 컨디션도 조금 좋은 것 같다고 표현하였다. 작약감초탕 대신 계지복령환을 처방하면서 환자에게는 계지복령환을 월경 동안 복용하고, 월경 일주일 전에는 재 내원하여 소시호탕을 미리 처방받도록 티칭하였다.

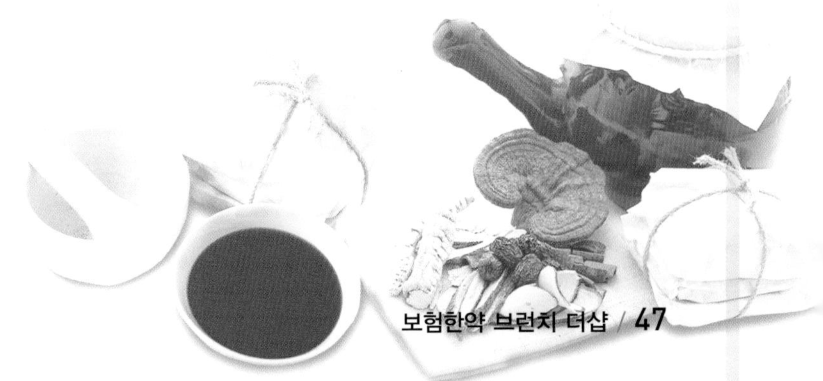

글 경희123한의원
박상민 원장

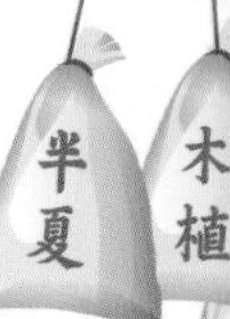

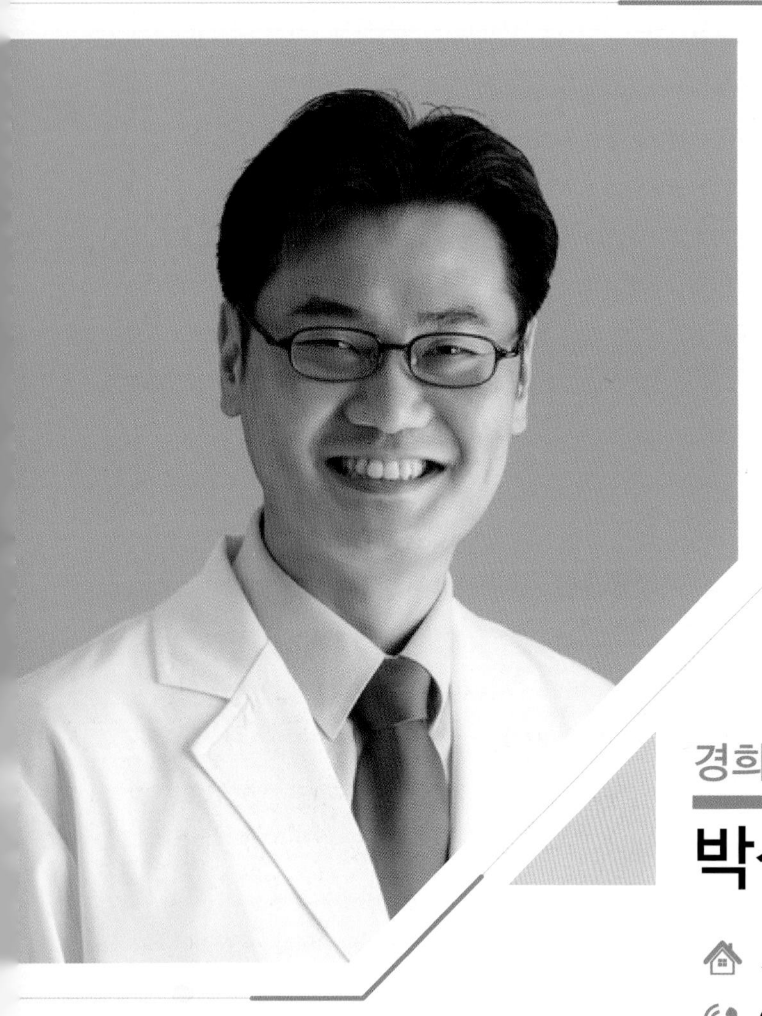

경희123한의원

박상민

서울시 강동구 양재대로 147길 6

02-427-7974

http://www.kh123hani.co.kr
blog.naver.com/kh123hani

- 침구과 전문의
  경희대학교 한의과대학 및 동대학원 졸업
- 경희의료원 한방병원 일반/전문 수련의
- 경희의료원 동서관절센터 임상연구원
- 경희의료원 동서통증센터 임상연구원
- 경희의료원 동서비염센터 임상연구원
- 국군 함평병원 한방의료원 원장
- 자생한방병원 강남본원 진료원장
- 자생한방병원 강북분원 진료원장 및 연구부장
- 자생한방병원 강북분원 진료부장

1. 한의원 소개

개원 당시 어떤 한의원을
만들겠다는 꿈을 꾸었고,
만들어 왔는가.

인체는 구조 기능 정신이라는 세 가지 요소로 구성되어 있다. 우리 몸을 구성하는 구조의 바탕 위에 기능을 이해해야 객관적인 의료를 행할 수 있다고 생각한다. 관념화되고, 모호한 한의학이 아닌 임상이라는 현장에서 객관적인 의료를 행하기 위한 치료 공간으로서의 한의원을 만들고 싶었다. 그러기 위해 수행으로써의 공부와 진리탐구, 의사로서의 소명을 다하려 공부와 연구에 매진하고 있다.

보험한약을 사용한
계기가 무엇이었나.

한의학의 대중화를 위해서는 제도권 하에서 보험에 편입되어야 한다고 생각한다. 수련의, 군의관 시절부터 보험제재 및 한약 제재를 많이 사용해 왔으며 이를 토대로 임상에 응용하고 있다. 최근에는 제형이 다양화되어 임상에서 투약하기가 쉬워져 더 많이 처방하려고 하고 있다.

어느 질환에 많이
처방하나.

주로 감기 및 소화기 질환에 응용한다. 항생제를 오래 쓴 아이들의 경우에는 보험한약 및 탕제 몇 가지 종류를 집에 상비약으로 비치하게 해서 전화통화를 통해 증상에 맞는 특정 처방을 복용하게끔 지시하기도 한다.

2. 나의 애용처방

① 청상견통탕(보험한약)

청상견통탕은 만성두통, 편두통, 삼차신경통 등 두면부 증상에 쓴다. 矢數道明의 [새한방처방해설]에는 청상견통탕으로 치료한 여러 케이스들이 기재되어 있다. 만성적인 두통뿐만 아니라 삼차신경통에 대한 케이스도 있다. 처방 구성은 강활 방풍 백지 독활 등의 약물에 만형자 국화 등의 기능적 약물이 배속되어 있다. 강활은 견갑골 주변의 움직임을 원활하게 해주는 약물이며, 독활 방풍은 척추 주변근육과 상관이 있다. 그래서 두통에도 쓰이지만 승모근 및 견갑골 주변의 통증에도 청상견통탕을 선용하기도 한다.

② 계지탕(보험한약, 임의처방)

계지탕은 方極에 '治上衝, 頭痛, 發熱, 汗出, 惡風者'라고 나와 있다. 상충은 손발은 차가운데 얼굴은 열감이 있다든지, 흉복부의 온도차가 있는 현상으로 나타난다. 이때 증후적으로 한출, 발열, 두통 등이 동반되어 있으면 계지탕을 선용할 수 있다. 본원에서는 계지탕을 임의처방으로 만들어서 사용하고 있다. 상충하는 두통이나, 어깨통증, 피로감, 감기몸살에 응용할 수 있다.

③ 반하사심탕(보험한약)

반하사심탕은 대증적으로 "心下痞硬, 惡心嘔吐, 腹中雷鳴, 腹痛, 下利" 증상이 보이면 쓸 수 있다. 진단적으로 특이점은 특히 심하비경이라고 해서 심하부를 만졌을 때 불편감은 제1 조건이라고 할 수 있다. 체하거나, 설사하거나, 속쓰리거나 하는 등 음식 복용 후에 생기는 문제에서 반하사심탕은 제1 선택처방이 된다.

장염으로 인한 구토, 설사의 경우에도 반하사심탕 단독투여나 탕제와의 병용투여로 효과를 본 케이스도 많다. 탕제로 쓰는 경우는 불면증 여드름 만성위염에도 적응되는 경우가 있다.

보험한약 중에서 특히 효과가 두드러지게 잘 나서 애용하는 약이다.

④ 인진호탕(보험한약)

인진호탕은 인진호 치자 대황으로 구성된 약으로 보험한약으로 처방할 때는 대부분 두드러기 환자에게 처방하게 된다. 치자 대황은 두드러기가 점점의 형태가 된 경우에 주로 사용하고 인진호는 복부보다는 말초의 두드러기에 사용하기 때문에, 인진호탕은 복부에 생기는 두드러기보다는 사지부나 안면부에 생기는 두드러기의 형태에 주로 사용하게 된다. 또한 치자가 들어 있으므로 불면이 동반된 경우나 흉부 쪽으로 발갛게 발적되어 있는 사람에게 효과가 좋다.

⑤ 황련해독탕(보험한약/ 정제)

황련해독탕은 황련 황금 치자 황백으로 구성되어 있으며 이름에서도 해독이라고 했듯이 여러 질환에 응용할 수 있다. 번(煩)을 치료하는 약물로 구성되어 있기 때문에 번(煩)이라고 설명되는 일체의 질환에 응용 가능하다.

불면증은 여러 가지 원인으로 발생하기 때문에 원인치료를 해야 하지만, 대증적으로 황련해독탕을 투여하기도 한다. 불면에 응용할 때는 낮에 복용시키기도 하지만, 야간에 집중적으로 투약하기도 한다. 자기 1시간 전 1회 복용, 잠이 안 들면 2-3회 연속 복용시켜 해결하는 경우도 있다. 예전에는 황련해독탕이 맛이 매우 써서, 효과가 좋더라도 맛 때문에 복용을 꺼리는 경우도 있었으나 요새는 정제로 된 약도 보험 적용이 되어서 복용이 용이해졌다.

그리고 황련해독탕은 술 마시고 얼굴이 잘 빨개지는 사람, 혹은 술을 너무 많이 먹어 주독(酒毒)이 생긴 사람에게도 효과적인 약이다.

⑥ 가공부자(아코니발, 비보험 정제)

아코니발은 부자를 가공하여 정제의 형태로 나와 있는 제품이다. 부자를 써야 하는데 탕제를 못 쓰는 경우에 아코니발(가공부자)을 대체하여 처방한다. 부자는 逐水시키는 약으로 맥의 침세함을 보고 쓴다. 특히 맥을 볼 때에는 심장에서 가장 가까운 복부대동맥에서의 침중, 침맥을 보고 쓴다. 증후적으로는 통증 및 감각장애(불인)를 보고 쓰는데 노인들 통증 질환에서 유용한 경우가 많다. 부자는 탕전하여 사용하면 독성이 줄어들지만, 생용하면 혈압이 떨어지거나 심장에 부담을 주는 경우가 있다. 따라서 환산제로 부자를 처방하는 것은 굉장한 주의를 요한다. 하지만 아코니발은 부자의 독성을 잘 정제하였기 때문에 기존 탕약에 혹은 보험한약에 같이 겸복해서 응용하기도 한다.

3. 기억에 남는 임상례

① 기운 없고, 식욕도 없으며 불면을 호소하는 환자 치험례

57세 여자 환자로 기운이 없고 식욕도 없으며, 불면 두통을 호소하는 환자이다. 키와 몸무게는 155cm 58kg이었으며, 혈압은 128/72, 맥박수는 80-90회, 호흡수는 18-20회 정도였다. 신경정신과에서 수면제 및 안정제를 복용 중이었다. 자꾸 눕고만 싶어 하고, 기운이 하나도 없고, 목소리도 힘이 없는 목소리다. 피곤하거나, 신경 쓰면 두근거리기도 하고, 혀는 건조하고 갈라져 있는 게 보인다. 심하부의 저항이 있다. 언뜻 보면 보약을 주고 싶은 환자이다. 일단 가미귀비탕을 15일분 처방하였다. 가미귀비탕을 먹고 오히려 속이 좀 부대끼고, 한약을 저녁에 먹으면 오히려 잠이 더 오지 않는 것 같다고 호소한다.

일면 허로증의 양상으로 보이지만, 이런 환자는 기운이 없다는 것에 속으면 안 된다. 오히려 우울증에 가까운 양상이다. 가슴도 답답하고 오히려 소위 기울(氣鬱)이라는 형태를 해결해줘야 한다. 이 분께는 정기천향탕 (향부자 12g, 오약, 진피, 소엽 각 4g, 건강, 감초 각 2g)을 15일분을 처방하였다.
1주일 후 통화했을 때 가슴이 답답한 게 없어지고, 기운도 생긴다고 한다. 밥도 먹을 수 있게 되었다고 한다. 두통도 호전되었다. 이후 침을 맞으러 내원했을 때 얼굴에 생기가 돌았고, 기력이 없던 목소리도 많이 돌아온 상태였다.
환자분들이 기운이 없다고 할 때 보기제(補氣劑) 위주의 처방을 하는 경우가 많다. 이분도 언뜻 보아 허로 양상에, 불면을 호소하였기에 귀비탕 계열을 처방하였으나 무효였다. 이런 경우 행기제(行氣劑)도 고려할 만하다.

② 매핵기 증상에 배농산급탕 치험례

79세의 남환으로 목에 가래가 항상 끼어 있는 답답함을 호소하고, 가래를 뱉어도 잘 나오지 않는 환자이다. 전형적인 매핵기 증상이다. 163cm, 68kg, 혈압은 146/82, 맥박은 80회, 호흡수는 18회였다. 혈압약 당뇨약 심장약을 복용 중이었다.
목소리에서도 가래 낀 목소리, 걸걸한 목소리가 들렸다. 심하부는 저항이 있는 약간 心下滿의 형태를 보인다. 복부도 탄탄한 편이다. 매핵기의 제1처방은 반하후박탕 계열이나 생각보다 잘 듣지 않을 때가 많다. 그래도 반하후박탕을 15일분을 먼저 투약하였다.
보름 후에도 환자의 증상은 크게 변화가 없었다. 가래를 뱉어내기 힘드나, 목소리를 들어보면 실제 가래 소리가 들린다. 이런 경우에는 길경의 탁타(濁唾)와 작약의 해역(咳逆)을 치료하는 효과를 고려해야 한다. 겨우 뱉어낸 가래를 보면 약간 누렇고 점도가 있고 형태가 뚜렷하다. 그래서 배농산급탕을 15일분 처방하였다.
15일 후 전화통화상 매핵기 증상이 사라졌으며, 가래와 관련된 증상이 소실되었음을 확인하였다. 배농산급탕은 배농산과 배농탕의 합방으로 농성 분비물이 있는 경우에 쓰인다. 여드름 편도염 치은염 등에도 응용이 된다. 본 케이스에서는 실제적인 누렇고 끈적거리는 객담을 동반하는 매핵기 증상에 배농산급탕을 응용하여 치료할 수 있었다.

③ 불면증 환자의 소시호탕 치험례

여자 50세 환자로, 불면증 두통을 호소하며 내원하였다. 157cm, 62kg의 학원 강사이다. 과거력으로는 갑상선 질환이 있었으나 현재는 수치가 양호하여 완치된 상태이다. 혈압은 120/79, 맥박은 93회, 호흡수는 16회 정도 되었다. 류마티스 환자로 관절염약을 상복하고 있으며 최근에는 불면 때문에 수면제를 복용중이다. 복부는 아주 말랑하지는 않으나 약간 무른 살로 피부는 하얀 편이다. 가슴도 그득하고, 가슴이 잘 두근거리며, 늘 긴장하는 편이다. 호흡은 16회이나 들숨과 날숨의 간격이 없는 형태의 호흡을 한다. 이런 경우는 시호를 고려하는 경우가 많다. 복진상 심하비가 있고, 흉협고만을 인정할 만하다. 소시호탕 15일분 처방하였다. 이후 내원하여 확인한 결과 속도 더 편해지고, 잠도 잘 들긴 하나 아직 수면제를 복용중이다. 소시호탕 15일분 더 처방하였다. 15일 후 내원하였을 때는 수면제 먹지 않고도 잘 잔다고 하였고, 두통도 호전된 상태였다.
갑상선 기능의 문제 및 호흡의 문제가 있는 경우 시호제를 고려할 필요가 있다 소시호탕은 위염 갑상선질환 불면증 등 쓰임새가 많은 처방이다.

④ 소화불량, 어지럼증 환자의 계지인삼탕 치험례

31세 미혼의 여환으로 주소증은 소화불량 어지럼증이다. 자주 체하고 가끔씩 위경련 양상처럼 복통이 심하게 나타나는 경우도 있고, 이와 더불어 두통이 생긴다. 평상시에도 어지러움이 자주 있고, 어지럼증이 심할 때는 시야가 뿌옇게 될 때도 있다. 체형은 약간 통통한 편이이나 복부는 무른 형태이다. 심하부를 눌렀을 때 통증을 느끼며 저항감이 있다. 구강 내에는 끈적한 형태의 침이 보인다. 인영부의 분돈을 확인할 수 있었으며, 두통은 충역성 두통으로 나타났다. 대변은 무른 형태의 변을 1일 1-2회 정도 본다고 한다. 소변은 5-6회 정도 보나 시원하게 보는 편은 아니라고 한다.

喜唾, 結滯水毒, 衝逆 등을 목표로 일차적으로 계지인삼탕을 15일분을 처방하였다. 약을 복용하면서 자주 체하는 증상이 없어지고, 어지럼증도 개선되기 시작하였다. 계지인삼탕을 2차로 처방하였고 소화계통 증상은 많이 개선되었고, 식사를 해도 불편함이 생기지 않게 되었고, 어지러움도 호전되었다.

계지인삼탕은 계지, 인삼, 백출, 건강, 감초로 구성된 처방이다. 임상에서는 만성 소화기 장애 어지럼증 두통 식욕부진 설사 등에 주로 사용한다.

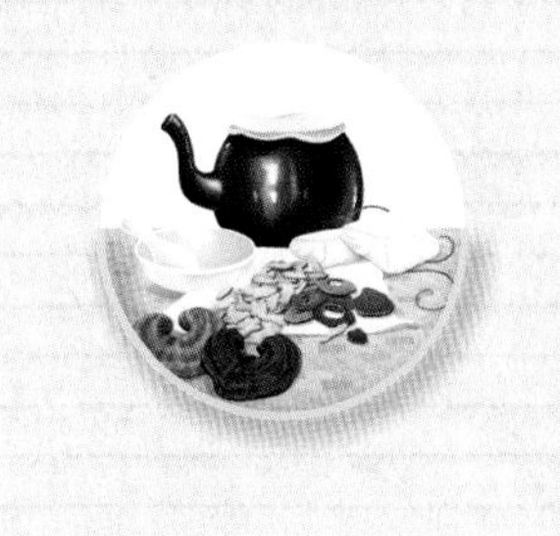

글 버드한의원
박종웅 원장

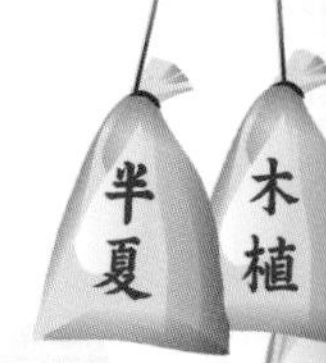

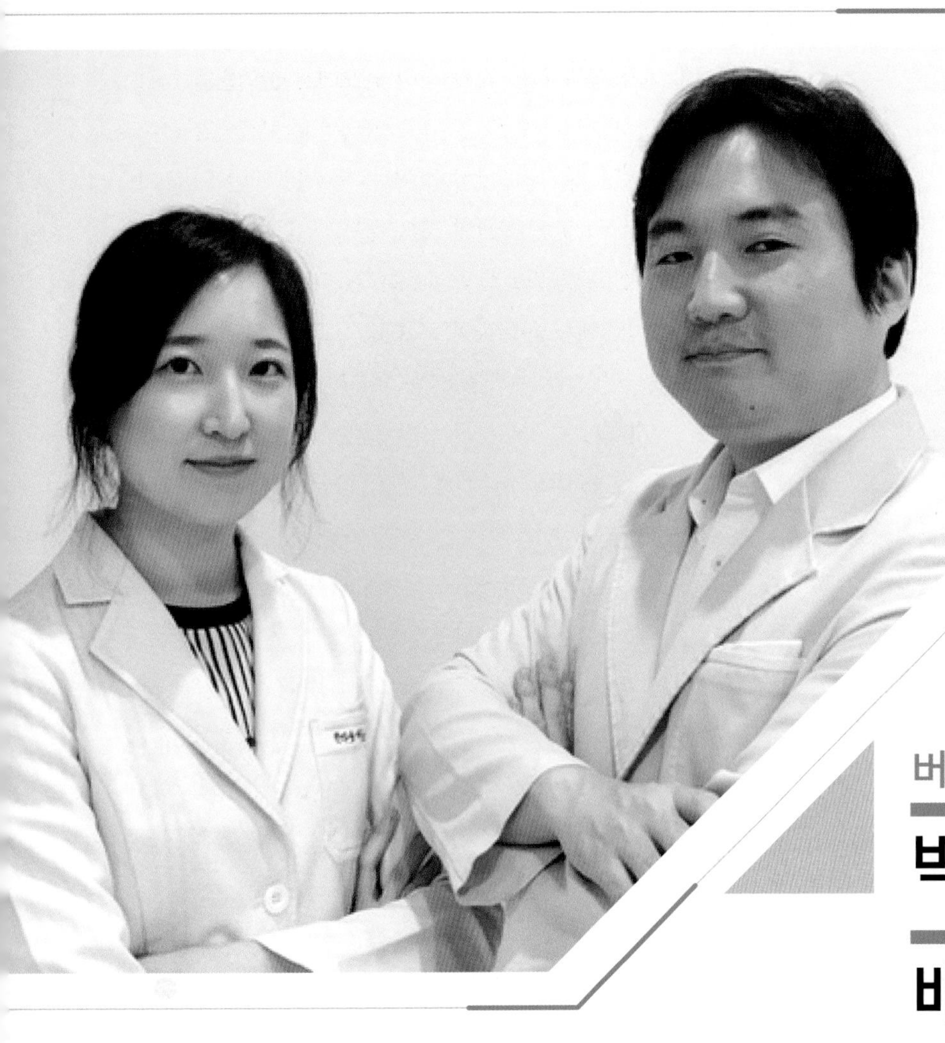

버드한의원

박종웅

배윤재

서울 구로구 구로동로 126
신협 2층

02-866-6600

http://www.drbud.kr

카톡 버드한의원

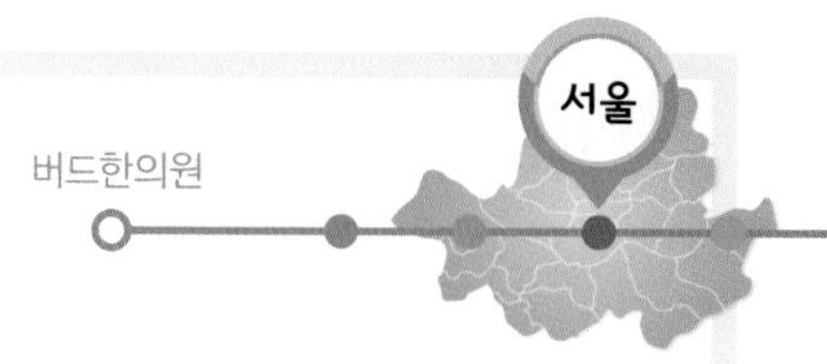

1. 한의원 소개

선배–후배, 원장–부원장 사이에서 공동 원장…
여러 제약회사 제품 사용해봐야.

공동개원으로 보험한약을 활용해 진료하는 박종웅–배윤재 원장(버드한의원). 두 원장은 보험한약도 품질이 많이 개선돼 원하는 기대효과를 낼 수 있다고 한다. 인스턴트 커피와 드립 커피는 서로 다르지만 커피의 효능을 내는 건 동등하다고 비유하는 두 원장을 만나봤다.

보험한약을 사용한
계기가 무엇이었나.

박종웅(이하 박)
탕약의 경우 1제 단위로 처방해 환자의 증상에 맞춘 즉각적인 치료에 적합하지 않다고 생각했다. 동시에 처방이 틀리면 안 된다는 압박이 있었다. 하지만 보험한약은 짧게 끊어 사용하니 증상에 따라 약을 바꿀 수도 있고, 효과 또한 괜찮았다. 의료인으로서 내가 환자를 치료하는 과정에서 투약을 해야 낫는데 금액적인 면에서 부담스러워 하니 보험한약을 쓴 것도 하나의 계기다.

배윤재(이하 배)
한의원에 대한 인식을 바꾸고 싶었다. 한의원에서 침은 가볍게 맞을 수 있는데, 탕약은 금전적인 부담이 커서 쉽게 처방받을 생각을 하지 못하는 경우가 많다. 그러나 보험한약의 경우 하루 1,000–2,000원 정도의 금액으로 가볍게 접근할 수 있다는 이점이 있다. 한의원에서 반드시 고가의 탕약만을 처방받는 것이 아니라, 간편하고 저렴한 비용으로 몸 상태에 맞는 한약을 처방받을 수 있음을 알리고 싶었다.

공동개원을 했다.
계기 및 스토리를 말해 달라.

배: 내가 학생 시절 박 원장이 김포에서 한의원을 하고 있었다. 당시 활동하던 동아리에서 선후배가 만날 수 있었던 '홈커밍데이'를 통해 박 원장을 만난 게 연이 됐다. 당시 박 원장이 "언제든지 한의원에 놀러오라"고 했고 정말로 한의원에 놀러갔다. 그 후 방학이면 한의원에서 아르바이트도하고 스터디도 했다. 졸업 후 한의사의 업무를 많이 배우고 싶었다. 그래서 박 원장을 찾아가 부원장으로 취직을 시켜달라고 했고 1년간 트레이닝을 받았다. 서로 성향은 정반대인데 생각은 비슷해서 합치면 시너지 효과를 낼 수 있을 것 같았다.

원장과 부원장, 선배와 후배였다가
공동개원이면 동등한 관계가 되는 것인데
그것에 대한 부담은 없었나.

배: 박 원장이 많이 양보를 해줬다. 공동원장이 되면서 선후배의 위계질서를 다 없애버리겠다고 했다. 말도 편하게 하게 하고 서로에 대해 잘 알아야 하니 고민 등에 대해 많이 소통했다. 내가 어려워할까봐 편하게 대해준 것 같다. 우리는 같은 동국대 출신이며 무려 14년 차이다(웃음).

박: 배 원장은 본과 2학년부터 시작해 4학년 2학기를 제외하고 방학마다 우리 한의원에서 아르바이트를 했다. 직접 환자를 진료하지는 못하지만 학생 때에만 할 수 있는 일들이 있다. 예를 들면, 한의원에 근무하는 직원들의 삶을 체험해 보는 것 등이다.
졸업 후에 일을 배운다고 찾아왔을 때, 없었던 부원장 자리를 만들었다. 배 원장에게 여느 동기들처럼 한방병원에서 수련하라고 권유했는데 본인이 큰 결

심을 하고 찾아왔단다. 그래서 받아줬다. 하지만 동기들에 비해 진료를 못한다는 소리를 듣게 하긴 싫었다. 그래서 약속을 했다. 내가 짜놓은 트레이닝 플랜에 따라오라는 것이다. 아침 7시에 출근해서 운동하고, 일과시간에는 진료하고, 진료 후 밤 10시까지 스터디하는 과정이었다.

부원장으로 가르칠 것을 다 가르쳤다고 생각했을 즘에 독립을 하라고 했지만 계속 같이 일하고 싶다고 했다. 나는 지금도 마찬가지지만 당시에도 '개인성장'을 중요시여겼다. 그래서 부원장으로는 성장의 한계가 있으니 공동으로 개원을 하든지, 독립을 하라고 했다. 그래서 배 원장이 선택한 게 공동개원이었다.

공동개원을 해 실패한 곳도 많이 봐왔다. 안 좋아지는 이유가 대부분 돈 때문이라고 해서 배분 등을 많이 고민했다. 그래서 근무시간 등을 골자로 배당 나누는 방식을 만들어 회계 법인에 검수를 받고 적용해 지금까지 활용하고 있다. 또 '히딩크 리더십'을 접해서인지 상호간에 말을 편하게 하고 서로가 동등한 위치가 돼야 같이 갈 수 있다고 생각해 동료로서 일하고 있다.

11년 정도 보험한약을 사용해 왔는데, 확산을 위해 개선돼야 할 점이 있다면.

박: 제형변화가 중요했는데 지금 많은 시도가 있어서 다행이다. 확산을 위해서는 역시나 한의사들의 사용이 가장 중요하다고 생각한다.

보험한약도 예전에 비해서는 품질이 많이 좋아졌다. 이제는 보험한약과 탕제를 굳이 구분할 필요가 없어졌다. 인스턴트커피와 드립 커피는 서로 다르지만 커피로서 효능을 발휘한다는 느낌을 가지면 된다. 본인이 원두를 구매해 로스팅하면 좋은 커피겠지만 약리적으로 봤을 땐 인스턴트커피도 커피의 역할을 한다고 설명한다.

보험한약 사용을 검토하는 원장에게 전하고 싶은 메시지는.

박: 보험한약이 예전에 비해 지금은 많이 좋아져서 기대효과가 나타난다. 단, 회사마다 약효차이가 난다. A회사의 약이 환자에게 안 듣는다고 해서 B회사의 약이 안 듣는 건 아니다. 여러 제약회사의 제품을 사용해 보고 선정하는 것이 좋다.

2. 나의 애용처방

① 소청룡탕(보험한약/비보험 연조엑기스)

콧물감기, 비염에 가장 많이 쓰는 처방이다. 감기 초기에 묽은 콧물, 재채기, 오한이 있으면 가장 먼저 선택한다. 오래된 비염에도 가장 먼저 선택하는 처방이다. 소청룡탕을 처방하기 전, 평소에 잠을 잘 자는지 혹은 커피를 마셔도 잠에는 지장이 없는지 체크한다. 마황이 들어 있어 평소에 수면불량이 쉽게 생기는 사람이면 저녁 식사 이전에 하루분의 약을 다 드시라고 말씀드린다. 그래도 수면불량이 생기면 복약을 중지하시라고 말씀드린다.

복진 시 복부냉감을 살핀다. '복부냉감+맑은 콧물, 재채기' 등이 있을 때 특히 효과가 좋았다. 감기 초기에 증상이 있을 때에는 돈복하시라고 말씀드린다. 가루약으로 그냥 드시는 것보다는 따뜻한 물에 타서 따뜻하게 드시는 것이 좋다고 말씀드린다.

② 심적환(心滴丸/비보험 환약)

심적환은 단삼, 삼칠근, 용뇌로 구성되어 있는 적환(滴丸)으로 심장질환과 뇌혈관질환에 쓰이는 약이다. 중국에서는 협심증과 관상동맥 질환 치료 의약품으로 허가되어 있다. 고지혈증, 당뇨병, 고혈압, 동맥경화의 증상 완화와 허혈성 뇌졸중 예방에도 유효하다는 보고들이 있다.

심적환의 구성약물 중에서 단삼이 협심증 치료를, 삼칠

은 단삼에 의한 출혈을 방지하기 위해, 용뇌는 흡수를 촉진하는 역할을 한다고 천사력 제약에서는 밝혔다. 또한 천사력 제약에서는 지난 18년간 부작용이 거의 없고, 약물 상호작용에 대한 연구에서도 심각한 부작용이 보고되어 있지 않다고 밝혔다.

필자는 심적환의 원래 한자는 心滴丸이지만 心積丸이라 부르고 싶다. 심적(心積) 즉 심포적에 주력으로 쓴다. 심포적(心包積)은 임맥의 단중(膻中)을 중심으로 적이 있는 것을 감별 포인트로 한다. 기존 한의학설에는 없는 개념이지만, 필자가 개인적으로 경험한 상태를 명명한 것이다. 단중에 적이 만져지기도 하고 압통 과민점이 있는 증상이다. 단중에 적이 촉지되는 사람은 의외로 많다. 연필심만한 것부터 심한 사람은 단중을 중심으로 흉골 상에 손가락 굵기로 주욱 있기도 한다. 그것을 필자는 임의로 심포적이라고 부르려는 것이다. 또 심한 사람은 단중의 등 척추쪽, 그러니까 독맥의 지양 영대 신도 부근에서 흉추 사이에 만져보면 적이 촉지된다. 압통 과민점도 관찰된다. 필자는 단중을 중심으로 임맥에 있는 적이나 지양 중심으로 독맥에 있는 적이나 모두 원인이 같고 한 덩어리라고 가정한다. 그래서 둘 다 심포적이라고 부른다.

심포적이 발생하는 원인을 다음과 같이 가설하였다. 심장 박동수가 갑자기 증가할 일이 생길 때마다, 심장뿐만 아니라 심장 주변 근육 등으로 혈액이 쫙 모였다가 사라졌다를 반복하는 과정에서 생긴 것으로 추정한다. 자동차에 비유하자면 급하게 악셀레이터를 밟아서 엔진 실린더에 연료가 팍 들어가면 카본 슬러지가 주변에 엄청 생기는 원리, 그게 심포적이 생기는 원리라고 생각한다. 심포적은 홧병이 있는 여자분들에게 다빈도로 관찰된다.

아무튼 심적환은 이런 심포적을 정말 잘 풀어주는 것을 다수 경험하였다. 심적환을 1주 정도 복용 후 심포적의 경과를 비교할 때 압통과 심포적의 크기가 확연히 줄어들어 있는 경우를 임상에서 많이 경험하였다. 필자는 환자들에게 '이게 심포적이라는 건데 홧병 덩어리, 가슴칠 일이 생길 때마다 쌓인 거예요'라고 말씀드리고는 한다. 화병 날 일이 생겨서 단중 부위가 막히면 가슴이 답답하고 미어져서 그것을 뚫으려고 가슴을 치게 되는 것이고, 단중에 적이 쌓여 혈자리가 막히게 되면 상기되고 어깨 아프고 화가 잘 나고 그런 홧병이 되는 것이라고 생각한다.

심적환은 상기한 증상 외에 상초의 어혈질환에도 두루 쓴다. 하초의 어혈질환에는 계지복령환, 상초의 어혈질환은 심적환 이렇게 주로 처방하게 되는 것 같다. 타박어혈 질환에는 오령산을 겸복하면 부기가 빨리 빠진다. 자운고를 외용하면 더욱 효과가 좋다.

필자는 단중 압통이 있는 제반 증상에는 심적환을, 거궐–상완의 경우는 반하사심탕을, 중하완의 경우는 평위산 처방을 우선 고려한다. 단중–하완까지 다 아프면 '심적환+평위산'의 처방을 고려한다.

심적환은 독한 약이 아니라서 정증이 아니라도 크게 부작용이 없다. 사용경험상 계지복령환에 비하면 위장장애도 경미하다. 그러나 파어혈제인 만큼 혈우병이나 신장투석 하는 분 그리고 기력저하 심하신 분들 등, 일반적인 어혈제를 쓰면 안 되는 경우에는 조심해야 할 것으로 생각한다.

③ 대시호탕(보험한약)

대시호탕은 흉협고만이 있고 배가 빵빵하며 변비가 잘 오거나 복부에 가스가 잘 차는 사람들에게 많이 쓴다.

④ 반하사심탕(보험한약)

역류성식도염 증상에 가장 많이 이용하는 약이다. 속쓰림, 가슴통증, 목 이물감 등에 많이 쓰는 처방이다. 기침 가래가 오랫동안 안 낫는다는 분들을 복진해 보면 중부 압통보다는 거궐, 상완, 중완 압통이 심한 경우가 많다. 이런 경우는 감기약이 아닌 역류성식도염 치료제인 반하사심탕을 처방한다.

누웠을 때 기침 가래가 심해지는 환자들에게는, 음식 드시고 3시간 동안 눕지 마시고 지시한다. 거궐 압통이 심한 사람들에게 사암침 심승격 처방과 함께 반하사심탕을 처방한다.

⑤ 은교산(비보험한약)

은교산은 감기 등으로 목이 아프고 부어 있는 초기 온병 환자들에게 주로 쓴다. 온병약이니까 온열병사를 감수해서 생긴 급성병에 쓴다. 온병 초기에는 주로 열이 나면서 약간 으슬으슬하고(또는 오한이 없으며), 두통 몸살이 있으며 가래가 생기고 갈증이 나면서 가슴이 답답하고, 목이 건조하고 붉게 충혈되고 통증이 있으며 약간 기침 증세가 있는 등의 표열증이 발생하게 된다.

⑥ 맥문동탕(비보험과립제)

맥문동탕은 감기 끝물에 기관지가 메마르고 마른기침을 하는 분들에게 쓴다. 상초 음허 환자에게도 쓴다.

⑦ 천왕보심단(비보험과립제)

심허증에 가장 많이 처방하는 약이다. 잘 놀라는 사람, 가슴이 두근거리는 사람, 생각이 많아서 잠을 못자는 사람, 예민하고 스트레스를 쉽게 받는 사람에게 많이 쓴다. 심장이 약하신 분은 거궐 복진 시 탄력이 없고 육안으로 관찰했을 때 해당 부위가 꺼져 있는 경우도 있다. 장기간으로 드시는 것이 좋다고 말씀드리고, 증상의 경중에 따라 하루 1~3개까지 조절하면서 복용하시라고 지시한다.

⑧ 황련해독탕(비보험과립제)

황련해독탕은 제반 염증 증상에 두루 쓰인다. 허실착잡에도 실증이 뚜렷할 경우에는 단기간 사용한다. 다만 정기가 훼손되지 않을 정도로 쓸 수 있다.

⑨ 우황포룡환(비보험환제)

공진단이 어른이 사향을 먹는 방법이라면, 우황 포룡환은 소아가 사향을 먹는 방법이라 할 수 있다. 모든 기기울체로 인한 제반 증상을 치료한다. 특히 간기울체가 핵심 변증이다. 경기와 야제 치료의 특효약이지만, 그뿐만 아니라 감염성 질환을 제외한 제반 증상에 두루 좋은 효과가 있다. 소아는 예민하고 기운을 돌리는 호흡근의 힘이 아직 약한 관계로 기기울체증이 많기 때문이다. 포룡환은 한 번도 안 써본 엄마는 있지만 한번만 쓰는 엄마는 없다고 할 수 있을 정도로 효과가 뛰어나고 즉효성이다.

어린이 기체 기울 증상은 다음과 같다. 잘 체하고 잘 놀라고 잘 두려워하고 잘 공포를 느끼고, 표현을 잘 안한다던가, 말 못하고 울기만 하는 애들, 애가 애답지 않게 밝지 않고 그늘이 져 있는 등 다르게 표현하자면 TIC 식욕부진 다크써클 복통 우울증 매핵기 담음 적취 복만 등등 간기울결증에 두루 쓰인다. 그러니까 열병 빼고는 애들 잡병에는 다 쓸 수 있는 약이다. 어른에는 공진단이 있다면 유소아에게는 포룡환이 있다고 할 수 있다.

⑩ 팔물탕(보험한약)

노인성 변비에 많이 쓴다. 음허성 변비, 기허성 변비에 두루 쓸 수 있는 처방이므로, 허증성 변비에 많이 이용한다. 약을 드시면 대변이 좀 부드럽게 나오고, 검은 변이 나온다고 하는 환자들이 많았다. 팔물탕을 드시면 다음 날부터 대변을 보고나서 잔변감이 없이 시원하고, 변비로 인해서 생긴 여러 가지 증상들이 개선되는 경우가 많았다.

팔물탕은 기혈부족의 여러 증상 중 변비가 심한 사람에게 가장 효과가 뚜렷하게 나타났다.

⑪ 오심번열에 소시호탕(보험한약), 오령산(비보험과립제), 평위산(보험한약), 심적환(비보험환제)의 다양한 조합 응용

손발이 뜨겁다고 하시는 분들 중, 흉협고만이 있으신 분은 소시호탕 단독 처방해서 효과가 좋은 경우가 많았다. 이 증상이 있는 환자 중 잘 붓는 증상이 있으신 분은 오령산을, 중완 압통이 있으신 분은 평위산을, 단중 압통이 있으면 심적환을 처방했다.

예컨대, 손발이 뜨거운데 흉협고만이 있고 중완압통이 있는데 붓지는 않는다고 하면 '소시호탕+평위산'을 처방한다. 손발이 뜨거운데 흉협고만은 없고 중완과 단중 압통이 있고 잘 붓는다고 하면 '평위산+심적환+오령산'을 처방한다. 모든 증상이 다 있다고 하면 위의 4가지 약을

모두 처방한다. 통상 3일~1주일 이내로 호전되었다. 처방은 3일씩 투약하면서 증상의 변화에 따라 약 처방을 가감하는 식으로 처방하였다.

⑫ 급만성간염에 대금음자환(비보험과환제) 합 오령산(비보험과립제)

간수치가 안 좋아서 약을 잘 못 먹는다고 하신 분들에게 대금음자 합 오령산을 쓰면 잘 들었다. 복약 전후로 간수치를 측정했을 때 간수치가 낮아지는 효과를 많이 보았으며, 간경변이 있는 분에게도 컨디션이 좋아지는 효과가 있었다. 장복 시에도 별 문제가 없었다(원내 가장 오래 장복하시는 분은 1년 정도 된다).

3. 기억에 남는 임상례

① 노권상으로 인한 발통증에 보중익기탕(보험한약)

2016년 8월, 66세 여환이 3주쯤 전에 생긴 양쪽 발통증을 주소증으로 내원하였다. 발 통증은 좌측이 특히 심하였고, 과거력으로는 자궁암, 왼쪽 무릎 수술력이 있었다. 기타 증상으로는 양쪽 발바닥 화끈거림, 요통, 기침 등을 호소하였다. 평소에 폐지를 줍고 다니느라 많이 지쳐 있으셔서, 노권상으로 진단하고 치료를 시작하였다.

첫날은 우측 담정격과 좌측 다리 아시혈을 위주로 자침하였으며, 구미강활탕 보험한약을 처방하였다. 2일 후 내원하셔서 침 맞은 날은 밤에 많이 아팠는데, 자고 일어나서는 편해졌다고 하였다. 그 이후 이틀에 한 번씩 꾸준히 내원하였고, 일주일 후에도 침맞은 날 밤에 발생하는 통증은 개선되지 않아, 팔물탕 보험한약으로 처방을 변경해보았다. 팔물탕으로 처방을 바꾼 후 이틀 뒤 내원하여서, 팔물탕 먹고 좀 덜 아팠는데, 저녁이 되니까 다시 아팠다고 말씀하였다. 그래서 침 맞은 날 오후에 팔물탕 3포를 다 드시라고 말씀드렸고, 다음 내원 시에 호전도를 확인해보니 저녁에 다시 아파지는 것은 여전하다고 하였다. 그래서 보중익기탕 보험한약으로 약 처방을 바꾸었더니, 다음 내원 일에 오셔서 침 맞은 날에도 잘 때까지 계속 통증이 없다고 하였다. 그 이후로 침 맞은 날에 보중익기탕을 자기 전까지 3포를 다 드시게 하였더니 호전속도가 빨라지기 시작했다. 이후 꾸준히 차도를 보여 한 달 뒤에 치료를 종료하였다.

침 맞고 집에 가서는 많이 아프나 그날 자고 일어나면 통증이 호전되는 양상으로 볼 때, 기력저하가 심한 것으로 진단했다. 실제로 침몸살이 나는 환자들에게 보중익기탕 보험한약을 처방하면서 치료했을 때, 침몸살을 겪지 않고 무사히 침치료를 받을 수 있었던 사례가 꽤 있었다. 몸이 낫는데도 기운이 필요한 것이므로, 침 맞은 날은 더 아프다고 호소하시는 분들이나, 계속 치료하다가 호전도가 정체된 환자들에게는 보중익기탕 보험한약으로 기력을 보충하여 호전 속도를 다시 올리는 것도 좋은 방법으로 생각된다.

② 잘 낫지 않는 허리무릎통증에 삼소음(보험한약) 합 우황포룡환(비보험환제)

2016년 9월 초, 77세의 여환이 우측 요슬통을 호소하시며 내원하였다. 우측 요슬통이 맨 처음 생긴 것은 5-6년 전이었으며, 병원에 가서 진단받고 이후 관절약을 먹다 안 먹다 했었는데, 시골에 가서 농사지은 후 악화되어서 본원에 내원하였다. 진단을 해보니 무릎의 우측내측부에 통증과 함께 부종과 국소발열이 있었으며, 수소음신경근상으로 허벅지에 방산통이 있었다. 몸은 마른 편이었고, 피부는 어두웠으며 복부 비만이 있었다.

2-3일 간격으로 슬부 아시혈과 오른쪽 다리 아시혈에 침+레이저 치료를 8회 시행하였으나, 침 맞고 나갈 때는 좀 괜찮은데 곧 다시 여전히 아프다고 호소하셔서 진척이 없는 상태였다. 9번째 치료 시에 침치료는 동일하게 시행하며 우황포룡환과 삼소음을 함께 처방하였다. 그 이후 5회의 치료 동안 NRS 9 → 8 → 5 → 4로 감소하였다.

글 버드한의원
박종웅 원장

이 환자분은 약값을 부담스러워하여서 탕약을 처방하기는 힘들다고 생각하였고, 본원에 있는 제제 중에서 가장 효과 좋은 조합을 궁리해 보았다. 중기허증의 진통소염제로 '익기해표 이기화담'의 삼소음을 우선 선택하였고, 혈병이 아니라 기병으로 보았기에 기기 울체를 신속하게 해결하기 위하여 보조적으로 우황포룡환을 조합하였다. 우황포룡환은 삼소음의 '익기해표 이기화담' 작용을 보조, 강화하는 臣의 역할과 함께 안신지제의 의미로도 처방하였다. 나이든 할머니가 시골에 내려가서 몸이 상할 만큼 농사지을 때는 몸뿐 아니라 마음도 많이 상할 것이라고 생각해서 안신의 효과를 함께 가지고 있는 우황포룡환을 선택하였다. 신경정신과에서 신체통에 항우울제를 처방하는 것도 비슷한 맥락이 아닐까 싶다.

③ 속이 차서 생긴 만성비염에 이중탕(보험한약)

평소에 소화불량으로 꾸준히 치료를 받으시던 66세 여환이 보험한약으로 비염을 고친다는 원내홍보물을 보고 비염 치료를 문의하였다. 찬바람이 조금만 불어도 증상이 생긴다고 하였고, 증상은 주로 콧물과 재채기로 나타난다고 하였다. 평소에 찬물은 안 먹는데, 밀가루 음식을 좋아한다고 하였다. 복진 시 중완압통이 있었고, 중완 압진 시 냉감이 느껴졌다. 배가 찬 것을 본인도 알고 있었다.

비염에 가장 많이 쓰는 소청룡탕 보험한약 1일분을 처방하고, 다음 내원하실 때 몸의 변화를 말씀해 달라고 했다. 나흘 뒤 내원하여서, 약 먹고 증상은 좋아졌는데 입맛이 없고 몸이 가라앉는 것 같다고 하였다. 평소 속이 냉하셨던 것을 고려하여 이중탕으로 바꾸어 처방하고, 소청룡탕과 비교해보라고 말씀드렸다. 일주일 후 내원하여서, 이중탕 복용 후 비염증상도 없어지고 입맛 떨어지는 증상도 없어서 약이 잘 맞는 것 같다고 하였다. 이후 감기기운이 있다고 할 때마다 이중탕을 복용하면 호전되었다.

비염 증상을 호소하여서 소청룡탕을 처방하였으나, 마황 부작용으로 인해 입맛저하와 기력저하를 호소하신 것으로 보인다. 평소 성향이 잘 놀라고 겁이 많고 불면증이 있는 등 심허증의 증상을 보였던 분으로, 마황의 작용이 몸에 부담이 되었던 것으로 생각된다. 오히려 이 환자의 만성비염은 위한증(胃寒證)을 다스리는 이중탕을 통해서 호전될 수 있었다.

④ 타박염좌에 오령산(비보험과립제)

30대 남환이 내원 당일 발목을 삐어서 왔다. '紅+/ 腫+++/ 熱++/ 痛症++/ 瘀斑++'의 상태(+++ 가장 심한 상태, ++ 가 보통, + 가장 가벼운 상태)로 부기가 많이 심한 상태였다. 2도 염좌로 진단 후, 냉찜질과 침치료를 시행하고 오령산 처방 및 자운고 치료 후 호전되었다.

몸의 다양한 부기에 오령산을 쓰는데, 특히 염좌로 인한 부기에 오령산을 쓰면 쓰지 않을 때보다 부기가 빨리 빠진다.

⑤ 비알콜성지방간&고지혈증&전립선비대증에 성주청간탕(경희대 처방집, 조제한약)

50대 중반 남환이 10여 년 된 소화불량 지방간 고지혈증 전립선 비대증으로 내원하였다. 메스꺼움과 기력저하 지루성피부염 변비도 호소하였으며 고혈압약 고지혈증약 아스피린을 10년 이상 복용중이라고 하였다. 복진 시 중완 압통이 있으며 중완압진 시 냉감이 느껴지고, 배가 찬 것을 본인도 알고 있었다. 복부와 배부에 개방성 면포가 많았다.

성주청간탕 8개월 연복 후 양방검사상 지방간 고지혈증 고혈압 등 질환이 양약을 안 먹어도 될 정도로 호전되었고, 전립선 비대증도 양약을 안 먹어도 될 정도로 호전되었다. 양방 검사 시 전립선 크기가 50% 이상 줄어들었다고 하였다. 또한 피부가 많이 깨끗해졌고, 속이 편해지고 대변도 원활해졌다고 하였다. 기력도 호전되어 전반적인 증상이 많이 호전되었다.

⑥ 어혈성 두통에 심적환(비보험 환제)

20대 후반 여환이 2일 전부터 생긴 우측 편두통을 주소로 내원하였다. 평소 만성 소화불량증세가 있고 심장이 약해 잘 놀라는 편이며, 어혈도 있는 보통 체격의 여성이다.

만성적인 항견통이 있어 자주 치료받던 환자라, 어깨뭉침에서 비롯된 두통으로 생각하고 항견부 약침 시술을 하였고, 목 대장경근 부위의 경결과 우 천추 압통을 참고하여 우측 대장승격을 자침했다.

다음날 내원하여, 자침 후 미호전되었으나 곧 재발하였다고 하였다. 맥을 보니 우측 촌맥이 약하고 단중 압통이 있어 우측 심포 정격과 우항견부 아시혈, 측두부 아시혈 자침하였다. 발침 후 미호전되었으나, 다시 박동성 두통이 시작되었다.

두통이 오후나 밤에 심해지고 쿡쿡 쑤시는 통증 양상인 것으로 보아 어혈성 두통으로 판단하고 심적환을 처방하였다. 발침 후 바로 복용하게 하였으며, 심적환 복용후부터는 두통이 거의 소실되었다.

해설 몸 전체, 특히 상초부위의 어혈을 풀어주는 데 심적환을 많이 사용하는 편이다. 증상을 문진하였을 때 어혈의 소견이 있고 단중 압통이 있으면, 심적환을 복용하였을 때 즉시 호전될 수 있음을 확인하였다.

⑦ 이진탕(한풍제약, 보험)에 관한 고찰

⑦-1. 배부 가려움증

70대 중반의 비만한 여환이 내원일 기준으로 3-4년 전에 생긴 좌배부 가려움증을 호소하며 내원하였다. 피부에는 특별한 징후가 전혀 없었고, 오래 전에 그 부위에 대상포진을 앓았다고 하셨다. 등에 뭐가 붙어 있는 느낌이 든다고 하셨다.

좌배부 비수 위수 부근에 덩어리가 만져졌다. 첫날은 건부, 아시혈 자침 후 이진탕 3일분을 처방하였다. 3일 뒤 내원하셔서 말씀하시기를, 가려움증이 조금 낫는 것 같기는 하였으나 아직 잘 모르겠다고 하시며, 피를 빼보고 싶다고 하셨다. 그날은 진료하면서 자침+아시혈 습부를 병행하였다. 그 후 차도가 좋다고 하셔서 주 3회 자침+습부+이진탕으로 치료했다.

열을 뒤, 뜨겁게 하면 가려움이 더 심하다고 하셨다. 계속된 습부로 인해 음허로까지 진행이 되었다고 진단하여 처방을 자음강화탕으로 바꾸었는데, 다음 내원 시에는 증상이 더 심해졌다고 호소하셨다. 이후 다시 이진탕을 처방하며 습부를 지속적으로 하였더니 꾸준히 증상이 좋아져서, 지금은 주 1회 치료로도 가려움증이 견딜 만한 정도까지 좋아졌다.

이 분은 습부 시에 란셋으로 자락함과 동시에 혈액이 배어나오며, 습부 후에 자국이 거의 남지 않고, 습부 시 다른 환자들보다 혈액이 훨씬 많이 나왔다. 습부한 혈액이 덩어리가 있긴 하지만 흘러내릴 정도의 점도이고, 이제까지 습부를 했던 다른 환자들의 경우와 비교했을 때 습부 시의 혈액 색깔이나 점도가 좀 묽은 느낌이라 특이한 경우였다.

이진탕의 효과가 좋게 느껴지는 것으로 보았을 때, 습부 시 혈액이 밝고 맑은 경우 담음도 염두에 두고 진료하는 것이 좋겠다는 생각을 가지게 되었다.

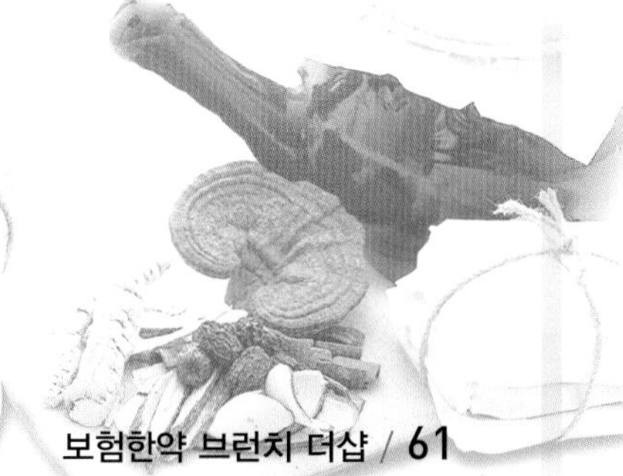

⑦-2. 끈적끈적한 침

60 후반의 비만한 여환이 속이 메스껍고 끈적끈적한 침이 올라온다는 주소증으로 내원하였다. 밥은 잘 먹고 매일 저녁에 반주(소주 1-2병)를 하시는 분이다. 향사평위산(보험약)+청이장(대한발효해독학회 해독제품)으로 꾸준히 치료하였으며, 많이 호전되셔서 1-2주에 한 번씩 내원하시면서 3년째 치료 중인 환자이다.

4개월 전 속이 다시 미식거리고 끈적한 침이 올라온다고 하셔서, 문득 이진탕이 생각나서 하루 분을 처방했더니 2일 뒤 내원하셔서 약 효과가 좋다고 하셨다(약을 먹으면 효과를 뚜렷하게 느끼시는 분인데, 향사평위산보다 훨씬 효과가 좋다고 하셨다). 그 이후 꾸준히 이진탕을 처방해드리며 치료중이고, 많이 호전된 상태이다.

이진탕을 어떻게 써야 할지 몰라서 항상 고민했었는데, 이진탕의 담음 증상에 딱 맞는 경우의 환자라고 생각되어 처방해 보았고 효과가 좋았던 케이스이다. 이진탕의 처방범위가 넓은데, 여러 증상에 써 보았지만 차도가 뚜렷한 적이 거의 없어서 어떻게 써야 할지 항상 고민 중이었는데, 소화불량 증상에 끈적한 침이 있는 경우에 처방해 보아야겠다는 생각이 들었다.

⑧ 음식 두드러기에 오령산 + 곽향정기산
(한풍제약, 비보험)

50대 초반의 정상체격 여환이 만성 질염 때문에 한약 치료를 받고 계시던 도중, 게를 드신 후 왼쪽 눈꺼풀에 부종이 생겼다고 하셨다. 부종 부위는 붉고 열이 살짝 났으며 가려움은 없고, 5일 전에 생겼는데 하나도 호전되지 않고 그대로라고 하셨다. 게를 먹은 후 소화는 잘 되었고 지금 소화 관련 불편감은 없다고 하셨다.

평소에 위장이 그리 좋지 않으신 분이었으며 소화는 잘 되는 편이지만 신경 쓰면 가끔 소화가 잘 안되고, 배에 가스가 잘 찬다고 하셨다.

다른 원장님들께 곽향정기산이 음식 두드러기에 쓰인다는 얘기를 들었기에 곽향정기산이 제일 먼저 떠올랐고, 부종을 좀 더 효과적으로 치료하기 위하여 오령산을 합방하였다. 곽향정기산은 3g씩 하루 3번 복용, 오령산은 4.5g씩 하루 3번 복용으로 3일분 처방하였다. 3일 뒤에 연락드려보니 부기는 다 빠졌고 다른 불편한 것은 없다고 하였다.

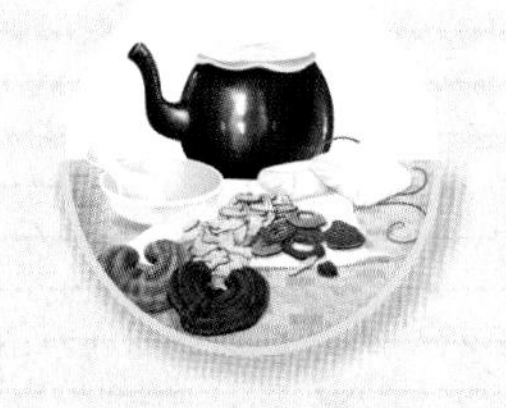

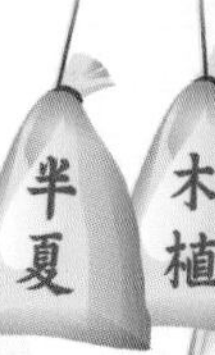

글 前) 약수아이누리한의원
김민주 원장

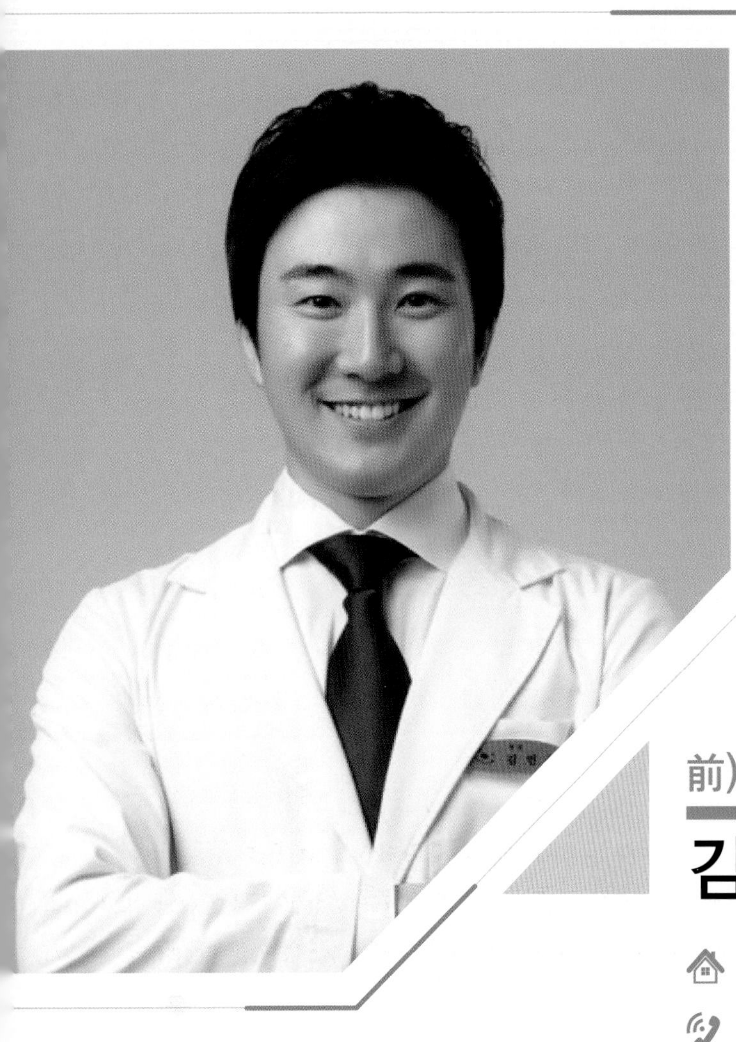

前) 약수아이누리한의원

김민주

서울시 중구 신당동 369-9 명빌딩 5층

02-2236-7585

카톡 inuri7585

- 경희대학교 한의과대학 졸업
- 前) 동신목동한방병원 수련
- 前) 경희한의원 원장
- 前) 부천 아이누리한의원 원장
- 前) 약수 아이누리 한의원 대표원장

1. 한의원 소개

소아환자 대상으로 보험한약 처방
"보험한약은 감기 항생제 남용
방지하는 대안책"

최근 정부를 비롯해 여러 단체에서는 '항생제가 빠른 감기 치료에 도움이 된다'는 잘못된 상식을 바로잡는 움직임을 보이고 있다. 점차 사용이 확산되고 있는 보험한약은 항생제를 사용하지 않을 뿐더러 3-4일 정도 짧은 기간 처방하기가 쉽다는 장점이 있다. 또 재처방 시 다른 처방으로 바꾸기도 용이하여, 감기와 같은 급성 질환의 증상 변화에 대처하기가 용이하다고 한다. 보험한약네트워크 회원이면서 소아환자에게 보험한약을 처방하는 김민주 원장(약수아이누리한의원)을 만나 이야기를 나눠보았다.

보험한약을
사용하게 된 계기는.

한의원 진료 시 침 치료뿐 아니라 약물(한약)도 이용해야만 치료 효율이 높아지는 환자들이 매우 많다. 하지만 환자들이 한약 비용에 대한 부담과 일부 양방 의사들의 무분별한 한의학 및 한약 폄훼로 인해 한약 복용에 대한 거부감을 갖는 경우가 근래에 들어서 매우 높아졌다. 한약 복용에 대한 접근성을 높이고자, 국가에서 공인하고 환자 비용 부담이 적은 보험한약을 사용하게 됐다.

최근 정부에서 소아 감기환자에
항생제를 처방하는 것이
부정적이라는 발표를 했다.

2014년 국내 전체 항생제 사용률은 1,000명당 31.7명으로 경제협력개발기구(OECD) 회원국 가운데 산출기준이 유사한 12개국 평균(23.7명)보다 약 34% 높다. 특히 감기 항생제 처방률은 네덜란드(14%), 호주(32%)보다 월등히 높은 수치다.

한의원에서 소아 감기진료를 많이 보는 편인데, 보호자들이 소아과나 이비인후과에서 받은 소아 환자의 처방전을 가지고 오는 경우가 많다. 항생제, 해열제, 비염약(항히스타민제), 기침약(진해거담제, 진해제), 정장제(유산균) 조합으로 적게는 3-4개 많게는 7-8개 정도나 되는 양약을 처방 받아오는 경우가 대다수다. 특히 소아과나 이비인후과에서 3-5일 정도 소아 환자가 양약을 처방받아 복용하고 콧물이 낫지 않는 경우, 재처방시 증상에 상관없이 항생제가 사용되는 경우가 매우 흔한데, 이는 양방의학 교과서 및 감기 치료 지침과는 전혀 맞지 않다고 볼 수 있다.

감기는 10일이면 낫는 질환이다. 하지만 더욱 짧은 시일 내에 증상 호전을 바라는 환자들의 요구를 만족시켜야 하기 때문에, 로컬에서 첫 진료 처방 이후 낫지 않는다면 재진료 시 일단 항생제를 주고 보는 상황이 돼 버렸다. 감기에도 항생제를 반드시 사용해야 하는 상황이 있다. 그러나 우리나라 양방 의사들은 항생제를 너무 남용한다. 보험한약은 저렴한 비용으로 감기 질환에 사용할 수 있는 처방이 많고, 이는 양약 남용을 방지하는 하나의 대안책이 될 수 있다.

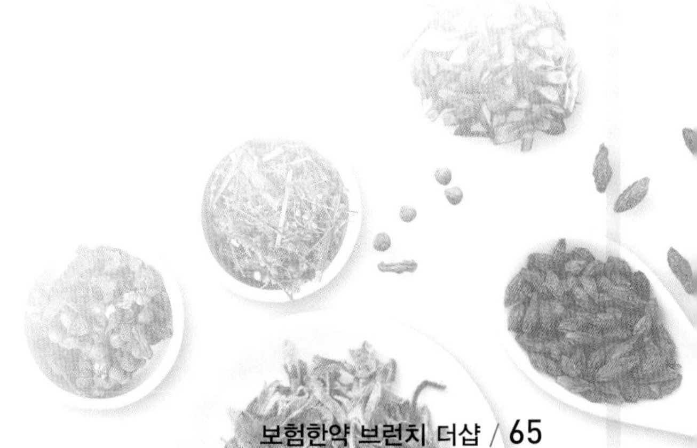

보험한약을 사용하기 전과 후의 차이가 있다면.

환자들의 약물 치료에 대한 접근성이 확실히 높아졌다. 한의원 맞춤 탕약의 경우 1일 처방 시에 1만원–1만5,000원의 비용이 든다면, 제약회사의 비보험 과립한약은 1일분에 4,000–5,000원 정도의 비용이 든다. 보험한약은 1일분에 1,000–2,000원이면 처방이 가능하다. 필요한 증상에 맞는 보험한약이 있다면, 환자에게 권하여 처방하기도 쉽고, 장기간 치료 시에도 비용 부담이 적으므로 환자를 지속적으로 이끌어가면서 케어하기도 쉬워졌다.

환자들의 반응은 어떤가.

보험한약에 대한 복약 순응도가 매우 높다. 저렴한 비용에 부담이 적어서인지, 상담 후 별다른 불만 없이 처방받는 경우가 많다. 심지어 저렴한 비용이라서 큰 기대 없이 보험한약을 그냥 한 번 복용해 보시고 싶다는 경우도 있다. 맞춤 한약은 절대적으로 필요한 상황이라 할지라도, 환자들이 과연 약을 반드시 먹어야 하는지 다시 되묻거나, 끝내 복용을 거부하는 경우도 많다. 생각보다 훨씬 효과가 좋다면서 지속적, 주기적으로 보험한약을 받아 가시는 분들도 많아서 장기 처방으로 이어지는 경우도 상당수 있다.

가장 많이 사용하는 처방은 무엇인가.

특별히 한 가지 처방만을 지칭하기는 어렵다. 주요 다빈도 처방을 꼽자면 감기증상에는 초기 감기 몸살감기에 '갈근탕', 맑은 콧물 재채기에 '소청룡탕', 노란 콧물 가래 기침에 '형개연교탕', 인후염 목감기에 '연교패독산', 소화불량에 '향사평위산', 속쓰림이나 더부룩함에 '반하사심탕', 설사 및 복통에 '불환금정기산' 등이 있다. 호흡기 질환, 소화기 질환 분야에서 보험한약을 많이 사용한다.

보험한약 사용 확산을 위해 개선돼야 할 점은 무엇이라 생각되는가.

56종으로는 처방 종류가 너무 부족하다. 최소한 100여 종은 되어야 한다. 어떤 원칙에 입각하여 56종 처방을 선정했는지 몰라도 다빈도로 사용될 만한 필요한 처방이 많이 빠져 있고, 불필요한 처방들도 많이 포함되어 있다. 예를 들어, 타박상에 많이 사용하는 '당귀수산', 부종 및 수분대사 문제에 사용하는 '오령산', 신허 제반 증상에 사용되는 '육미지황탕', 마른 기침에 사용 하는 '맥문동탕', 편도염 고열에 자주 사용하는 '은교산', 월경통에 사용하는 '계지복령환'이나 '당귀작약산', 비뇨기계 질환에 많이 사용하는 '용담사간탕', 신경정신 질환에 사용하는 '억간산', 피부 질환에 사용하는 '온청음'이나 '소풍산' 등의 처방이 보험한약으로 있다면, 훨씬 더 다양한 질환의 환자들이 보험한약의 혜택을 받아 볼 수 있었을 것이다.

또한 가루약 일변도의 제형도 아쉽다. 최근 들어 보험한약도 정제나 연조엑스 등의 제형 변화를 하고 있지만 아직 시작 단계로 종류가 많지는 않다. 대부분의 경우 아직도 과립엑스제재로, 환자들이 가루약 복용에 대해 불편함을 호소한다. 소아 환자들은 특히 더 먹기 힘들어 한다. 맛도 좋지 않고 먹기에도 불편하다는 것이다. 우선은 최소한 모든 보험한약의 정제화와 연조엑스화를 이뤄야 한다. 아무리 약이 효과가 좋다하더라도 환자가 복용하기 불편하면 외면받게 된다. 성인을 위한 정제 형태, 소아 청소년을 위한 연조엑스나 시럽 형태의 보험한약 제형 변화는 환자와의 접근성을 한층 높여줄 것이다.

향후 보험한약의 전망은 어떻게 바라보는가.

현재 중국에서는 경제적 여유가 된다면 맞춤 탕약으로 처방받고, 그 외의 상황에서는 한의원, 약국 등에서 일반 의약품 형태로 정제, 액상 한약을 손쉽게 구입할 수 있다. 고급 1:1 맞춤 양복도 의미가 있지만, 쉽게 입고 살 수 있는 기성복도 필요하다. 그런 점에서 보험한약 사용은 앞으로 더욱 확대될 것으로 보인다. 제약회사의 보험한약 제조 공정 기술의 개선을 바탕으로 보험한약의 효능이 많이 떨어진다는 한의사들의 편견이 줄고, 정제, 연조엑스 등 제형변화가 좀 더 순조롭게 이뤄진다면 보험한약을 원내에서 처방하는 경우가 더욱 늘어날 것이다.

보험한약 사용을 검토하는 회원들에게 전하고 싶은 메시지가 있다면.

보험한약은 탕약 처방으로 이어지는 하나의 연결 고리가 된다고 본다. 환자가 언제나 교과서에 나와 있는 것과 똑같이 증상을 호소하지만은 않는다. 기존에 치료를 많이 해 온 한의사 선생님들께서야 환자에 따라 처방 선택을 잘 하겠지만, 초심자의 경우 환자의 증상에 따른 처방 선택에 있어서 많은 고민을 할 수 밖에 없다. 장고 끝에 악수를 두는 경우도 생긴다. 그런 점에서 보험한약은 퍼스트 초이스를 쉽게 할 수 있고, 연복 혹은 처방 변경을 쉽게 할 수 있다. 증상에 따라 다양한 처방을 해 보고 어느 정도 감별에 눈이 트이게 된다면, 맞춤 탕약 처방을 하는데 있어서도 그것을 기준으로 하되 환자의 체질을 고려하며 가감을 하게 되고 좀 더 정교한 처방 구성을 할 수 있게 될 수 있다고 본다.

실제로 원내에서 환자가 침 치료와 더불어 맞춤 탕약에 비용부담을 느낄 때, 1차 처방으로 보험한약 및 비보험 과립 처방을 선택하고, 보험한약의 효과가 있으나 미진한 경우, 다음 단계의 치료법으로 맞춤 탕약으로 이어지는 경우가 은근히 많다. 또는 치료약으로 보험한약의 효과를 보고, 신뢰도가 형성되어 맞춤 탕약을 처방받고 싶다는 경우도 있다.

보험한약만 받기 위해서 내원하는 환자도 있다. 현재는 대부분의 한의원에서 근골격계 질환 환자의 침치료를 많이 하고 있는데, 이러한 침치료 위주의 틀을 바꿀 수 있는 터닝포인트가 될 것이다. 침치료가 매우 훌륭한 통증제어 기술이기도 하지만, 침치료가 보험 적용이 되기 때문에 비교적 저렴한 금액으로 치료를 받을 수 있어서 환자분들이 한의원을 많이 찾는다고 생각하는 입장으로서, 보험한약의 확대는 한의원의 내과 진료 시장을 더욱 확대할 수 있을 것으로 본다.

2. 나의 애용처방

① 불환금정기산(보험한약)

아이들 배앓이는 생각보다도 잦다. 큰 병이 아닌 경우가 많다. 컨디션이 떨어지면 같은 음식을 먹어도 체하고, 찬 음식이나 음료를 조금 먹었는데도 문제가 생기기도 하고, 감기에 걸려도 배앓이를 하기도 한다. 아이들의 소화기 제반 증상에 손쉽게 처방 가능한 것이 불환금정기산이다. 복통이 있고 배는 뜨끈한데 손발은 차고, 설사 증상이 있는 경우가 대표적인 적응 증상이다. 설사 증상이 없다 해도 처방하는데 무리는 없으며, 하루 이틀 변을 못보고 배를 아파하는 경우에도 처방을 고려해볼 수 있다. 처방을 해 드리고, 남은 경우 복통 상비약으로 갖고 계시다가 배앓이할 때 당일 혹은 다음날까지 적정량을 먹이시라고 말씀드린다.

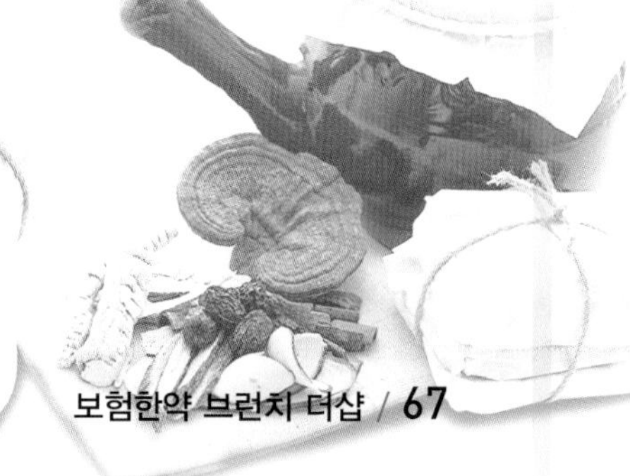

② 소청룡탕(보험한약) + 삼소음(보험한약)
소청룡탕(보험한약) + 형개연교탕(보험한약)

콧물 재채기 코막힘 등에 있어서 맑은 콧물일 때 소청룡탕 단일방이 아주 명방이다. 실제로 효과가 좋다. 기침치료에도 소청룡탕이 효과가 있는데, 소청룡탕만으로 기침이 잘 안 듣는 경우에는 합방을 해서 사용하면 그 묘미를 깨달을 수 있다.

콧물이 많은 아이들은 콧물이 목뒤로 넘어가서 생기는 기침 증상이 많다. 후비루성 기침이다. 후비루로 인한 기침이 심할 경우 비내시경으로 비강내를 확인해서 누런 콧물이 있으면 소청룡탕+형개연교탕을 처방하게 되고, 그렇지 않고 맑은 콧물이 있으면 소청룡탕+삼소음을 처방한다.

③ 연교패독산(보험한약) + 은교산(비보험과립제)
연교패독산(보험한약) + 삼소음(보험한약)

'목이 아파요' '목이 따끔거려요' '목이 쉬었어요' 이런 호소를 할 경우 가장 우선적으로 선택해 볼 수 있는 처방이 연교패독산이다. 연교패독산은 인후염에 1차적으로 사용할 수 있는 처방이다. 그러나 편도염이 심할 경우에는 연교패독산만으로는 효능이 약하다. 이럴 경우 은교산이라든가 다른 청열약을 함께 합방해서 쓰면 좋다. 은교산은 비보험약으로만 처방이 가능하다.

더불어서 재미있는 것은 평소에 목감기가 자주 걸린다는 허약 체질일 경우 삼소음과 합방을 하면 매우 반응이 좋다는 것이다. 감기에 자주 걸리면서, 또 걸리기만 하면 주로 목이 아프다는 환자 중에, 평소 마르고 기운이 없어 보이고 소화도 약하고, 양약 감기약은 너무 약이 세서 복용하기 힘들다는 연약해 보이는 여성분들의 경우 연교패독산과 삼소음 합방을 초기 감기약으로 사용하면 쉽게 감기를 넘길 수 있다. 일부러 미리미리 상비약으로 타 가시는 분들도 있다.

④ 갈근탕(보험한약) + 형개연교탕(보험한약)
갈근해기탕(보험한약) + 형개연교탕(보험한약)

갈근이 들어간 처방은 기본적으로 체격이 있는 사람에게 쓰면 좋다. 비내시경상으로 코 점막이 많이 부어 있는 사람에게 쓰면 효과적이다. 다만 아이들은 체격이나 체질적으로 구별 없이 써도 무방하다. 성인일수록 갈근탕과 소청룡탕 패독산류는 구별해서 쓰는 것이 부작용이 적다.

고민되는 것이 보험한약으로 나온 갈근탕과 갈근해기탕 증상은 어떻게 감별을 할 것이냐이다. 개인적인 경험에 의한 두 처방의 감별 기준은, 갈근탕은 감기 초중반에 코 점막이 비후되어있고 충혈되어 있으면서, 더불어 점막이 촉촉한 느낌이 있는 경우에 사용한다. 갈근해기탕은 코 점막이 붉고 건조하고, 노란 가피(코딱지)가 비전정부(콧구멍 입구부)에 많이 생기는 경우에 유효하다.

중비도 쪽에 찐득한 노란 콧물이 많이 보이고 후비루가 심해지면(급성 부비동염), 이들 처방에 형개연교탕을 합방하면 좋다. 형개연교탕은 노란 콧물이 있는 염증성 상황을 해소하지만 코 점막 자체의 부기를 개선하는 것은 잘 안 된다. 따라서 둘을 같이 합방했을 때 효과를 보는 경우가 많다.

⑤ 반하사심탕(보험한약) + 향사평위산(보험한약)

반하사심탕은 역류성 식도염에 아주 좋은 처방이다. 그러나 약이 비교적 센 편이라서 사용에 고민을 할 수도 있다. 지인 원장님께서 반하사심탕과 향사평위산을 함께 사용하게 되면 부작용이 거의 없다고 말씀해주신 적이 있다. 그 이야기를 듣고 반하사심탕 처방을 해야 하는 환자 중에서 마르고 기운이 없고 속이 자주 신물이 올라오고 자주 체한다는 분들에게는 합방을 해서 사용한다. 특별한 탈 없이 소화기 개선을 하는 경우가 많다.

3. 기억에 남는 임상례

① 만성 부비동염에 갈근탕 가미방

7세 여아. 2017년 6월 10일. 중이염이 몇 개월 동안 낫지 않아서 내원했다. 비내시경상 삼출성 중이염과 함께 만성 부비동염이 의심되었다. 일단 부비동염, 비염 증상을 개선해야만 중이염이 줄어들 수 있다고 설명해드리고 우선 부비동염과 비염을 치료하겠다고 설명하였다. 약수 아이누리 한의원에서 자주 사용하고 있는 갈근탕 가미방(갈근, 방풍, 석고, 유근피, 생강, 대조, 황기, 시호, 마황, 인동, 연교, 작약, 길경, 상백피, 세신, 행인, 감초, 금은화, 교이)을 사용했다. 더불어 식염수 코세척을 아침저녁으로 하시라고 티칭했다. 한 달이 좀 지난 현재, 콧물은 희고 누런 콧물이 비강을 가득찬 상황에서 거의 배출되었다. 현재의 비강상태라면 곧 중이염도 호전될 것으로 보인다. 부모님도 만족해하시면서 치료 진행 중이다.

해설 부비동염, 흔히 축농증이라고 하는 질병은 일반적으로 항생제를 사용해서 치료하는 것이 효과적이다. 그러나 만성 부비동염의 경우에는 항생제를 통한 치료가 별다른 효과가 없는 경우가 많다. 만성 부비동염을 단순 세균 문제로만 생각하면 안 된다고 본다. 한의학적으로 풍열증으로 평가하고 치료하는데 호전되는 케이스가 아주 많다. 고려해야 할 점은 부비동염에 갈근탕가천궁신이라는 약을 많이 사용한다고 하는데, 실제로 사용해보면 낫지 않는 경우가 상당히 많다는 것이다. 부비동염에 소청룡탕 계열의 처방을 써볼지 고민할 수도 있겠지만 대체로 안 낫는다. 그래서 만성 부비동염에 한약치료도 잘 안된다고 생각하는 경우가 생긴다. 심한 축농증의 경우에는 비강 점막을 안정시켜주는 것과 함께 농을 제거해 주어야 하는데, 이러한 농을 제어하려면 다량의 청열약(금은화 석고 연교 인동 등)이 들어가야만 한다.

그림. 1
부비동염 치료

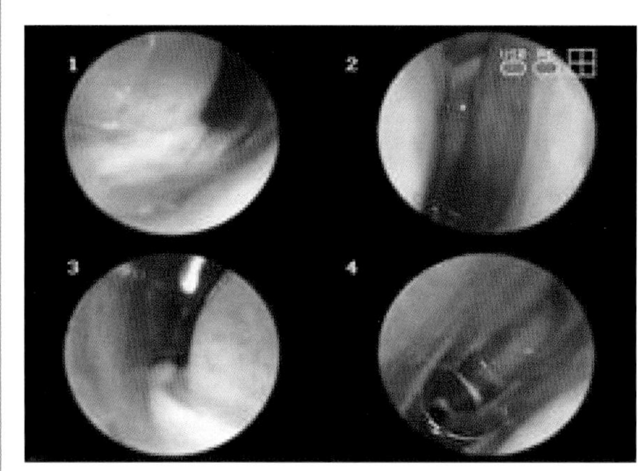

부비동염 치료 전

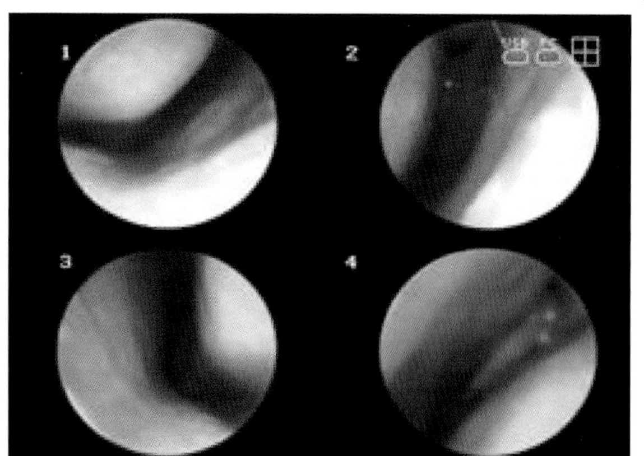

부비동염 치료 후

② 장기화된 삼출성 중이염에 보약
(보중익기탕, 십전대보탕)

2016년 3월 3세 남아가 4개월 정도 중이염이 낫지 않아서 내원하였다. 아이는 청력도 떨어진 상황이며 한 달 후에 튜브 삽관 수술 스케줄이 잡혀 있는데 어린 아이에게 전신 마취 하는 것이 싫어서, 수술 전까지 뭐라도 더 해보고 싶은 심정에서 내원하였다. 고막은 약간의 음압이 걸려있던 상황. 상황이 그다지 좋아 보이지 않아서 수술은 하는 것이 좋겠다고 먼저 설명드리고, 한 달 동안 한약 치료를 해보면서 관리하자고 설명했다. 아이가 기본적으로 키와 체중이 또래에 비해 작았고, 오랜 양약 복용으로 맥도 약하고 기운이 없어 보였다. 이러한 아이들은 보약 처방을 해주는 것이 다른 질병을 낫게 하는 데에도 도움이 된다. 보중익기탕 합 소청룡탕 한약 처방 한 달 후 병원에서 중이염이 조금 빠져서 수술할 필요가 없다고 하였고 이어서 2개월 추가로 한약 처방 복용하고 치료 종결하였다. 결국 어머님의 바람대로 수술은 하지 않아도 되었었다.

삼출성 중이염의 경우 3개월간 경과 관찰하고 낫지 않는 경우 튜브 삽관 수술을 하는 것이 양방의학의 치료 방식이다. 그러나 간혹 몇 주 이상 혹은 1~2달간 항생제를 처방하는 경우도 있다. 이것은 되도록 피해야 하는 방식이다. 아이가 항생제를 장기간 복용함으로써 장내 세균총이 무너지고 쉽게 기혈의 착란이 일어나면서, 스스로 치유될 힘이 떨어지기 때문이다. 일본에서도 만성 중이염에 십전대보탕 처방으로 낫게 한 케이스 연구가 있다. 오래된 삼출성 중이염에는 체질에 맞게 기

그림. 2
삼출성 이염 치료

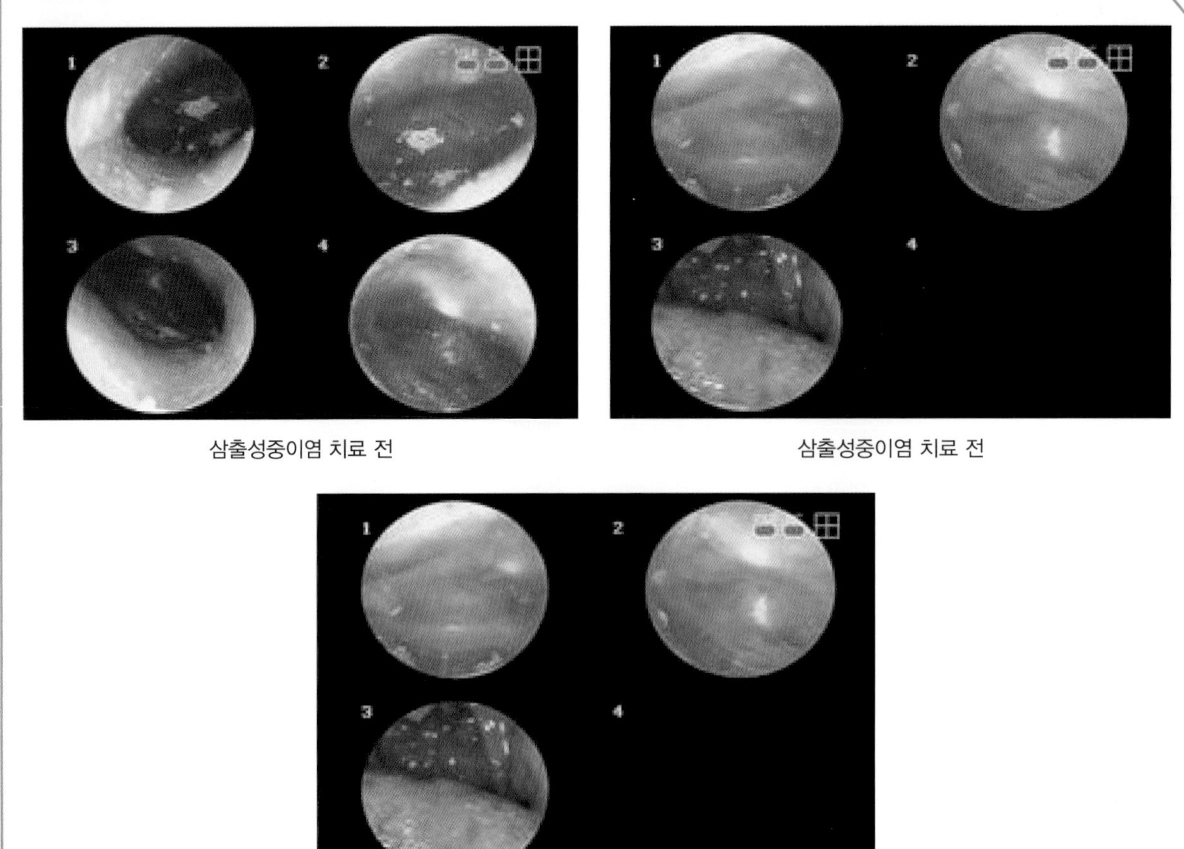

삼출성중이염 치료 전

삼출성중이염 치료 전

삼출성중이염 최근(치료 1년후)

혈을 보하는 약재 위주로 구성하는 것이 좋다. 물론 비염증상이 있어서 콧물이 많이 있다면 콧물 치료를 먼저 하는 것이 우선이다. 간혹 오래된 삼출성 중이염은 이관이 형태적으로 좁아져 있다거나 아데노이드가 비대한 경우도 있다. 이런 경우에는 이관 통기법을 같이 시행하거나 상황에 따라서는 아데노이드 절제술이 필요할 수도 있다.

③ 알레르기 자반증에 팔물탕(보험한약)

54세 여환이 평소에 등산을 자주하는데 등산만 하고 오면 양 무릎 발목 중간에 울긋불긋 두드러기 비슷한 피부 증상이 나타난다고 내원하였다. 뚱뚱한 체격에 땀을 많이 흘리는 편이었다. 예전에 부원장으로 일할 때 보험한약 팔물탕으로 자반증을 치료한 경험이 있어서, 우선 팔물탕 보험한약을 일주일분 처방하였다. 더불어 해당부위에 자운고를 사용하게끔 함께 처방하였다. 일주일 후에 내원하여서 거의 좋아졌다고 추가 처방을 받기를 원하였다. 그 후로도 수시로 팔물탕 처방을 받아갔다. 복용하는 동안에는 확실히 증상이 좋아진다고 하였다. 그리고 등산 후에도 크게 올라오지는 않는다고 하였다.

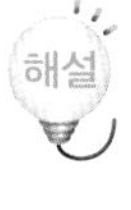

자반증에 팔물탕 합 육미지황탕을 사용하여 치료한 케이스 논문도 있고, 팔물탕을 이용한 처방들이 꽤 있다. 자반증의 경우 혈분의 문제로 보고 치료하면 좋은듯하다.

④ 식적 요통에 오적산(보험한약)

7월 13일에 치료한 케이스이다. 24세의 얼굴이 하얗고 체격이 마른 편인 소음인 성향의 여성이 내원하였다. 평소에도 음식을 먹고 잘 체해서 내원했던 환자로, 내소산이나 평위산, 불환금정기산 등 처방으로 호전되곤 하였다. 7월 10일 내원하여서 속이 불편하고 신물이 올라오고 구역감이 있다고 불편을 호소하여서 불환금정기산 보험한약을 하루 세 번 2포씩 드시라고 처방했다. 그리고 13일 많이 호전되었는데 아직 속쓰림이 남아있다고 해서 반하사심탕과 향사평위산 1포씩 하루 세 번 2일분을 처방하였다.

7월 14일 내원하여서 속은 더 편해졌는데 갑자기 허리가 아프다는 것이다. 별달리 허리에 힘을 쓰거나 하지는 않았다고 한다. 식적요통으로 판단하고 침은 허리 쪽에 신수 위중 등의 혈자리에 1차로 침을 놓고, 이어서 복부에 왕뜸을 하면서 합곡 태충 족삼리에 침치료를 하였다. 침뜸치료와 함께 오적산 보험한약을 처방하여 하루 세 번 1포씩 드시라고 했다. 18일에 내원해서 거의 다 좋아졌다고 하면서, 속은 조금 불편한 게 남아 있어서 한 번 더 내원했다고 하였다. 18일에 침뜸치료를 하면서 치료를 종결했다.

오적산은 식적(食積)·혈적(血積)·기적(氣積)·담적 등을 치유하는 데 사용하는 처방이다. 흔히 허리 통증에 많이 쓴다. 약재 구성상 단순 허리 통증이나 요추 디스크 증상보다는 허약한 사람들에게 있어서 과로나 식적 등으로 인해 생긴 허리통증에 사용할 경우 더욱 효과적이라고 본다.

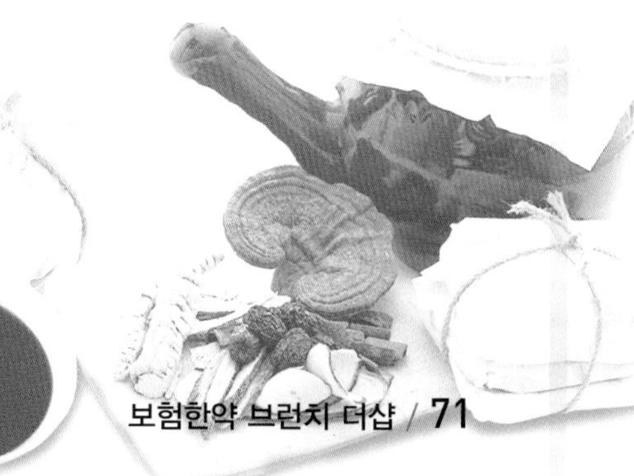

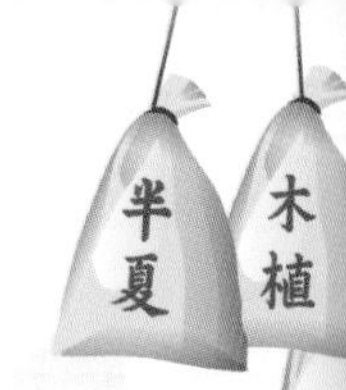

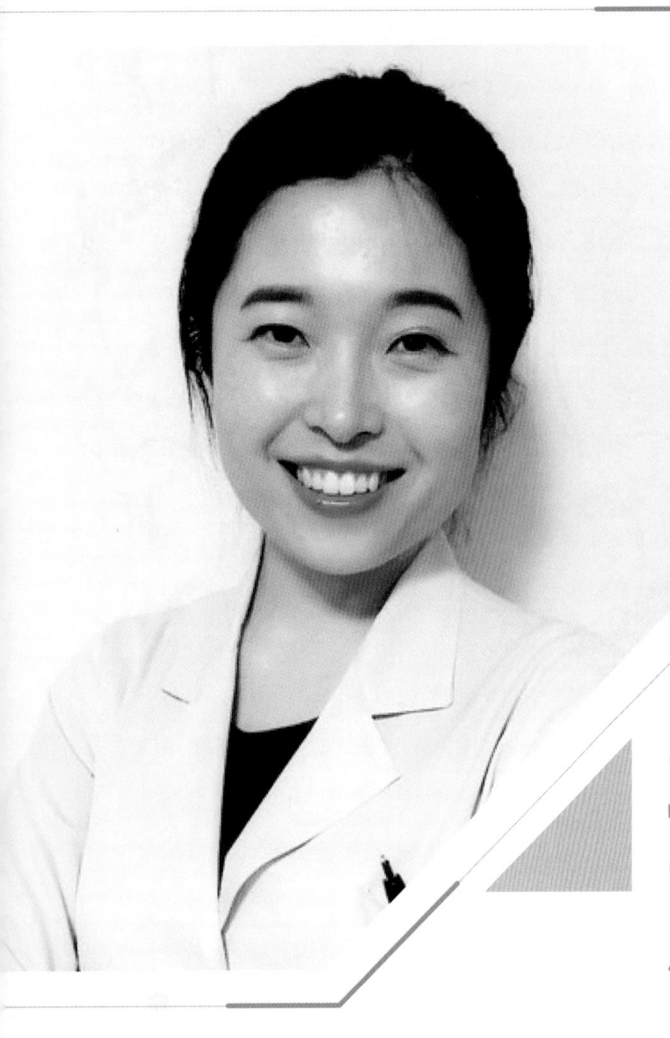

前) 제중한의원

구가람

서울특별시 광진구 용마산로 97 선영타워2층 (중곡동)

02-446-2268

- 대전대학교 한의과대학 졸업
- 대전대학교 한의과대학원 본초학박사
- 前) 청솔요양병원 한방과장
- 前) 백제한의원 부원장
- 前) 프라임 병원, 요양병원 한방과장
- 前) 제중한의원 원장
- 現) 대한 본초학회 정회원

1. 한의원 소개

"진료 영역 확대, 보험한약은 하나의 답"
임상 데이터 축적돼 향후 보험한약
임상진료지침 나왔으면……
한의원, 아플 때 쉽게 약 타러 가는 곳 돼야

부원장 시절 처음 접한 보험한약의 효과에 매료돼 지속적으로 사용 중이라는 구가람 원장. 구 원장은 오랜 상담 시간과 많은 정성을 들여서 진료해야 할 부분은 그렇게 하고, 원장과 환자 모두에게 빠르고 간편한 진료로서 양방 내과나 소아과 같은 진료 스타일도 갖출 필요가 있다고 생각하고 있다. 구 원장에게 보험한약에 대한 이야기를 들어보았다.

보험한약을 사용하게 된
계기는 무엇인가.

부원장을 하던 시절, 전담 업무가 상담이라 말을 많이 해야 했다. 하루에 100명 내외의 환자와 상담을 하다 보니 오후가 되면 피로가 몰려오면서 어지러워서 커피를 많이 마셨는데, 그러다 보니 가슴이 두근거려서 힘들었다. 한의원에 구비돼 있던 보험한약 생맥산을 먹었는데 너무 좋았다. 일을 그만두고 나올 때 생맥산 1박스를 챙겨서 나올 정도로 많이 먹었었다. 그때부터 주위 선배들이 '효과가 별로다'고 하던 보험한약은 나에게는 '먹기 편하고 너무나 좋은 약'이 되었다.
몇 년 후 개원을 하게 됐는데 감기나 장염 등에 내원 즉시 처방하고 복용할 수 있는 약이 필요했다. 개원 초반 주위의 조언에 따라 유행하는 감기에 맞추어 미리 몇 가지의 상비 탕약을 준비해보기도 했지만, 같은 시즌이라도 환자마다 처방이 다르기 때문에 쉽지 않았다. 그래서 소청룡탕, 연교패독산 등 보험한약을 포함한 과립 형태의 한약을 들여놓기 시작했다. 그리고 단순 염좌나 근육통, 급체, 장염 등에 빠르게 처방하기 위한 작약감초탕, 곽향정기산, 오령산 등을 들여놓기 시작했고, 만성질환에 탕약에 비해 복용도 편리하고 저렴한 비용으로 장기간 투약할 수 있는 처방들도 들여놓게 되면서 현재는 보험한약을 포함한 과립 형태의 한약을 30여 종 구비하게 되었다.

사용하면서 느낀
보험한약의 장점은.

무엇보다도 즉시 처방이 가능한 것이다. 탕제의 경우 짧게는 하루, 휴일이 끼거나 하면 2-3일을 기다리기도 해야 하는데, 감기환자나 복통, 설사 등으로 고생하고 있는 사람에게는 매우 괴로운 일이다. 하지만 보험한약을 구비함으로써 내원해서 바로 처방을 받아 갈 수 있게 되고, 원장 입장에서도 1-3일 후에 환자 상태를 확인하고 다시 적절한 처방으로 대응할 수 있어서 좋은 것 같다.
또 하나는 복용의 편리성이다. 탕약의 경우 파우치를 챙겨 다니기가 생각보다 쉽지가 않은데, 보험한약의 경우엔 부피도 적고, 여행이나 출장을 가게 되더라도 부담 없이 챙겨갈 수 있다. 그리고 탕제를 먹기 부담스러워 하는 사람도 가루약으로 된 보험한약은 잘 드시는 경우가 많다. 요새는 정제나 연조엑스 형태의 보험한약도 속속 나오고 있어서 한약 복용을 어려워하는 사람들에게도 쉽게 다가갈 수 있게 된 것 같다.
그리고 사실 고등학생 때까지만 해도 1년 내내 감기를 달고 지냈었는데, 원내에 보험한약을 든든하게 구비한 후로는 연교패독산, 갈근탕, 오적산 등으로 1-2일 정도면 해결되어서 내가 가장 덕을 많이 보고 있는 것 같다.

글 前) 제중한의원
구가람 원장

사용하기 전과 후의 차이가 있다면.

약 처방을 하는 데 좀 더 용이해졌다. 전에는 약을 처방해야 할 것 같은 상황에서도 비용문제를 고려하지 않을 수가 없었는데, 보험한약을 사용하게 되면서 보험처방이 가능한 경우에는 서로가 부담 없이 처방을 할 수 있게 됐다.

환자들의 반응은 어떤가.

아직도 감기 치료가 한약으로 되냐며 놀라는 분들이 있지만, 한 번 처방받아 보신 분들은 다음에 감기가 걸리면 이제는 내과나 이비인후과를 가지 않고 한의원으로 오는 경우가 많다. 보험한약 복용만으로 2–3일만에도 금방 호전되는 경우가 있어 도움이 많이 된다. 특히 빨리 낫지 않고 3주 이상 끄는 경우나, 반복적으로 감기 걸리는 아이들의 경우엔 한약 처방이 꼭 필요한 경우가 많은 것 같다. 맛과 향 때문에 한약을 못 드신다는 분들도 가루약 형태의 보험한약은 잘 드시기도 하고, 한약 비용이 부담스러워서 치료 자체를 망설이던 분들이 치료를 시작해보기도 한다.
한번은 감기에 '인삼이 들어간 달여 놓은 약'만을 찾으시던 80대 할머니가 계셨는데, 잘 달래서 보험한약 삼소음을 드렸다. 그 후론 4년째 보험한약만 찾으신다.
한약에 대한 신뢰가 없었던 경우에도 보험한약을 통해 탕제 복용으로 이어지는 경우도 있다. 하지만 보험한약 종류의 제한으로 인해 환자가 보험한약 처방을 원하지만 처방해 줄 수가 없을 때에는 많은 아쉬움이 있다.

보험한약 사용 확산을 위해 개선돼야 할 점은 무엇이라 생각하는가.

누구나 지적하는 것이겠지만 역시 보험 처방 목록 개선이다. 현재 56종 처방 중에서 사용 빈도가 낮은 것들은 빼고, 실질적인 사용 요구가 많은 오령산, 당귀수산, 곽향정기산 등을 포함시켰으면 한다.
그리고 합리적인 수준의 조제료 인상이 필요하다. 유소아의 경우 물약 병에 타서 나눠 먹이라고 해도 되겠으나, 쪼개기 처방으로 조제를 하게 되면 실질적인 조제비가 나오질 않는다. 우선적으로 보험한약 처방과 조제에 따른 보상 즉, 적절한 수입이 따라주어야만 단순히 노인정액제를 맞추기 위한 청구용 처방이 아닌, 적극적인 치료행위로서의 처방으로 이어져 보험한약 사용 확대를 가져올 수 있지 않을까 한다.

향후 보험한약의 전망은 어떻게 바라보는가.

예전에 비해 많은 분들이 관심을 갖고 사용해보려 하고 있으며, 각계의 다양한 노력으로 보험한약의 제형 또한 다양해지고 있다는 점에서 긍정적으로 바라보고 있다.

보험한약 사용을
검토하는 회원들에게 전하고
싶은 메시지가 있다면.

2016년 전체 건강보험 중에서 한방 의료기관의 점유율이 한방병원을 포함해 3.7%대인 것으로 나타나 충격이었다. 양방이나 치과 같은 경우 보장성 강화 및 신의료기술 등재로 보험시장의 확대를 계속 이루어가고 있으나, 우리는 새로운 것을 창출해 내기가 쉽지 않아 보인다. 더군다나 건보 점유율뿐만 아니라 내원 환자 수 역시 감소한 것으로 나타나 한의 영역을 확대하기 위한 많은 노력이 필요할 것으로 보이며, 이 같은 진료 영역 확대에 보험한약이 하나의 답이 될 수 있다고 생각한다.
오랜 상담 시간과 많은 정성을 들여서 진료를 해야 할 부분은 그렇게 하고, 원장과 환자 모두에게 빠르고 간편한 진료로서 양방 내과나 소아과 같은 진료 스타일도 갖출 필요가 있다고 생각한다. 감기를 비롯한 다양한 질환에 보험한약의 적극적인 사용으로 한의원이 '침 맞으러 가는 곳', '비싼 한약을 먹으라고 할까봐 부담스러운 곳'이 아니라, 어딘가 '아플 때 쉽게 약을 타러 가는 곳'이 될 필요도 있다고 생각한다.
그리고 그렇게 많은 한의사들이 보험한약을 적극 활용하고 임상 데이터가 축적되어 향후에 우리만의 보험한약 임상진료지침도 나왔으면 하는 바람이 있다.

2. 나의 애용처방

보험한약 처방 시 질병의 정확한 변증에 따른 처방보다는 빠른 처방과 빠른 피드백이 가능한 장점을 살리기 위해 각각의 포인트를 두고 처방하는 방식을 선호하여 사용하고 있다. 단일 처방하는 경우도 있고, 2가지를 복합처방하는 경우도 있으며, 증상에 따라 아침과 저녁에 각기 다른 약을 처방하는 경우도 있다.

주로 많이 사용하는 처방과, 투약 시 중점으로 두는 포인트는 아래와 같다.

① 갈근탕(보험한약)
두통, 코막힘, 주리가 거칠고 피부가 두터운 사람의 근육통

② 구미강활탕(보험한약)
관절통, 외감이 동반된 두면부 마목감 통증

③ 대청룡탕(보험한약)
감기 초기 두통, 발열, 몸살, 콧물, 재채기

④ 반하사심탕(보험한약)
소화기관의 염증상태로 인한 통증(속쓰림 복통), 역류

⑤ 반하백출천마탕(보험한약)
소화불량에 동반된 두통, 어지러움, 멀미

⑥ 보중익기탕(보험한약)
피로 시 증상 가중

⑦ 삼소음(보험한약)
외감 + 식욕저하

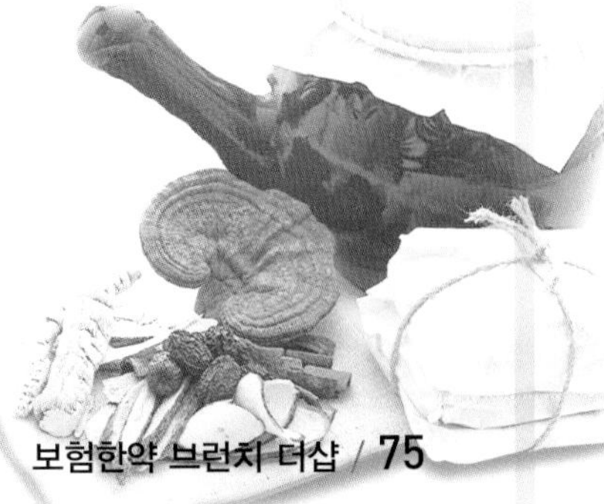

⑧ 생맥산(보험한약)

短氣, 피로, 自汗, 더우면 쉽게 지침

⑨ 소시호탕(보험한약)

반표반리(半表半裏)에서 움직이는 증상, 한열왕래, 증상 자체가 더했다 덜했다 함, 서로 다른 증상이 교차로 출현, 발열 등

⑩ 소청룡탕(보험한약)

분비물 과다에 의한 수양성 콧물, 후비루로 인한 기도 자극감

⑪ 오적산(보험한약)

찬 것에 의해 유발되거나 가중되는 증상, 한습한 날 증상 악화, 찬 것을 먹고 배탈(하복부 불쾌감, 복통, 설사)

⑫ 자음강화탕(보험한약)

야간에 가중되는 증상

⑬ 향사평위산(보험한약)

소화기관의 정체된 느낌, 복부 팽만감

⑭ 형개연교탕(보험한약)

국소부위의 과민성 염증상태, 중이염, 누런 콧물, 두드러기 등

⑮ 곽향정기산(비보험과립제)

내외상 겸병, 냉방병, 물갈이, 복부 gas차는 증상, 설사 등

⑯ 당귀수산(비보험과립제)

제반 염좌, 타박

⑰ 맥문동탕(비보험과립제)

인후부에 가래가 붙어서 기침이 심하게 나올 때(토할 것 같이 기침함)

⑱ 연교패독산(보험한약/비보험과립제)

인후통, 화농을 동반한 국소 염증상태, 맥립종

⑲ 오약순기산(비보험과립제)

척추를 따라서 뻣뻣함, 사지가 시리고 저리거나 마목감, 惡風

⑳ 오령산(비보험과립제)

구토, 발열, 설사 등

㉑ 작약감초탕(보험한약/비보험과립제)

제반 근육통, 근긴장, 복통

㉒ 형방사백산(비보험과립제)

감기 후 기침이 낫지 않고 오래 지속될 때

(1) 소화기 질환

아무래도 보험한약을 투약하게 되는 많은 경우 중 하나가 소화기질환을 호소할 때이다. 만성질환의 경우에는 주로 탕약 처방을 하게 되지만, 갑작스레 발생한 급체라든지, 장염 또는 경미한 소화기질환, 거부감으로 인해 탕약을 먹지 못할 때나 비용 문제 등이 있을 때에는 보험한약 또는 과립제 처방을 주로 하게 된다.

반하사심탕

식후의 속쓰림과 같이 위장의 직접적인 통증을 호소할 때, 오심 등 위로 역상하는 느낌을 호소할 때 주로 처방한다. 위염, 역류성 식도염, 장염 등 염증 상태가 동반될 때, 소화기질환에 스트레스가 동반되어 있을 때에 사용

한다. 음주나 과식 후 또는 공복에 커피를 많이 마셔서 속쓰림, 위산역류 등이 있을 때 우선적으로 선택하는 처방이다.

향사평위산

식후의 더부룩함, 뭔가 막힌 느낌을 호소할 때 주로 처방한다. 반하사심탕과의 차이점은 진짜 많이 먹어서 생긴 문제 보다는 위장의 연동운동이 떨어져서 소화가 잘 되지 않고 식사량 또한 적을 때에 사용한다. 또한 어떤 질환이 음식에 따라 경중을 달리 할 때에도 사용하면 유효한 경우가 많다. 음식으로 인한 두드러기에도 처방한다.

오적산

오적(五積: 식적, 혈적, 기적, 담적, 냉적)을 치료하는 처방으로 소화기 질환에서는 주로 찬 것을 먹고 소화불량이 발생했을 때, 특히 찬 물을 많이 먹고 위장병이 났을 때 사용한다. "찬 것 먹으면 설사해요"라고 하면 선택하는 처방이다. 날씨가 한습한 날 가중되는 증상에도 처방한다.

반하백출천마탕

평소 소화가 잘 안되고 체하면 두통, 어지러움을 호소하는 경우에 사용한다. 멀미에도 차를 타기 전에 반하백출천마탕 또는 오령산을 복용하게 하면 유효하다.

곽향정기산

여름철 더위로 인한 식욕부진, 피로감, 설사 또는 냉방병으로 인한 두통, 소화불량에 처방한다. 바이러스성 장염으로 구토, 설사가 있을 때에도 사용할 수 있는데, 주로 오령산 또는 향사평위산과 함께 처방한다.

소시호탕

장염으로 구토, 설사에 오한, 발열이 동반되었을 때 설사가 좀 더 심하면 오령산과 함께 시령탕으로, 구토와 위장 증상이 좀 더 심하면 향사평위산과 함께 시평탕으로 처방한다.

(2) 감기

소화기 질환만큼 보험한약을 많이 사용하게 되는 질환군으로서, 빠른 투약과 빠른 피드백을 보여줄 수 있는 보험한약이 특히 장점을 보일 수 있는 질환이라고 생각한다.

연교패독산

감기약 하면 누구나 먼저 떠올리는 처방 중의 하나일 거라 생각된다. 주로 감기 초기 인후통, "목이 따끔거려요." 라고 할 때 처방하게 된다. 기존 내원 환자가 감기 기운이 있어 보일 때 감기 걸렸냐고 물어보고 "감기 기운이 있는지 목이 따끔거린다."고 하면 처방하면서 한방감기약으로 입문시키는 좋은 처방이라고 생각한다. 단순 감기로 인한 인후통 외에 근피로가 많이 쌓여 있어서 몸살감기로 이어질 것 같은 환자는 쌍화탕(상비탕약)을 함께 처방하여 쌍패탕으로 복용시킨다.

대청룡탕

감기 초기에 두통, 발열, 몸살, 콧물, 재채기, 인후부 건조감이 있을 때 1~2일 간 처방하면 증상 개선에 빠르게 도움이 된다. 최근에는 초기 감기에 연교패독산보다도 훨씬 다용하는 처방이다.

갈근탕

감기 초기에 몸살감기를 호소할 때 처방하는데, "온 몸이 쑤셔요"라며 근육통을 호소할 때 선택한다. 이외에도 두통, 코막힘 등을 동반하면 우선 선택하는 처방이다. 단순한 감기로 인한 몸살 외에도 근 피로가 많이 쌓여 있는 상태일 때는 쌍화탕(상비탕약)을 1일 1팩 처방하여 취침 전에 따뜻하게 복용하고 잠을 자게 한다.

구미강활탕

역시 감기 초기에 몸살감기를 호소할 때 처방하는데, 갈근탕과의 차이점은 "마디마디가 쑤셔요"처럼 관절통을 호소할 때 선택한다.

소청룡탕

감기와 비염의 대표 처방이 아닐까 생각된다. 연교패독산의 목이 따끔거린다는 인후통이 아니라, 후비루로 인한 자극감으로 "목이 간질거리면서 기침이 나온다"고 할 때 처방한다. 맑은 콧물과 재채기, 주야 관계없이 후비루로 인해 '누우면 기침이 심해지는 것'에도 우선 선택하여 처방한다.

자음강화탕

소청룡탕과의 차이점은 자세와 관계없이 밤이 되면 기침이 심해지는 경우 처방한다. 오래된 감기의 경우 주간에 보중익기탕이나 소청룡탕 등 다른 처방을 투약하고, 저녁과 밤 시간에 자음강화탕을 투약하기도 한다.

소시호탕

감기 증상에 발열 또는 한열왕래가 동반될 때 함께 투약한다. 또한 증상이 왔다갔다 할 때에도 처방한다. 봄가을 환절기에 입맛이 떨어지고 식욕이 없으며, 입이 쓰다고 할 때에 처방하면 유효한 경우가 많다.

삼소음

모든 감기 증상에 "입맛이 떨어졌다"고 하면 단독 또는 다른 약과 함께 처방한다.

형개연교탕

누런 콧물이 있을 때(꽉 막힌 것은 아니고, 약간의 유동성이 있을 때), 눈과 귀의 가려움 또는 중이염이 동반되었을 때 선택하여 처방한다.

오적산

가래가 심하게 끓고, 찬 것을 먹으면 기침과 가래가 심해질 때 처방한다.

생맥산 + 형개연교탕 or 생맥산 + 길경탕

감기 끝에 목소리가 쉬었을 때 처방한다. 『보험한약입문』에 감기 뒤 목소리가 쉬었을 때 생맥산을 사용한다고 하여서 사용해보다, 동의보감에 형개탕(길경, 감초, 형개, 생강)이 咽喉腫痛 語聲不出을 치료한다고 나와 있어서 길경탕 또는 형개연교탕을 합방해서 사용해 보았더니 생맥산만을 투약할 때보다 효과가 더 좋았다.

(3) 통증

갈근탕

주로 상부 근육통에 처방하는데, 주리가 거칠고 피부가 두터운 사람의 근육통에 주로 사용한다.

작약감초탕

갈근탕을 사용하지 않는 나머지 제반 근육의 긴장 및 통증에 광범위하게 처방한다. 갈근탕이 인체 상부의 근육통이라면, 작약감초탕은 인체 하부의 근육통에 사용한다. 최근에는 생리통에도 진통제 개념으로 처방하고 있는데, 양방 진통제가 듣지 않는 생리통에도 좋은 효과를 보였다.

곽향정기산

내외상 겸병 즉, 소화기능이 약간 저하되면서 기력이 떨어지고, 몸이 무겁거나 불편한 느낌이 있을 때 처방한다. 냉방병으로 인한 두통, 근육통, 피로감 및 찬 곳에서 자고 일어난 후 근육에 마목감이 있을 때에도 처방한다.

구미강활탕

대근육의 통증 보다는 소관절이나 신경통 계열에 처방한다. 외감이 동반된 두면부 마목감과 통증에 처방해 보았는데 효과가 괜찮았다.

오약순기산

척추를 따라서 뻣뻣함. 사지가 시리고 저리거나 마목감이 있으면서 바람 쐬는 것을 싫어할 때(선풍기 바람이 싫다고 할 때), 찬 곳에서 자고 나서 마디마디가 뻣뻣하고 굳는 느낌이 들 때 사용한다. 낙침의 경우 견갑거근 등 경추 주변부 근육 문제가 더 큰 경우에는 주리가 거칠고 피부가 두터운 사람은 갈근탕을 처방하고, 그렇지 않은 사람은 작약감초탕 또는 갈근탕과 작약감초탕을 함께 처방하지만, 척추기립근 등 좀 더 척추부 쪽으로 통증이 심할 때는 오약순기산을 처방한다. 요골신경 마비나 비골신경 마비 등에도 처방하여 빠른 회복을 돕는다.

보중익기탕

피로 시 증상이 가중되거나 자세를 유지하기 힘든 경우에 처방한다(고개나 등을 세우고 있기가 힘들고, 벽에 기대고 있으면 괜찮아요 라고 할 때).

당귀수산

너무나 유명한 처방이라 설명이 필요할까 싶다. 제반 염좌, 타박, 부종에 사용한다.

가미소요산

스트레스 시 증상이 가중될 때 처방한다.

오적산

한습한 곳에 오래 앉아 있어서 발생한 요통(밤낚시 등), '허리가 시려요' 라고 하거나, 찬 것을 먹으면 설사하는 사람의 요통에 처방한다.

3. 기억에 남는 임상례

① 여름철 더위먹었을 때: 곽향정기산(비보험 과립제), 오령산(비보험 과립제)

2018년 여름은 폭염으로 인해 유독 온열질환이 많이 발생하였고, 그 어느 해보다도 곽령산(곽향정기산 합 오령산)이나 위령탕(평위산 합 오령산) 처방이 많이 나간 해였다. 온열질환을 한의학에서 中暑라고 하며, 향유산, 익원산 등을 처방하며, 이를 예방하기 위해 청서익기탕, 생맥산 등을 복용케 하고 있다.
생맥산이 땀을 많이 흘리며 일해야 하는 상황에서 더위를 먹지 않게끔 예방을 해주는 약이라고 하면, 곽령산이나 위령탕은 더위를 먹어서 온몸이 나른하고 무기력해지면서, 두통, 어지러움이 있거나, 땀이 자작하게 나고, 오심, 구토, 식욕부진이 있을 때 사용하는 처방이다.
고온의 환경에 장시간 노출되어 심부체온이 상승하여 의식을 잃는 응급질환인 열사병과 혼동해서는 안 된다.
오심과 구토가 있기 때문에, 하루 복용할 약을 물병에 한 번에 타 두었다가 수시로 한 모금씩 복용케 하며, 대부분 2-3일 복용으로 상당한 증상 완화를 보인다. 비단 여름에 더위 먹었을 때 뿐 아니라, 동남아 등지로 여행 가서 더위 먹거나, 덥다고 찬 음료를 많이 마시다가 위장이 탈났을 때에도 좋은 효과를 발휘할 수 있어서 여행 상비약으로 챙겨 가면 매우 좋다.

② 항생제 부작용: 곽향정기산(비보험 과립제), 오령산(비보험 과립제)

53세 보통 체격의 여성분으로 평소 생리 때나 피로 시, 또는 스트레스를 받았을 때 두통과 소화불량을 호소하며 종종 내원하셨었다. 2018년 4월 감기 기운이 있어 예방 차원에서 양방 내과에서 항생제가 포함되어 있는 감기약을 5일분 처방받으셨고 2일간 복용 후 전신이 부으면서 정신이 몽롱하고, 윗배가 임신한 것처럼 볼록하게 부어올랐다고 하였다. 본인 스스로 이상히 여겨져 양약을 중단하였으나, 계속 정신이 몽롱하고 전신 부종이 지속되어 4일간 집에서 누워 지내다가 부기가 약간 빠지면서 걸을 만해져서 5일차에 내원하였다. 곽향정기산 2g과 오령산 2g을 1회 분량으로 하여 하루 3번 복용량을 한 번에 물에 타서 조금씩 수시로 나눠 마시게 하였고, 익일 증상이 모두 소실되었다고 하였다.

두 번째 케이스는 55세 보통 체격의 여성분이 2018년 3월 대상포진과 피부염이 함께 발생하여 항생제, 항바이러스제, 소염진통제 등을 처방받아 복용하였는데, 복용 4일째 갑자기 중완 부위가 꽉 막힌 듯하면서 심한 복통이 생겨 내원하였다. 몸을 가누기 힘들 정도로 복통을 심하게 호소하였는데, 얼굴과 전신이 부어 있고, 특히 위 부위가 부어 있었으며, 복부의 냉감이 심하였다. 역시 곽향정기산 2g과 오령산 2g을 1회 분량으로 하여 하루 3포 분량을 3일간 복용하게 하였으며, 양약은 중단하게 하였다. 3일 후 증상이 소실되어 대상포진으로 처방받은 양약 중 항생제를 빼고 복용하시면 괜찮을 것이라고 안내를 해 드렸다.

세 번째 케이스는 49세 약간 비만한 체형의 남성분으로 2018년 1월 풍치로 항생제를 복용하던 중에 위가 부어오르면서 심한 복통이 발생하였다. 복통이 심했지만 풍치가 심해 항생제를 계속 복용하였으며, 날로 복통이 심해져서 내과를 갔더니 위가 부었다며 또 다른 양약을 처방해 주었다고 하였다. 이에 항생제와 내과약을 함께 복용하였으며, 이틀 후 전화로 참기 어려울 정도의 심한 복통은 줄었으나, 복통과 위가 부어 있는 증상이 여전하다고 하셨다. 지방에 계신 분이라 당장 항생제와 양약을 끊으시고, 마침 불환금정기산(보험한약)과 오령산이 있다고 하셔서 함께 복용하시기를 권해드렸다. 이후 하루 반 동안 총 5회 복용하고 증상이 거의 소실되었다고 하셨다.

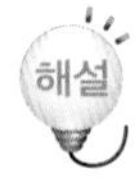

곽향정기산은 곽향, 소엽, 백지, 대복피, 백복령, 후박, 백출, 진피, 반하, 길경, 감초, 생강, 대조로 구성되어 있으며, 中暑(더위먹음)나 위장염, 여름철 감기, 구토, 설사에 사용하는 대표적인 처방 중의 하나이다. 오령산은 택사, 적복령, 백출, 저령, 육계로 구성되어 있으며, 두통, 발열, 가슴이 답답하고, 갈증이 있고, 소변이 잘 나오지 않으면서 몸이 붓고, 때로 토하거나 설사할 때 두루 쓸 수 있는 처방이다. 급성 위장염, 방광염, 멀미 등에 사용할 수 있으며, 뇌부종에도 사용하는 등, 수독(水毒) 즉, 수분대사 이상으로 인한 질환을 치료하는 대표적인 처방이다.

곽향정기산과 오령산을 함께 사용하면 소화기관의 점막에 발생하는 부종으로 인한 복통과 설사, 구토 등에 매우 유효한 것으로 생각되나, 둘 다 보험한약에는 없어서 상당히 아쉬운 부분이 있다. 곽향정기산은 보험한약 중 불환금정기산과 처방 구성이 유사하여 대체가 가능하나, 오령산은 빠른 시일 내에 보험한약에 포함되었으면 하는 바람이 있다.

③ 멀미: 반하백출천마탕(보험한약),
오령산(비보험 과립제)

몇 년 전 한 환자분이 90세 되신 친정 어머님이 연로해지시면서 점차 멀미가 심해져 최근에는 10분 이상 차를 타기가 어려우신데, 키미테를 붙여도 어지러워 하신다고 하였다. 그런데 큰 아들네를 다녀오고 싶어 하시니 방법이 없겠느냐고 물어와 반하백출천마탕을 처방해드렸다. 차를 타기 30분 전과 출발 직전에 각각 1포씩 복용하시게 하고, 중간에 어지러워 하시거나, 2시간 이상 차를 타시게 되면 중간에 한 번 더 복용하시게끔 안내를 하였다. 열흘 후 환자분이 오셨는데 어머님이 약도 잘 드시고, 멀미도 안하셔서 무사히 다녀오셨다고 매우 기뻐하셨다. 이후 어머님이 차를 탈 일이 있을 때마다 반하백출천마탕을 타러 오신다.

반하백출천마탕은 반하, 진피, 맥아, 백출, 신국, 창출, 인삼, 황기, 천마, 백복령, 택사, 건강, 황백

으로 구성되어 있다. 소화흡수 기능 저하로 인한 담음(痰飮)으로 인한 소화장애와 두통, 어지러움을 치료하는 대표적인 처방이다.

멀미는 전정감각과 시각자극의 불일치로 인해 발생하는 증상으로 알려져 있으나, 실제 시각 자극이 없어도 전정감각의 저하나 과민함으로 인해 발생하는 것이 훨씬 크다고 한다. 체내 수액 대사에 있어서 가장 중요한 부분 중의 하나가 림프 순환이며, 이러한 림프 순환의 장애로 인해 발생하는 문제들이 한의학에서 말하는 담음이나 수독으로 인한 증상과 일맥상통하는 부분이 있다고 생각된다. 표출되는 증상 역시 어지러움, 오심, 구토, 두통 등으로 유사한 점이 있다. 반하백출천마탕은 소화기관 기능 저하로 인한 담음을 치료하는 처방이며, 전정기관 내 림프순환 문제로 인해 발생하는 멀미에도 유효하게 작용한다고 생각된다. 내이의 림프부종으로 인해 발생하는 메니에르 증후군에도 역시 담음이나 수독을 제거하는 처방이 유효하게 사용되고 있다. 오령산 역시 수독을 치료하는 대표적인 처방으로 멀미에 효과적이나, 보험한약으로는 없기 때문에 보험한약인 반하백출천마탕을 주로 처방하고 있다.

④ 곽란 치험례: 통유탕/승기탕(通大便) → 곽향안위산(善食) → 회생양위단(調理脾胃)

곽향정기산과 오령산 모두 토사곽란에 사용할 수 있으나, 주의해야 할 다른 케이스를 소개해보고자 한다.

첫 번째 케이스는 2014년 9월 초 내원하신 53세 여성분으로 평상시 대변을 잘 봤는데 3일 전부터 대변을 못보고 계시며, 최근 집 공사 등으로 신경 쓸 일이 많은 상태에서 내원 전날 밤늦게 음식을 많이 드시고 늦게 주무신 후, 아침부터 5회 연달아 구토를 하고, 속이 꽉 막힌 느낌과 함께 고개를 들고 있기가 어려운 증상이 생겼다고 하였다. 침 치료를 하고, 상비탕약인 평위산 가감방을 1팩 처방해 드렸다. 이틀 후 평위산 가감방을 복용하고 괜찮아져서, 아침에 차가운 우유에 냉동 블루베리와 냉장실에 있던 견과류를 갈아서 드신 후 동일한 증상이 발생하였다며 내원하였다. 이번에는 곽향정기산(비보험과립제)을 3일분 처방해 드렸으나, 9월 16일에 내원하셔서 말씀하시길, 증상이 회복되지 않고 뒷목 통증과 머리가 무거워서 고개를 들고 있기가 어렵고, 누워 있으면 편하며, 토하고 나면 속이 편할 것 같은 기분이 계속 있으며, 체한 후로 대변이 안 나와서 관장을 2회 하셨고, 입원을 1주일 해보았으나 증상의 호전이 없고, 물을 계속 마셔서 소변양은 많으나 샛노랗게 나오고, 물도 체하는 것 같고, 입이 쓰고, 쓴 물이 넘어 나오기도 하며, 대변은 그동안 먹은 것이 없어서 안 나오는 것 같다고 하였다.

이에 통유탕에 생대황을 5돈으로 하여 4첩 6팩, 곽향안위산 4첩 6팩, 회생양위단을 20첩 30팩 처방하였다. 외출하지 않는 날 통유탕을 1시간 간격으로 복용하여 설사를 시작하면 복용을 중단하고, 설사가 어느 정도 멎으면 이어서 곽향안위산을 물병에 넣어 시원하게 하여 한 모금씩 수시로 2-3일간 복용하고, 오심이 멎으면 이어서 회생양위단을 복용하게 하였다.

24일(수요일) 내원하였는데, 19일(금요일)에 통유탕을 드시고, 시커먼 설사를 잔뜩 하신 후 몸이 매우 가벼워져서 토요일에 쇼핑도 다녀오셨으나, 일요일에 대변이 잘 안 나오는 것 같아 힘을 무리하게 주다가 뒷목 통증이 재발하여서 남아 있는 통유탕을 마저 복용하였으며, 오심은 거의 없어서 월요일부터 회생양위단을 복용하였더니 조금씩 목과 몸이 가벼워지는 것 같으나, 증상이 재발할까 불안감이 들어서 대변을 보려고 물을 일부러 2.5L씩 마셨다고 하였다.

물은 마시고 싶을 때만 마시고 일부러는 드시지 않게 하였고, 이후 10월 12일에 어깨 통증으로 내원하셨는데 당시 증상이 모두 좋아졌었다고 하였다.

두 번째 케이스는 2016년 1월 19일 52세 여성분이 내원하셨는데 전날 오후부터 오한은 없으나 발열이 있으면서 구토가 있고, 일어서면 어지러우며, 전액부 두통과 함께 오심, 복통이 있고, 설사는 없다고 하였다. 이전에도 연 1차례 정도 비슷한 증상으로 내원한 적이 있었고, 보험한약이나 비보험과립제로 모두 호전되었었다. 이전 내원시와 같이 상비탕약인 평위산 가감방과 오령산 과립제를 3회분 처방하였는데, 20일에 내원하여서는 발열감과 구토는 1회만 있었으나, 두통 어지러움 복통은 그대로이며, 당일 대변을 보지 못했다고 하였다. 그래서 도인승기탕(비보험과립제)을 2시간 간격으로 복용케 하고, 곽향정기산(비보험과립제)과 오령산(비보험과립제)을 곽령산의 개념으로 함께 포장해 놓은 것을 1일 3포 2일분을 처방하였다.

22일 내원하였는데, 발열 구토는 없었으나 오심이 계속 있어서 식사를 전혀 못하였으며, 대변이 계속 나오지 않는다고 하였다. 이에 삼일승기탕에 대황을 5돈으로 하여 4첩 6팩, 회생양위단 20첩 30팩 처방하였다. 23일 내원하셨는데, 승기탕을 복용하고 새벽 2시 경부터 3차례에 걸쳐 대변을 보신 후 오심이 가라앉았으며, 복통은 아직 남아 있다고 하여 복통이 줄어들 때까지 승기탕을 드시고 대변이 시원해지면 회생양위단을 이어서 복용케 하였다.

이후 2017년 2월 내원하였는데 지금까지 불편한 것 없이 잘 지냈다고 하셨다.

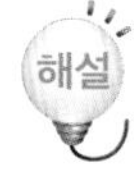

특히 여름이나 겨울에 곽란이 있을 때 주요하게 물어보는 포인트가 '대변을 봤는지'이다. 설사가 있을 때는 오령산, 곽령산, 시령탕 등을 처방하지만, 증상 발현 시점과 더불어 대변이 막혔다고 하면 대변을 선통시키는 데 우선적으로 초점을 두고 치료를 한다. 통유탕이나 승기탕으로 대변을 우선 통하게 한 후에, 곽향안위산으로 오심구토를 진정시키고, 회생양위단으로 비위를 조리하는 방식을 취한다.

통유탕(通幽湯)은 동의보감의 대변문(大便門)에 유문이 통하지 않아 대변이 잘 나오지 않는 것을 치료한다고 되어 있으며, 승마 도인 당귀신 각 1.5돈, 생지황 숙지황 각 7푼, 빈랑 5푼, 자감초 홍화 각 2푼으로 되어 있다. 삼일승기탕은 상한이나 잡병이 깊이 들어가 대소변이 나오지 않는 것을 치료하는 처방으로 감초 3돈, 대황 후박 지실 망초 각 1.5돈, 강3편으로 구성되어 있다. 곽향안위산(藿香安胃散)은 동의보감의 구토문(嘔吐門)에 있으며, 비위가 허약하여 음식이 삭아 소화되기 전에 구토하는 경우를 치료한다고 하며, 진피 5돈 인삼 정향 곽향 각 2.5돈 강3편으로 구성되어 있다. 회생양위단(回生養胃丹) 역시 동의보감의 구토문(嘔吐門)에 있으며, 脾土가 虛寒하여 대변이 마르고 잘 나오지 않고 소변이 붉고 많으며 신물을 토하면서 점차 반위나 결장이 되려는 경우를 치료한다고 되어 있으며, 조제법이 복잡하게 나와 있으나 창출 연자육 우담남성 강반하 진피 갱미 각 2돈, 인삼 백출 백복령 후박 감초 각 1돈, 삼릉 봉출 사인 백두구 신곡 맥아 목향 정향 각 5푼으로 하여 탕약으로 사용하고 있다.

⑤ 안면통증, 마목감: 구미강활탕(보험한약)

첫 번째 케이스는 2016년 11월 7일 56세 여성분이 약 2개월 전부터 안면 전체 불편감이 있는데, 눈이 가장 불편하여 자꾸 깜빡이게 되며 안면 근육 전체를 스트레칭해주면 시원한 기분이 든다며 내원하였다. 안과에서 눈 검사 상 이상소견이 없으며, 시린 듯 불편한 느낌이 지속되고 눈을 감고 있어도 불편하다고 하였다. 손이 매우 차갑고, 설태가 희고 淡薄 하였다. 곡지 수삼리 양백 영향 족삼리 태충 하관에 자침하고 구미강활탕 보험한약을 2일분 처방하였다.

11월 9일 내원하여 불편감이 감소하였다 하여 침 치료와 함께 구미강활탕을 다시 2일분 처방하였다. 이후 2017년

3월 10일 양측 외상과염으로 내원하였는데 당시 안면 불편감이 모두 호전되었다 하였다.

두 번째 케이스는 2016년 6월 24일 53세 남성분이 전날 저녁 갑자기 우측 뺨에 얻어맞은 듯 얼얼한 통증이 발생하였다며 내원했다. 뺨 부위에만 얼얼한 느낌이 지속된다 하였다. 이에 영향, 예풍, 중저, 하관, 함곡, 행간에 자침하고, 구미강활탕 보험한약을 3일분 처방하였다. 이후 7월 20일에 목디스크 증상으로 내원하였는데, 당시 3일분 복용으로 안면부 통증이 모두 호전되었다 하였다.

세 번째 케이스는 2016년 3월 25일 63세 남성분이 얼마 전부터 좌측 안면에 좋지 않은 느낌이 있더니, 3일 전부터 좌측 영향혈에 찌르는 듯한 통증이 순간순간 있고, 내원 당일엔 좌측두부에도 같은 통증이 있다고 하였다. 좌측 이마 주름이 약간 덜 잡히는 것 외에 마비 증상은 없었으나, 좌측이 우측에 비해 약간 어둔한 느낌이 든다고는 하였다. 최근 신경 쓸 일이 있어서 생각이 많아져서 잠을 깊이 자지 못하고 자주 깬다고 하였다. 삼차신경통 및 대상포진 가능성을 설명하고, 2-3일간 경과 관찰하기로 하였으며, 침 치료 후 풍지혈에 습부항을 하고, 구미강활탕 보험한약을 3일분 처방하였다.

다음 날 내원하셨는데, 코 쪽으로는 전날 밤 통증 1회 있었고, 두부 쪽으로는 비슷하다고 하였다. 28일 다시 내원하셨는데, 2일간의 침 치료와 3일간의 복약으로 안면부 신경통이 모두 없어졌다고 하였으며, 좌견통이 전날 저녁부터 있다고 하여 어깨 치료만 받고 돌아갔다.

해설 구미강활탕은 강활, 방풍, 백지, 창출, 황금, 생지황, 세신, 감초로 구성되어 있으며, 사계절을 불문하고 두통, 골절통이 있고, 발열, 惡寒, 無汗에 脈浮緊 할 때 마황탕 대신 사용한다고 되어 있다. 감기약이나 관절통에 사용하는 약으로 흔히들 생각하나, 막상 감기나 관절통에 손이 잘 가지는 않는 처방이다. 그러다 강활, 방풍, 백지, 황금, 세신 등 처방 구성 상 안면부 마목감이나 신경통에 써보면 어떨까 해서 처방해 보았는데 효과가 좋았다.

아래에 비슷한 안면부 통증을 호소하여 구미강활탕을 처방하였으나 효과가 없어 승마부자탕으로 치료한 케이스를 소개해보고자 한다.

⑥ 안면통증, 마목감: 승마부자탕(탕약)

2016년 11월 4일 53세 여성분이 이틀 전 저녁부터 우측 안면 통증이 재발하였다면서 내원하였다. 이번이 3번째이며, 1주일 전에 전신에 힘이 빠지는 듯한 증상이 있었고, 뺨이 쓸리는 듯이 아프다고 하였다. 兩寸無力 右尺沈하고, 중완부 냉감이 심하였다. 별다른 고민 없이 구미강활탕 보험한약과 곽향정기산 과립제를 하루 3번 3일분 처방하였는데, 11월 7일 내원하여서 전혀 효과가 없었으며, 야간에 자다가도 갑자기 뺨에 시린 느낌이 들기도 한다고 하였다. 이날은 침구치료만 받고 가셨다.

11월 8일 다시 내원하였는데 전혀 차도가 없으며, 찬바람을 맞아도 시리고 자다가도 갑자기 뺨에 시린 느낌이 들어서 깨며, 오른쪽 눈도 이상한 것 같다고 하였다. 우측 입꼬리에 구순염이 발생하였고, 맥은 전반적으로 沈해졌다. 舌紅하고 白苔厚 하였으며, 설첨에 유두부종이 지저분하게 있었다. 대변은 하루 1-2차례 편하게 보며 소변도 양호하나, 공복에 속쓰림이 있으며 후각이 예민하여 구역감이 자주 있다고 하였다. 역류성식도염으로 인한 흉통이 종종 있고, 가래와 후비루가 있어서 양약을 먹으나 낫지 않는다 하였다.

이에 동의보감 面門에 있는 승마부자탕(승마 포부자 갈근 백지 황기 인삼 초두구 자감초 익지인)을 20첩 처방하고, 찬 음식과 과일을 먹지 말라고 하였다. 이후 내원이 없다가 최근 2017년 7월 초에 요통과 하지통증으로 내원하였는데, 당시 복약 후 안면부 증상이 호전되었다 하였다.

⑦ 종기: 연교패독산(보험한약)

2017년 3월 31일 25세 남성분이 우측 관골부의 거대한 피지낭종으로 내원하였다. 3주 전 처음에 작은 것이 올라왔는데 이틀 간 밤을 새고 난 후, 21일 갑자기 얼굴의 절반 가까이 부어 올랐으며, 피부과에서 항생제를 처방받아 복용하고 주사도 맞은 후 크기가 다소 줄어들긴 하였으나, 지름 4cm 정도 계란 만하게 단단하게 화농되어 있었으며 더 이상 줄어들지 않아 1주일 후 수술이 예정되어 있다고 하였다. 환자의 모친이 안면부라 수술하기가 꺼림칙하다며 수술을 하지 않을 방법이 없겠느냐며 데리고 내원하였다. 화농되어 있는 경계를 따라 산침하고, 연교패독산을 3일분 처방하였다.

4월 4일 내원 시 크기가 2/3로 감소하여서 병원에서 수술하지 말고 지켜보자고 하였다 하여 연교패독산을 7일분 추가 처방하였고, 시간이 되는 대로 내원하여 침을 맞게 하였다. 4월 8일 다시 내원하였는데, 크기는 비슷하나 딱딱하던 것이 말랑말랑해진 상태였다. 4월 11일 내원시에는 크기가 첫 내원시의 1/2 정도로 감소하여서 연교패독산 비보험 과립제와 보중익기탕 보험한약을 7일분 더 처방하였으며, 이후에는 내원하지 않았다. 이후에 모친이 내원하여 만져보지 않으면 모를 정도로 크기가 많이 줄어서 수술을 하지 않고 잘 마무리되었다며 알려주셨다.

연교패독산은 강활, 독활, 시호, 전호, 길경, 천궁, 적복령, 금은화, 지각, 연교, 방풍, 형개, 박하, 감초, 강3편으로 구성되어 있으며, 일반적으로 감기 초기 인후통이 있을 때 많이 사용한다. 그러나 동의보감에 옹저 초기에 오한발열이 심하고 두통 구급이 있을 때에 사용한다고 설명되어 있어 국소 화농성 질환이나 종기가 있을 때에도 사용할 수 있으며, 수술을 앞두고 처방하여 유효한 효과를 얻은 좋은 경험이었다.

⑧ 맥립종, 눈다래끼: 연교패독산(보험한약)

본인은 stress 과도 시 평소 잘 먹지 않던 크림치즈파스타나 리조또, 초콜렛 등 유지방이 가득 든 고칼로리 음식을 폭식하는 경향이 있는데, 특히 화가 난 상태에서 고량후미를 섭취하고 나면 왼쪽 눈 상안검 내측에 맥립종이 발생한다. 처음 눈다래끼가 났을 때 일반적으로 많이 사용하는 배농산급탕을 복용하였으나 효과가 없고 오히려 더욱 커졌으며, 안검 내측에 자락을 하여도 당시만 조금 줄어들 뿐, 종창이 해결되지 않았다.

이에 맥립종도 옹저로 보고 연교패독산을 복용해 보았는데 바로 호전되었다. 이후에도 맥립종이 생길 때 마다 연교패독산을 애용하고 있으며, 내원 환자분들에게도 종종 처방하여 유효한 결과를 얻었다. 물론, stress시 유제품을 먹지 않는 것이 가장 좋다.

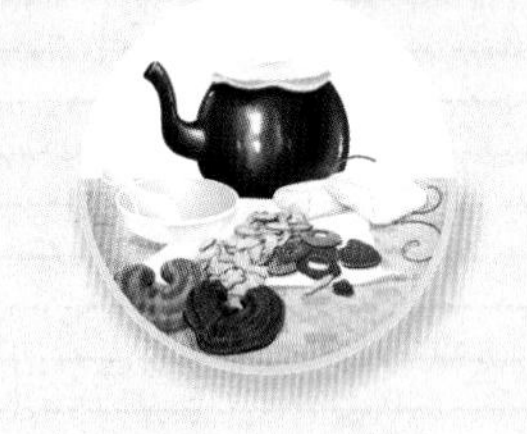

글 경희윤한의원
임선영 원장

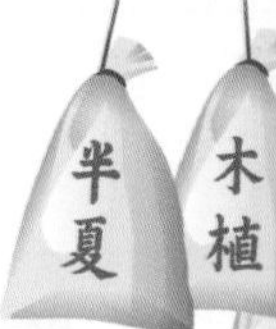

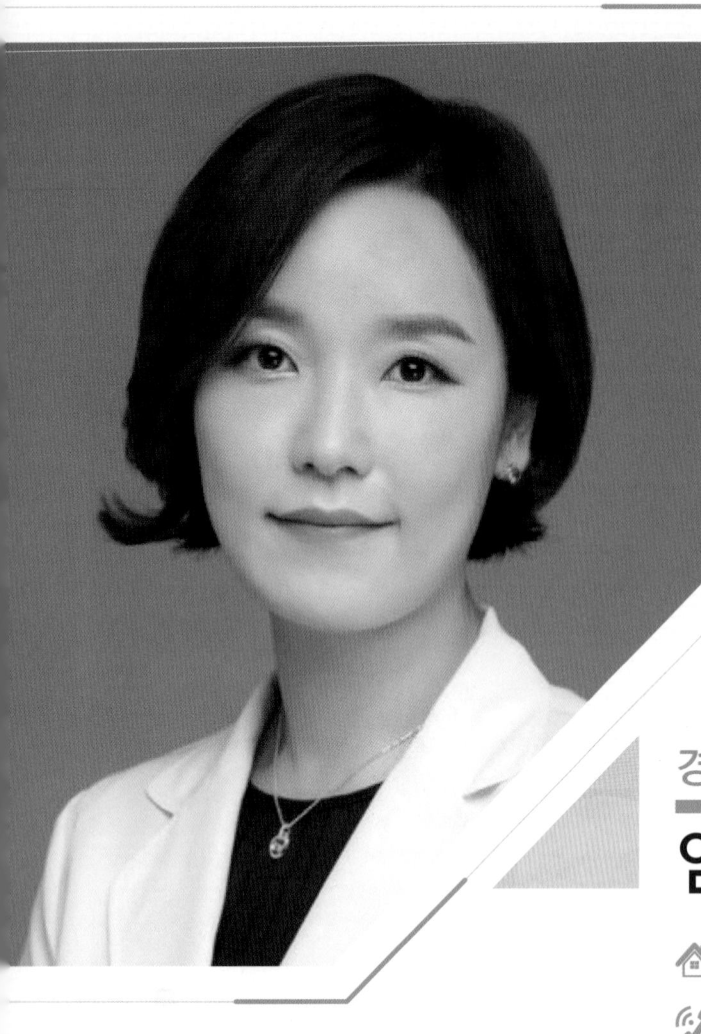

경희윤한의원

임선영

서울 종로구 자하문로 30 양영빌딩 5층

02-723-0033

- 경희대학교 한의과대학 졸업
- 대한한방소아과학회 정회원
- 대한한방부인과학회 정회원
- 대한한의통증제형학회 정회원

1. 한의원 소개

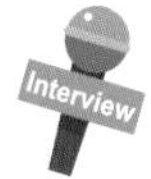

"항생제 없는 보험한약으로 아이들 건강하게 치료"

보험한약으로 세 아이 키운 엄마 한의사 치료의학 위상 제고하는 데 도움

한의사로서, 세 아이의 엄마로서 아이들이 아플 때 보험한약을 처방한 임선영 원장(40). 임 원장은 부원장, 장기 대진원장 생활을 하면서 바로 복용할 수 있고 효과 또한 좋은 보험한약에 매력을 느꼈다. 특히나 감기 등의 질환에 항생제가 들어가지 않아 아이들 치료에 효율적이라고 한다.

보험한약을 접하게 된 계기는 무엇인가.

첫 아이가 태어난 2009년 무렵이다. 그 당시 본과 2학년을 마치고, 휴학을 하면서 아이를 키우고 있던 때였다. 재학 중에는 처방이 필요하면 일과 중에 학교 주변 한약국에 주문을 하고, 하교하면서 찾아갈 수 있었지만 휴학 중인데다 돌도 안 된 아이를 키우다보니 열이 나거나 감기에 걸렸을 때 바로 쓸 수 있는 과립처방을 준비해 놓게 된 것이 보험한약으로 치료를 시작한 계기가 되었다. 개원의로서 아이를 키우고 있었다면, 원내에서 탕약을 준비해서 퇴근 후 집에 가져다 먹일 수도 있었겠지만 학생 신분으로, 졸업 이후에는 부원장, 장기 대진의 형태로 일을 하면서 아이들을 키운 시간이 길었기 때문에 보험한약 혹은 비보험 과립제를 다양하게 구비해두고 아이들에게 쓸 기회가 많았다.

아이들에게 가장 많이 쓰는 처방은.

감기에 걸렸거나, 배탈이 났을 때 주로 처방하게 되다보니 연교패독산, 갈근탕, 행소탕, 불환금정기산 등을 가장 많이 쓰고 있다. 아이들이 더 어렸을 때에는 해열을 위해 탕약을 처방해야 할 경우가 제법 있었지만 요즘에는 감기에 연교패독산, 갈근탕 1-2일 복용으로 마무리가 되는 경우가 많아 보약을 먹일 때 외에는 거의 보험한약으로 치료하고 있다. 그 외에 비보험 과립제로는 '오령산', '갈근탕가천궁신이', '마행감석탕' 등을 쓸 기회가 종종 있었다. 특히, 오령산은 아이들이 설사와 수입즉토(水入卽吐) 증상을 보이는 장염을 앓았을 때 정말 요긴했고, 아이들 아빠의 숙취해소에도 큰 도움이 되기 때문에 상비하는 처방이다.

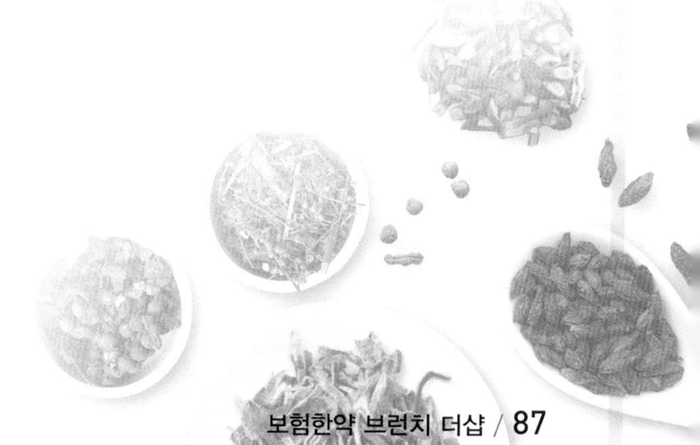

글 경희윤한의원
임선영 원장

보험한약에 아쉬운 점은.

다른 회원들도 지적한 부분이지만, 일단 보험한약에 등재된 처방이 56가지로 한정돼 있다는 점이 아쉽다. 56가지 처방이 언제 어떤 기준으로 정해진 것인지는 몰라도, 꼭 포함됐으면 하는 처방들이 많이 빠져있고, 불필요한 처방들도 있다. 개인적으로는 오령산, 맥문동탕, 당귀수산, 갈근탕가천궁신이, 배농산급탕, 소풍산 등의 처방이 추가됐으면 하는 바람이 있고, 통증 환자의 탕약을 처방할 때 종종 사용하는 마황을 뺀 오적산 처방도 추가됐으면 좋겠다.

또한, 적응증의 범위가 넓은 사상처방들도 목록에 포함됐으면 하는 바람이다. 감기로 내원한 소아환자들 가운데 다른 증상은 거의 마무리가 되어도 콧물이 제법 오래가는 경우가 있다. 짧은 임상경험에서 나온 판단이긴 하지만 소양인으로 진단되는 아이들의 경우에서 주로 관찰되었던 것 같다. 이 경우, 발산과다로 혹은 감기를 오래 앓으면서 소양인의 부족한 음이 더욱 더 부족해진 것으로 보고 형방지황탕, 형방도적산, 형방사백산 등으로 마무리를 해 주면 감기가 비로소 해결되는 경우가 제법 있었다. 소양인 처방뿐 아니라 태음인 태음조위탕, 열다한소탕, 소음인 향소산 등의 처방도 추가되었으면 하는 바람이 있다.

보험한약 사용을 검토하는 회원들에게 전하고 싶은 메세지가 있다면.

한의사가 진료하는 병의원 가운데 소위 '동네한의원'의 형태가 가장 큰 비중을 차지하고 있다. 일반인들이 동네한의원에 내원하는 목적은 근골격계 질환으로 인한 침치료를 원하는 경우가 대부분이고, 그 외 보약 및 치료를 위한 탕약 처방만을 위해 내원하는 경우는 큰 비중을 차지하지 않을 것으로 본다.

1차 의료기관인 동네한의원이 지역 주민들의 건강을 책임지는 동네주치의로서 자리매김 하려면 1차 질환인 감기, 소화기 질환 등에 처방할 수 있는 보험한약이라는 무기가 반드시 필요하다고 생각한다. '한약'하면 '몸에 좋은 값비싼 보약'을 떠올리는 환자들에게 한약에 접근하는 문턱을 낮춰줄 뿐 아니라 치료의학으로서의 한의약의 위상을 제고하는 데에도 도움이 될 수 있다.

한의사이기 이전에 아이들을 키우는 엄마의 입장에서는 감기 치료를 위해 무분별하고 과도하게 항생제가 남용되고 있는 현실을 개선해나가기 위해서 여러 회원들께서 보험한약 사용을 확대하는 데 동참해 주셨으면 한다. 지난해 11월 질병관리본부가 처음으로 소아 감기(급성상기도감염)에 대한 올바른 항생제 사용법 지침을 개발해 의료기관에 배포한다는 기사에 아동에게 처방되는 항생제의 75%가 급성상기도감염에 처방되고 있다는 통계도 함께 실려있던 것을 봤다.

아이들을 키우는 주변 지인들에게 이러한 내용과 항생제 남용의 문제점을 알려주며 '보약 지으러'가 아니라 '감기 치료하러' 주변 한의원에 내원하시라고 권하곤 하는데, 보험한약을 다양하게 구비해 놓은 한의원이 생각보다 많지 않아 안타까울 때가 있다. 우리 아이들의 건강한 미래를 위해, 다양한 보험한약으로 감기 치료를 잘 하는 한의원이 많이 생겨나길 바라본다.

2. 나의 애용처방

① 형개보중탕(비보험 탕약)

황만기 원장의 프로네시스 세미나를 통해 접하게 된 형개보중탕(형개 연교 방풍 치자 당귀 천궁 백작약 지각 시호 황금 백지 길경 3, 황기 금은화 감초 5, 인삼 백출 3, 진피 2, 승마 1)은 잦은 감기를 호소하는 어린이 환자에게 빈용하는 처방이다. "저희 아이는 감기를 달고 살아요~" "감기 덜 걸리게 면역력 좀 높여주세요" 라고 하는 아이들에게 처방하면 "3개월은 감기 안 하고" 혹은 "감기 훨씬 덜 하고" 지냈다는 얘기를 많이 듣게 되는 처방이다. 감기 잘 걸린다고 호소하는 아이들 중 주로 콧물보다는 코막힘 증상이 더 많고, 기침으로 감기가 마무리되는 경향의 아이들에게 효과가 좋았던 것 같다.

② 소청룡탕(보험한약/비보험 과립제)

맑은 콧물, 재채기, 기침을 동반한 감기 혹은 비염 증상에 1차적으로 선택하는 처방이다. 수양성 맑은 콧물과 재채기를 호소하는 감기 초기, 비염 증상에 대체적으로 효과가 좋은 편이지만 비점막, 눈의 가려움이 동반되는 비염의 경우에는 증상의 경중에 따라 소청룡탕만으로는 치료가 더딘 경우가 있다. 비점막, 눈의 가려움을 주증으로 호소할 때는 소풍산에 가감한 탕약 처방이 더 효과가 좋은 편이다.

③ 형개연교탕(보험한약)

찐득한 콧물, 노란 콧물에는 기본적으로 형개연교탕을 처방한다. 특히, 노란 콧물이면서 풀면 잘 나오는 콧물의 경우에는 형개연교탕을 쓰고 노란 콧물이 고여 있지만 코막힘을 더 호소하고, 풀어도 잘 나오지 않는 노란 콧물의 경우에는 갈근탕가천궁신이 혹은 갈근해기탕을 쓰는 것으로 감별한다. 노란 콧물을 주증상으로 호소할 때 형개연교탕을 처방하지만, 노란 콧물의 존재로 인해 파생되는 증상들(후비루, 비인두염으로 인한 기침)에도 형개연교탕을 처방한다. 또한 노란 콧물이 존재한다는 것은 감기가 시작되고 국소 부위에 염증의 상황이 지속되는 것으로 보고, 국소 부위의 염증 치료(중이염)에도 형개연교탕을 종종 처방하고 있다.

④ 연교패독산 + 소청룡탕(보험한약/보험 과립제)

감기 치료를 위해 우리 한의원에 내원해서 치료받은 경험이 있는 환자들은 이제 교육이 잘 되어 "감기가 오려고 할 때" 바로 내원하게 된다. 감기가 오려고 하는 증상으로 몸이 으슬으슬하고, 머리도 띵하고, 목이 아프면서 재채기, 맑은 콧물이 있다고 하는 경우가 많아 연교패독산과 소청룡탕을 합방한 처방을 가장 많이 쓰고 있다. 보통 연교패독산+소청룡탕 2일분 처방하고 나면 바로 좋아져서 재내원을 안 하는 경우가 많은데, 때로는 이후 소청룡탕만 처방하여 치료를 하거나 형개연교탕으로 바꿔서 치료를 이어가는 경우가 있다.

간혹 소청룡탕을 복용하면 재채기, 맑은 콧물은 좋아지는데 소화가 잘 안 된다고 호소하는 환자분들이 있어 고민이 될 때가 있다. 주로 소양인으로 보이는 환자들의 경우에서 그러한데, 이러한 경우에는 연교패독산만 우선 처방한 후 형개연교탕으로 변방하거나, 하루 이틀 정도 소화가 덜 될 수 있다는 점을 고지한 후 연교패독산+소청룡탕을 우선 처방한 후 변방하는 방법을 고려한다.

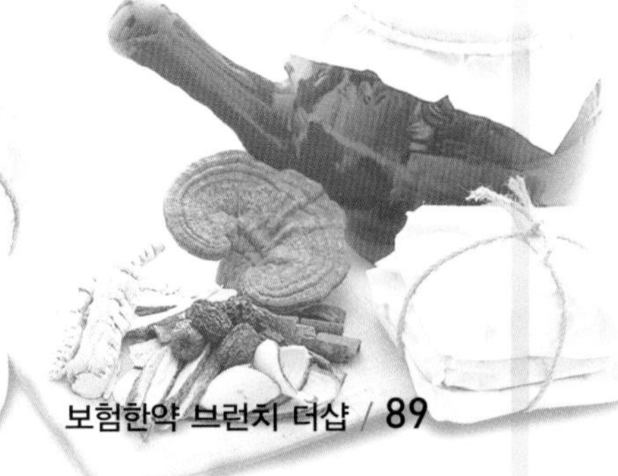

⑤ 갈근탕가천궁신이(비보험 과립제)

갈근탕가천궁신이는 비보험 과립제로 종종 처방하는데, 보험한약 갈근탕에 천궁, 신이가 더해져 구성은 갈근탕과 비슷한 처방이지만 갈근탕보다 훨씬 더 다양한 증상에 자주 활용하고 있다. 코막힘 비염이나 풀어도 잘 나오지 않는 노란 콧물이 있을 때 주로 처방하지만 급만성 부비동염에도 효과가 좋은 편이다. 최근에 치료받은 환자분 가운데 30여 년 전 부상을 당한 이후로 좌측 코에만 노란 콧물, 코막힘 증상이 있고 감기에 걸리면 좌측 안면통이 함께 동반된다는 50대 남성이 있다. 이 환자의 얼굴을 정면에서 보면 콧날이 휘어지고, 양쪽 안면이 비대칭을 이루고 있고 좌측 비공이 더 커서 양쪽 비공도 비대칭을 이루고 있는 것이 관찰되었다. 허리와 무릎의 통증을 주소로 침치료를 원하여 내원하였지만 만성 부비동염 치료를 위해 갈근탕가천궁신이 과립제 복용을 권유하여 1달간 복용하였다. 그 결과, 코막힘, 노란 콧물이 줄어든 효과와 더불어 좌측 비공의 크기가 줄어들고, 휘어 보였던 콧대가 바르게 되어 만족했던 사례가 있었다.

⑥ 나의 애용방 – 계지복령환 합 당귀작약산

다이어트 환자 중에 식욕은 별로 없는데 자꾸 살이 찌고 있어서 내원했다는 환자들이 종종 있다. 문진을 해보면 "식욕이 없다"고는 하지만 식이양은 결코 적지 않은 경우도 많지만, 실제로 식욕이 없어 식사량은 매우 적은데도 과체중에 체격도 있는 편인 경우도 많다. 필자는 본원에 내원하는 비만 환자들에게 환약처방(통증제형학회)만을 하고 있는 터라 가감을 통해 환자에게 맞춰서 다이어트 처방을 할 수는 없는 실정이다.

위와 같이 식사량에 비해 살이 찌는 편인 환자들은 기본적으로 위장이 약하여 소화흡수 기능이 저하되어 있는데다 水濕의 문제를 끼고 있는 경우가 많다. 근육의 탄력도 떨어져 소위 "물살" 체질인 경우가 많고, 식이 및 소화력의 저하로 전신적인 영양상태 또한 좋지 않아 빈혈의 증상도 동반하는 경우가 많다. 이런 환자에게 다이어트 환약을 처방하면 속이 미식거리는 증상이 너무 심하고, 식사량이 더 줄어드니 기력이 없어 아쉽게도 다이어트 프로그램을 중단하는 경우가 많았다.

고민 끝에 정체된 수분과 이로 인한 순환장애로 수습+혈허의 상태를 띠고 있는 위와 같은 환자의 경우에는 다이어트 환약과 함께 계지복령환과 당귀작약산을 합방한 환약(본원에서는 '붓기환'이라고 칭함)을 추가로 처방하기 시작했다. 붓기환은 용량대로 복용하되, 다이어트 환약은 컨디션에 따라 조절해서 복용하도록 지도하는데 환자들의 만족도가 높은 편이다. 붓기환+다이어트 환약을 3개월 복용한 무용을 전공한 20대 환자는 목표한 체중 감량 및 붓기 제거가 되었을 뿐 아니라, 초경 이후 생리 때마다 보였던 덩어리가 심하고 어두운 색을 띠는 생리혈이 선홍색의 덩어리 없는 생리혈로 변화가 되고 어지러움, 핏기 없는 혈색 등이 많이 개선되어 만족했던 경험이 있다.

체중감량을 목표로 하지 않더라도 얼굴, 손, 종아리 등의 부종을 호소하는 "물살" 환자들에게도 종종 처방하고 있는데, 일주일분 처방만으로도 붓기 개선 효과가 뚜렷해 한 번 복용을 시작하면 2–3달씩 복용하시는 경우도 많다. 대체로 꾸준히 복용하면서 붓기가 빠져 얼굴 윤곽이 날렵해지고, 평소보다 대소변 배변이 활발해져서 몸이 가벼워졌다며 만족하는 편이다.

3. 기억에 남는 임상례

① 골반염에 자주 이환되는 환자에게 연교패독산 + 형개연교탕

10년 전 처음 발병한 이후로 컨디션이 안 좋거나, 스트레스를 많이 받으면 골반염에 이환되어 심한 경우에는 1년에 1-2차례 입원까지 하곤 했던 40세 여환이 있다. 소복통, 오한과 함께 증상이 시작되어 발열, 움직이기도 힘든 복통으로 진행되어 응급실을 통해 입원 절차를 밟은 경험도 몇 차례 있었다고 한다. 이 환자는 2015년 봄에 처음으로 필자에게 진료를 받게 된 환자로서, 첫 진료 때는 1년간의 출산 휴가 후, 복직을 앞두고 보약 처방을 원하여 내원했었고, 그 이후로는 아이들 감기 치료를 위해서만 몇 차례 내원을 했었다.

이후 2016년 1월에 심한 소복통으로 산부인과에 내원하여 골반염 진단을 받고 입원 치료 후 퇴원을 하게 됐는데, 주기적으로 발생하는 골반염에 지속적인 항생제 치료를 받게 되는 것이 너무 걱정이 되기 시작했다고 한다. 마침, 감기 및 만성 중이염으로 한 달에도 수차례 항생제 처방을 받곤 했던 자신의 아이들이 보험한약으로 감기 치료를 시작하면서는 항생제까지 써야 할 경우는 눈에 띄게 줄어들고 있다는 걸 깨닫게 되어 우선, 본인이 감기에 걸렸을 때 아이들에게 쓰고 남은 보험한약(연교패독산, 소청룡탕, 형개연교탕)을 먹어보게 되었다고 한다. 감기가 오려고 할 때, 인통과 재채기 맑은 콧물이 있는 편이라서 아이들에게 먹이던 대로 연교패독산과 소청룡탕을 함께 복용하였는데, 1-2일 복용 후 증상이 소실되어 감기를 수월하게 이겨낸 경험을 몇 차례 하게 됐다.

문제의 골반염이 오려고 할 때도 소복 부위의 통증과 함께 오한이 나타나기 시작할 때, 연교패독산 혹은 연교패독산 합 형개연교탕을 복용해보기 시작했다고 한다. 처음 몇 차례는 심하지 않은 골반염이었거나, 골반염이 아닌 감기 증상이어서 나았나 생각을 했는데 2016년 1월 이후 현재까지는 골반염으로 입원을 하지 않고 지내왔고, 늘 피곤하거나 스트레스 받을 때, 곧 골반염이 올지도 모르겠다는 두려운 마음이 별로 들지 않고 지내온 것을 보면 급성 골반염이 시작되려고 할 때 연교패독산, 형개연교탕 보험한약 복용을 한 것이 효과가 확실히 있다는 생각이 든다고 말씀하였다.

발병 당시 상황이 환자분께서 말씀하신 대로 실제 골반염이 시작되려고 한 것인지, 오한과 소복통이 동반된 감기가 시작되었던 것인지는 필자가 직접 추적관찰을 하지 못해 일반적으로 급성 골반염 초기에 연교패독산, 형개연교탕이 효과가 있다고 말하기에는 무리라고 판단된다. 다만, 증상이 나타나는 초기에 한방 항생제라고 불리기도 하는 금은화, 연교 등이 들어있는 연교패독산과 형개연교탕으로 염증 확산을 막을 수 있는 효과를 기대할 수 있지 않을까 생각해본다. 앞으로 이와 관련된 더 많은 임상례를 접하고 연구를 해 볼 수 있기를 기대한다.

② 아이들의 장염에 곽향정기산, 위령탕, 형방지황탕으로 치료한 후기

필자는 세 아이를 키우고 있는 엄마 한의사이다. 세 아이를 키우고 있는 경험이 어린이 환자나 출산 전후의 임신부를 진료하는 데 소중한 밑거름이 되고 있는데, 특히 아이들이 한 번씩 아프고 나면 새로 배우게 되는 것들이 생긴다.

몇 년 전 겨울에 세 아이가 동시에 장염에 걸려 일주일 가까이 아이들을 돌본 적이 있었다. 세 아이들 모두 구토로 시작해서 복통 설사로 진행이 되어 위령탕으로 시작하여 곽향정기산을 3일가량 복용시켰다. 모두 같은 증상과 경과를 보였기에 같은 처방으로 조리하고 있었는데, 3-4일쯤 지나니 둘째 아이는 설사가 마무리되고, 죽이 아닌 일반 식사가 가능해졌다. 그리고 무엇보다, 가을 겨울이면 약간 건조하고 습진도 잘 생기곤 하던 아이의 피부가 장염을 앓은 이후 훨씬 더 좋아져 신기했다. 며칠간 구토, 설사를 하면서 위장관의 노폐물이 말끔히 비워지니 오히려 피부는 더 좋아진 것으로 보인다. 평소 태음인이라고 추정하고 있던 아이인데, 상대적으로 陰이 有

餘하고, 습열이 있는 편이라 이러한 결과가 나타났던 것 같다.

반면, 첫째와 셋째는 곽향정기산을 2-3일쯤 더 복용시켰는데도 설사가 말끔히 마무리가 되지가 않았고, 식욕도 여전히 없어 아이들의 컨디션이 회복될 기미가 보이지 않았다. 평소 이 두 아이들은 소양인에 해당한다고 생각하고 있던 터라 소양인 형방지황탕으로 처방을 바꿔보았더니 설사도 마무리가 되고 기력도 회복되어 치료를 종결했다.

평소에 우리 아이들이 감기에 걸렸을 때, 첫째와 셋째는 연교패독산, 형개연교탕을 주로 처방하지만 둘째는 갈근탕, 갈근해기탕을 처방하곤 했었는데 동시에 비슷한 증상으로 시작된 장염에도 각각 처방과 경과가 다를 수 있겠다는 생각을 하게 된 계기가 된 치험례였다. 순환저하로 습열이 쌓이기 쉬운 경향의 태음인 환자는 발산, 구토, 설사로 인해 오히려 몸의 순환이 개선되어 체력 손실도 덜하고, 이환 기간도 짧을 수 있지만 상대적으로 陰이 부족하기 쉬운 소양인은 오랜 설사, 발한, 오랜 이환 기간 등으로 부족해질 수 있는 陰分을 채워줄 수 있는 마무리 처방까지 필요할 수 있다는 것을 배우게 된 계기가 되었다.

③ 3개월 이상 기침을 하던 72세 여환 치험례

평소 감기에 걸리면 늘 기침을 오래 하던 여환인데, 작년 가을 무렵부터 시작된 기침이 폐렴으로 이어지고, 독감도 앓고 난 이후로 체력이 많이 저하된 상태로 내원했다. 내원 당시, 진해 거담제 및 기관지 확장제를 수개월째 복용 중이었고, 내원하기 며칠 전부터 근육통이 있으면서 목이 더 잠기고 기침이 더 심해진 상태로 말씀을 하실 때마다 약간 쉰 듯한 기력 없는 목소리가 관찰되었다. 양약을 오래 복용하시는 와중에도 기침은 멈추지 않고, 소화력도 급격히 저하되어 2개월 전부터는 죽만 드시는 상황. 체력과 소화력이 저하된 상태에 콜록이는 기침보다는 가래가 끼는 잔기침이 주 증상이고, 콧물은 없다고 하셔서 삼소음을 21포 처방하고 하루에 4포씩 드시게 했다.

2일 후에 다시 내원을 하셨는데, 기침 횟수는 줄었으나 한 번 기침을 하면 폭발적으로 하는 느낌이고, 인후부에 자극감이 있으며, 가래가 더 진해지고 많아졌다고 하셨다. 비보험 맥문동탕 연조엑스와 행소탕 사이에서 고민을 하다가 보험한약을 워낙 선호하시는 것을 고려하여 행소탕 3일분으로 변경하여 처방하였다.

2일 후에 다시 내원하셨을 때에는 기침이 많이 잦아들고 기침과 자극감이 많이 소실되고, 가래도 많이 소실되었다고 만족하셨다. 수개월간 지속됐던 기침이 생각보다 빨리 마무리되어 기뻐하시면서 이번에는 반하백출천마탕을 처방받을 수 있는지 문의하셨다. 이 환자분은 평소 소화력이 약하고, 체력 저하가 빈번한 마른 체형의 환자로서, 예전에 방문했던 한의원에서 보중익기탕 보험한약을 드시고 좋았던 기억을 더듬어 직접 보험한약네트워크 홈페이지 및 블로그를 꼼꼼히 검색해보신 후 본원에 내원하시게 되었다고 한다. 보험한약 네트워크 블로그를 통해 본인에게 반하백출천마탕이 잘 맞겠다는 생각을 하셨던 터라, 기침이 어느 정도 마무리되었으니, 반하백출천마탕을 처방받고 싶다면서 평소 피로하면 늘 두통이 있고, 두통의 양상은 전체적으로 은은한 통증이라고 하셨다. 소화가 안 되면 늘 머리가 같이 무거우면서 체했을 때는 평소보다 두통이 더 심하게 있다고 하셨다. 반하백출천마탕 4일분을 처방했는데, 4일 후에 다시 내원하셔서 반하백출천마탕을 복용하니 소화에도 도움이 되고 두통도 많이 경감했다면서 만족하셨다.

④ 심한 오한을 호소한 환자의 구미강활탕 치험례

45세 여자 환자가 극심한 오한을 호소하며 내원하였다. 2주 정도 지속되는 오한 때문에 추워서 잠을 못 잘 정도라고 했다. 잘 때, 이불 두 겹을 덮어도 추위를 느끼며, 낮에도 오한이 지속된다. 밤에 잠을 못 자는 증상이 가장 불편하다고 하였다. 오한 외에 발열, 해수, 콧물 등의 감기 증상이 동반되지는 않으며 신체통을 호소하지도 않았다. 2주 정도 수면이 불규칙했던 것에 비해 컨디션도 양호한 편이었다. 체격이 다부지고 기육이 튼실한 편이라 보험약 갈근탕과 구미강활탕 중에 고민을 하다가 근육통, 발열 등의 증상 없이 오한이 주 증상인 것을 보고 구미강활탕 2일분 12포(한신제약)를 처방했다.

이틀 후 다시 내원했는데, 복약 후 20~30분 후에 몸에 후끈한 느낌이 들지만 이후 다시 한기가 드는 정도로 변화가 있다고 했다. 그리고 추워서 잠을 잘 못자는 증상은 조금 완화되었다고 했다. 며칠 더 복용해보시기로 하고, 4일분 24포를 추가로 처방하였다. 일주일 후쯤 전화 상담을 통해 말씀을 나눠보니 한기가 간혹 들기는 하지만, 잠을 청하기 어려울 정도의 오한은 많이 소실되어 만족스럽다고 했다. 바쁜 일정으로 내원하시기가 어려운 상황이라 추가 처방은 하지 않고 치료를 종료했다. 2주가량 지속된 오한이 6일 처방으로 쉽게 가라앉은 것을 보면 환자의 체력과 컨디션이 양호한 상황에서 울체된 表를 가볍게 풀어주는 것만으로도 몸의 균형을 회복할 수 있던 것으로 판단된다. 구미강활탕이 아닌 갈근탕, 패독산류 처방도 어느 정도 유효하지 않았을까 생각된다.

⑤ 피로를 주소증으로 한 백혈구 감소 환자 1례

만 38세의 여환으로 피로를 주소로 내원한 환자이다. 현역 발레리나로 활동하다 올 상반기에 발레교습소를 시작한 이후로 신경 쓸 일도 많고 육아와 병행하느라 피로한데 입맛이 없어 식사를 거르게 되니 식사 대용으로 복용할 수 있는 한약이 없는지 문의하셨다. 160cm 44kg의 마른 체격으로 입맛이 없고 바쁜 스케쥴로 인해 1/3 공기 정도의 식사량으로 보통 하루 2회 식사를 한다고 했다. 맥상은 좌측에 비해 우측이 현저하게 약했고, 우측 촌부에 비해 관맥이 미약한 경향을 보였다.

환자분께서 내원하시기 직전에 대학병원에 들러 일주일 전 채혈한 혈액검사지를 가지고 오셨다며 보여주셨는데 백혈구 수치가 2,200, 백혈구 비중이 호중구는 낮고 림프구는 높아진 상태로 전반적인 면역력 저하가 우려되는 상황이었다. 적혈구 수치는 정상이었지만 혈색소, 평균적혈구용적 및 평균적혈구혈색소농도 등의 수치는 참고치를 약간 밑돌아 빈혈 또한 우려되었다. 해당 대학병원에서는 잘 쉬고 무리하지 말라는 티칭과 함께 3개월에 한 번씩 혈액검사를 하라는 권고만 들었다고 한다.

이 환자분은 발레를 20여 년 이상 꾸준히 하시면서 적은 식사량에 비해 신체활동은 왕성히 해오는 패턴을 유지하고 계셨고, 최근 들어 기력이 저하된다고는 하셨으나 목소리에도 힘이 있었고, 대소변, 소화, 한출에 있어 양호한 컨디션을 보였다. 다만 최근에 꿈을 많이 꾸고 수면시간이 줄어들어 수면부족으로 인한 피로감이 큰 것으로 판단되었다. 따라서, 식욕을 증가하여 식사량을 늘리는 쪽의 補氣藥 보다는 백혈구수를 증가시켜 혈액 구성 성분 수치의 안정화 및 수면의 질 개선, 근골격계 과사용으로 인한 뒷목, 어깨, 등의 피로감을 완화하는 것을 목표로 선방을 했다. 계혈등, 황기, 숙지황, 적작약, 천궁, 당귀, 두충, 속단, 보골지, 골쇄보, 구기자, 황정, 단삼, 인삼, 산조인, 녹용(원용 상대)으로 처방을 구성하여 7월 12일 1차, 8월 24일에 동일 처방으로 2차 처방을 했다. 하루 2팩을 복용량으로 정했으나 처음 며칠간 하루 2팩씩 복용했더니 붓는 느낌이 든다고 하여 하루 1팩씩 두 달 반가량 복용하였다.

상기 처방을 복용하면서 잠을 좀 더 푹 잘 수 있었고, 피로감이 개선되었다고 하였다. 복약기간 중인 9월 초에 몸살기가 있어 진료 받는 과정에서 혈액검사를 했었는데 백혈구 수치가 3,800 정도로 회복이 되었고, 호중구는 증가하고 림프구는 감소하여 백혈구 구성비중도 안정화가 되었다는 소식을 전했다. 또한 루프 시술 후 10년 동안 생리가 거의 없고, 하혈에 가까운 형태로 한 번씩 있었는데, 8월 중순경 정상적인 생리를 하게 되었다고 하였다. 血이 有餘해지면서 나타난 호반응으로 보인다. 10월 중순에 다시 대학병원에 내원하여 혈액검사 수검 후 다시 내원하여 수치를 확인하기로 하였다.

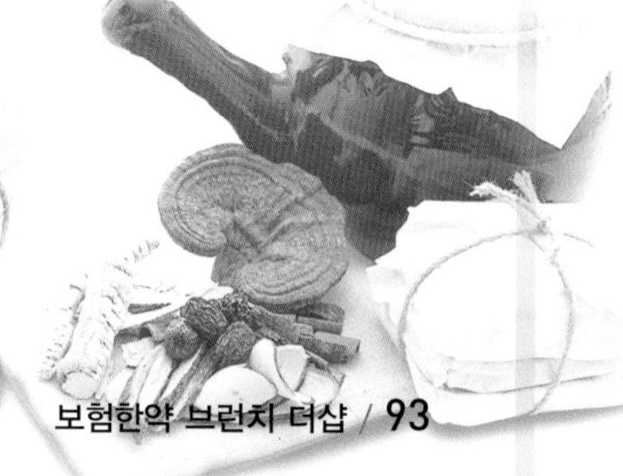

표 1. 2018년 7월 혈액검사 결과

빈혈 및 혈액학적 검사

검사항목		참고치	단위	현재결과
백혈구수	WBC	4~10	개/mm^3	2.2
적혈구수	RBC	3.6~4.8	만개/mm^3	4.34
혈색소량	Hb	12~16	g/dL	11.1
혈구용적치	Hct	36~48	%	34.0
혈소판수	Platelet	130~450	천개/mm^3	201
평균적혈구용적	MCV	86~102	fL	78.5
평균적혈구혈색소량	MCH	26~32	pg	25.6
평균적혈구혈색소농도	MCHC	32~36	g/dL	32.7
적혈구변이계수	RDW	11.5~14.5	%	16.7
혈소판변이계수	RDW(SD)		fL	16.7
혈소판용적백분율	PCT	0.15~0.42	%	0.154
혈소판분포폭	PDW	15.1~18.6	fL	17.3
평균혈소판용적	MPV	6.8~10.0	fL	7.7
백혈구백분율	Neutro	40~74	%	31.30
	Lympho	19~48	%	53.88
	Mono	3.4~9	%	7.70
	Eosino	0~7	%	6.44
	Baso	0~15	%	0.68
혈청철	Iron			
총철결합능	TIBC			
불포화철결합능	UIBC			
혈청페리틴	Ferrtin			

표 2. 2018년 9월 혈액검사 결과

처방일: 2018-09-06(15-1) 검사일: 2018-09-06	검체접수일: 2018-09-06 15:53 검체접수자:		검사자	
* ANC(Absolute Neutrophil Co	1919			
WBC	3.80	4	10	L
RBC	4.31	3.8	5.8	
Hb	11.2	11.5	16.0	L
HCT	34.4	37.0	47.0	L
MCV	79.8	80	100	L
MCH	26.0	27.0	32.0	L
MCHC	32.6	32.0	36.0	
RDW	14.6	11.0	16.0	
PLT	252	150	500	
MPV	10.0	9.1	13.3	
PDW	9.6	9.9	18.5	L
PCT	0.25	0.15	0.50	
Segmented Neutrophil	50.5	33.1	76.2	
Lymphcyte	37.5	17.9	55.6	
Monocyte	7.3	2	10	
Eosinophil	4.4	0	5	
Basophil	0.3	0	2	

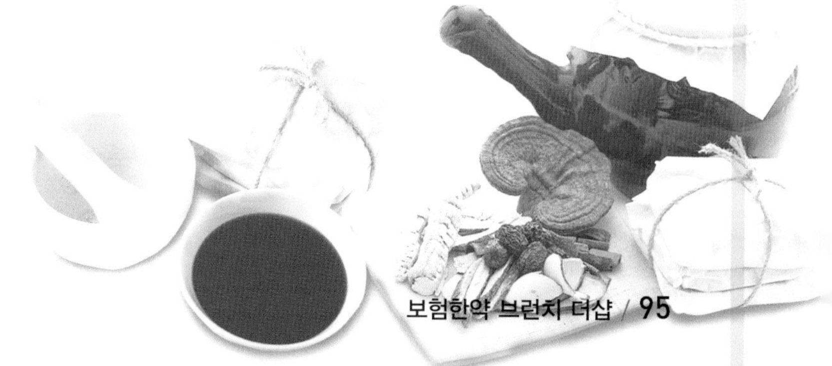

글 체원한의원
김지권 원장

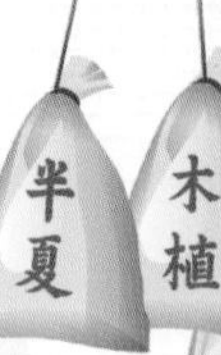

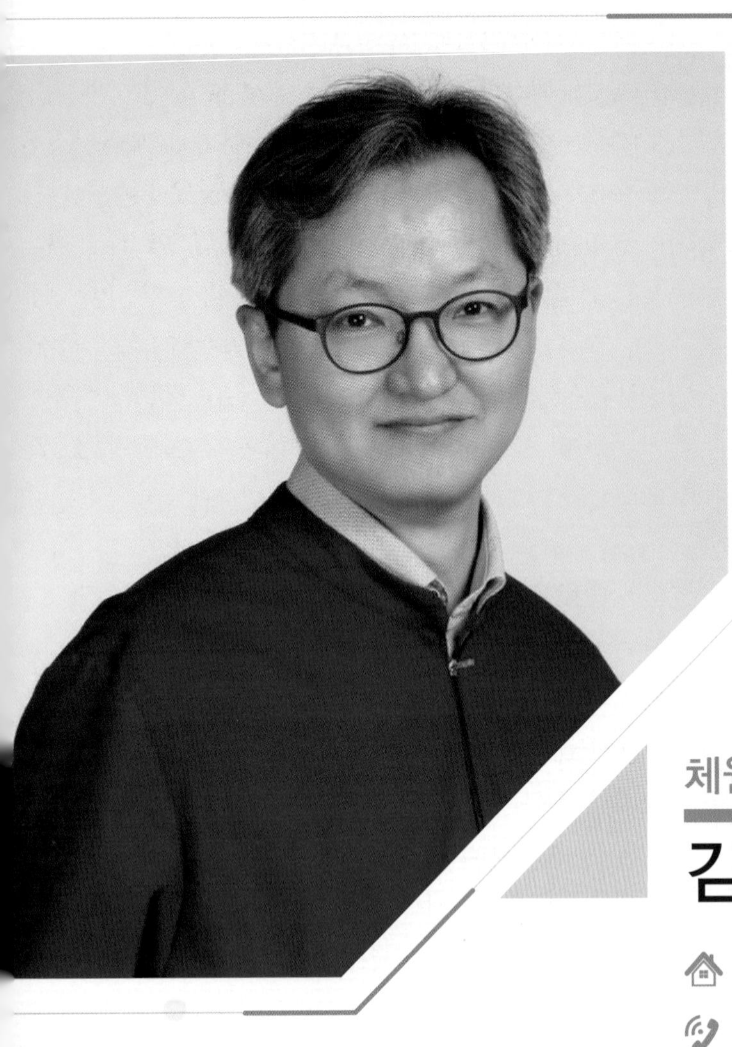

체원한의원

김지권

서울 강동구 상암로 11 (암사동 509)
02-481-5355 ※ 목요일 휴진

- 8체질의료인싸이트 Onestep8.com 운영자
- 일본 척추골반교정법 JRC 한국공인강사
- 한방병리학 석사
- 前) 빛과 소리 하성한의원 진료원장
- 前) 한초당한의원원장

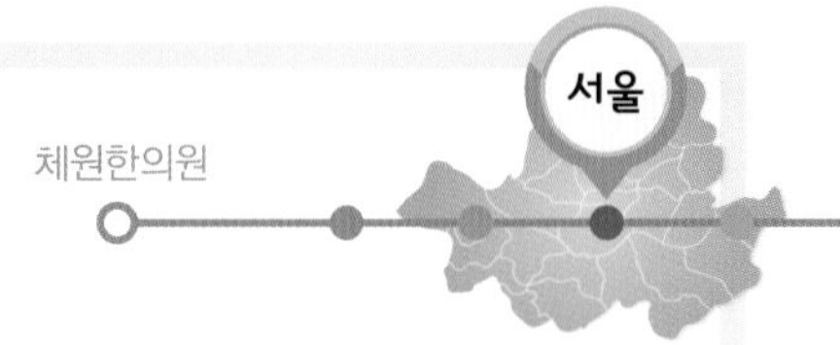

1. 한의원 소개

개원 당시 어떤 한의원을 만들겠다는 꿈을 꾸었고, 만들어 왔는가.

증상과 체질을 종합해서 치료한다는 기본적인 원칙을 가지고 있는데 증상은 여러 가지 변증기법을 통해서 분석하고, 체질은 8체질 맥진을 기본으로 대강을 파악한 후에 두 가지를 종합해서 최선의 방향을 찾으려고 노력한다. 난치성 질환보다는 통증, 염증질환, 수면장애 등의 증상을 중점으로 다루는 한의원을 만들어서 가벼운 질환을 가지고 있어도 부담 없이 찾을 수 있는 장소로 만들고자 했다. 그리고 이러한 기능적인 문제와 더불어 몸의 물리적인 구조에서 발생하는 질환군을 다스리기 위해 관절운동의 개선을 도모하는 여러 교정법을 학습하고 연구해 왔다.

보험한약을 사용한 계기가 무엇이었나.

진료실에서 만나게 되는 분들 중에는 시간을 내기가 어려운 분들이 많다. 겨우 주 1회 치료를 받는 정도만으로는 증상의 개선을 경험하기가 어렵고 또 잠시 좋아졌다고 하더라도 치료효과를 유지하기가 어렵다. 이런 경우에 보험한약을 사용해서 증상의 개선이나 치료효과의 유지를 도모할 수 있어서 좋았다. 물론 현재의 보험한약이 다양한 케이스에 적용할 수 있을 만큼 완비된 것은 아니지만 조금이라도 도움이 될 수 있는 처방들을 선택해서 처방해 나가는 것이 필요하다. 이를 통해 환자들이 한방치료에 대한 좋은 기억들을 만들어 가는 것이 중요하다.

어느 질환에 많이 처방하나.

보험한약을 많이 처방하는 질환에는 감기, 비염, 위염, 식도염 등의 염증성질환이 있고, 두통 요통 견비통 등의 통증질환이 있다.

진료에 있어서 체질침으로 접근할 때와 보험한약을 처방할 때 어떻게 연결 짓는지 궁금하다.

사실 체질침은 체질한약 즉, 사상의학처방과 호환성이 좋다고 볼 수 있다. 그런데 보험한약은 처방의 약재구성상 주로 태음인이나 소음인에게 맞는 약이 많으므로 처방의 군약을 따라 적용하는 것이 간편하다. 갈근탕이라면 태음인에 해당하는 목양체질이나 목음체질 그리고 일부 수음체질이 사용하는 식이 된다. 조금 범위를 넓혀서 속에 열이 많은 체질과 속이 냉한 체질을 구분해서 그게 2가지 타입으로 나누어 쓸 수도 있다. 황련해독탕은 성질이 찬 약으로 구성되어 있으므로 속에 열이 많은 체질인 태음인이나 소양인, 팔체질로는 목체질과 토체질에 그 탕증이 있을 때 우선적으로 고려해서 사용할 수 있다.

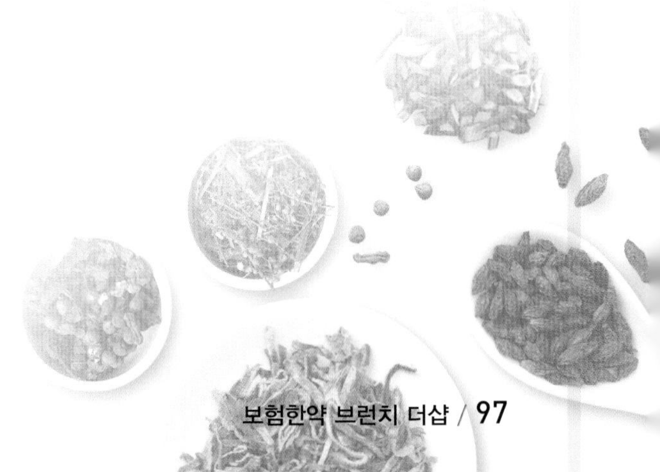

글 체원한의원
김지권 원장

2. 나의 애용처방

① 소청룡탕(보험한약)

화분증 등 알레르기성 비염의 첫 번째 처방이 될 수 있다. 맑은 콧물, 코막힘, 재채기, 묽은 가래, 기침, 알레르기성 결막염 등을 확인해서 치료하면 된다.

길익남애(吉益南涯)의 기혈수론(氣血水論)에 의하면 체표에서 땀으로 나가지 못한 수분의 정체가 소청룡탕증을 형성하는 포인트로 설명하고 있는데, 땀을 통해서 나가지 못한 수분의 정체로 인해 체내를 순환하는 기운이 그 수분을 콧물이나 가래의 형태로 보상하여 배출한다고 설명한다. 이러한 병리를 알면 체질적으로 땀을 흘려야 건강한 태음인이나 일부 소양인에게 더 적합함을 알 수 있다.

태음인의 경우에는 계절적으로 체표가 차가워지는 가을이나 겨울에 땀으로 나가지 못하는 수분이 설사의 형태로 지속되는 경우도 있는데, 이런 설사증을 목표로 소청룡탕을 투여해도 좋은 효과를 볼 수 있다.

체력이 약하고 손발이 차며 평소 소화기능이 떨어져 있는 소음인의 경우에는 소청룡탕 대신에 영감강미신하인탕을 투여하면 불편함 없이 치료가 잘 된다.

② 오령산(비보험과립제)

가장 기본적으로는 갈증과 소변불리를 목표로 투여하는 처방인데, 두통이나 어지러움 구토 복통 설사 등에 적용할 수 있다.

그러나 이 정도의 지식만으로는 오령산을 더 폭넓게 쓰기가 어렵다. 개인적으로는 감기의 회복기에 맥이 80회 이상이면서 갈증이 있거나 냉수를 마실 수 있는 경우라면 오령산을 투여한다. 이 때 환자 두통이나 어지러움증을 가지고 있을 수도 있는데 이것은 어디까지나 감기로부터 완전히 회복되지 않아서 나타나는 현상으로 해석할 수 있다. 만약에 갈증이 없다면 계지탕을 고려해야 한다.

③ 소시호탕, 시호계지탕(보험한약)

시호제를 선택하는 주안점은 흉협고만(胸脇苦滿)이다. 풍한사라는 외부적 요인이 감기를 만든다는 관점에서 보면 머리와 목 어깨 더 나아가서는 척추 전반의 긴장이 그 첫 단계이고 이것이 조금 더 심부로 영향을 주면 흉협부의 긴장을 유발한다. 그러므로 시호제는 초기감기에서 선택되는 처방은 아니다.

일본에서는 감기가 진행되어 입맛이 떨어지는 위장형 감모에 시호제를 사용하는 경향이 있다. 흉협고만이라는 횡격막과 늑골이 이어지는 부분의 긴장으로도 볼 수 있는 복진의 단서를 찾아서 활용한다. 최근에는 '기립위복진'이라고 해서 서 있는 상태로 늑골하각의 긴장을 촉진해서 시호제를 사용한다는 일본의 보고를 참고해서 임상에서 유용하게 사용하고 있다. 누웠을 때에는 촉진되지 않던 흉협고만이 서서 진찰하면 확인되는 경우가 있다. 시호계지탕은 흉협고만과는 별도로 명치와 배꼽의 중간부위의 긴장(심하지결)을 확인해서 사용하기도 한다.

흉협고만과 더불어 소시호탕은 음식을 강제로 먹으면 들어가지만 먹고 싶어 하지는 않고 말 수가 적어지는 심리적 특징도 존재한다. 소시호탕을 기준으로 해서 기허증이 조금 추가되면 보중익기탕, 혈허증이 조금 추가되면 가미소요산을 선택할 수 있다. 체질적인 기준이라면 소음인의 소시호탕증에 시호계지탕을 사용하면 간편하다.

④ 보중익기탕(보험한약)

체력이 저하된 사람에게서 전신권태감과 피로가 있다면 이 처방을 먼저 고려해야 한다. 말에 힘이 없으며 말을 하는 것이 귀찮아진다. 눈동자에 힘이 없어서 소위 안광이 강렬하다는 소양인과는 거리감이 있다. 식욕이 떨어져 있지만 강제로 먹으면 먹을 수 있다. 말을 하다 보면 입꼬리에 침이 고여서 닦아내야 한다. 피로감은 오전에서 오후로 갈수록 심해지나 일몰 이후에 더 심해지지는 않는다. 앞서 설명한 대로 소시호탕증에 기허증이 추가되면 보중익기탕을 적용할 수 있다. 단, 이 경우 흉협고만이 현저하지는 않다.

사상의학에서 변형된 보중익기탕의 목표증상은 자한이나 발열 등의 열증이 우세하지만 일본에서 보중익기탕을 쓰는 관점은 한증이 우세하다. 이동원은 내상병의 초기에는 열증이 말기에는 한증이 우세해진다고 하는 등 여러 다른 의견이 존재한다. 내상병의 시기와 개인의 체질적 조건에 따라서 자한이나 발열은 보중익기탕을 확정하는데 혼선을 줄 수 있다. 그래서 자한이나 발열보다는 다른 증상들을 위주로 감별하는 것이 좋다.

⑤ 반하사심탕(보험한약)

외부적 요인이 감기를 만든다는 종래의 관점에서 보면 머리와 목 어깨 더 나아가서는 척추 전반의 긴장이 그 첫 단계이고 이것이 조금 더 심부로 영향을 주면 흉협부에 긴장을 유발한다. 여기에서 더 진행되면 심하부에 긴장이 유발되고 병독이 이곳에 집중된다.

흉협부는 시호제의 구역이고 심하부는 반하사심탕을 비롯한 사심탕류의 구역이다. 물론 증상이 극심해지면 양쪽에 모두 긴장이 존재할 수도 있지만 주된 근거지를 말하자면 그렇다는 것이다. 기혈수론에서 소시호탕증은 흉협부에 수독이 정체되어 나타난다고 보았다. 이와는 상대적으로 반하사심탕은 명치 아래에 혈액의 정체가 병리형성과 전개의 포인트가 된다고 하였으며, 이를 해결하는 데에는 인삼이 큰 역할을 한다고 하였다. 소시호탕에도 인삼이 존재하지만 반하사심탕에서 인삼의 역할이 더 부각되는 것으로 해석한다. 그래서 반하사심탕증에서 심하부의 혈액정체가 심해지면 심해질수록 아랫배에서 수분대사를 담당하기 어려워져서 장명이 생긴다고 본다. 수독이 위주가 되는 소시호탕증에서는 장명이 없는 것이 기본이다. 주된 것은 움직이기보다 정체되는 양상을 띠기 때문에 물의 유동성으로 표현되는 장명이 없는 소시호탕증은 수분의 정체가 주된 것이다.

이러한 구도를 가지고 반하사심탕을 역류성식도질환이나 설사 등에 사용할 수 있다. 기타 다른 병명을 가지고 내원했더라도 심하부의 긴장과 장명이 연동되어 움직이는 현상들이 존재하면 충분히 응용할 수 있다.

⑥ 향사육군자탕(비보험과립제)

인삼을 사용해야 하는 심하비경心下痞鞭에 대해 환자는 자각적으로 명치 아래가 묵직하다고 호소한다. 많이 뭉칠수록 체위의 영향을 받기도 한다. 누우면 뭉친 것이 바닥으로, 서면 뭉친 것이 아랫배를 향해서 무게를 가지고 누르거나 당기는 것 같다고 표현한다.

또한 환자는 식욕이 없고 많이 먹으면 부대껴서 더 먹는 것에 대한 두려움을 가지고 있다. 이로 인해 기운이 떨어지고 피로감을 호소한다. 그리고 이것이 심리적인 스트레스에 의해 많이 영향을 받는다. 이 경우 단순히 체력보강을 위해 보약을 복용하고 싶어서 내원했더라도 향사육군자탕으로 먼저 소화기능을 정상으로 회복시키는 것이 필요하다. 통상적으로 4주 정도의 복약이 필요하다. 식욕이 돌아오고 식사량을 늘려도 부대끼는 것이 없다면 다른 처방을 사용할 수 있다.

⑦ 갈근탕(보험한약)

일본에서 갈근탕이 초기감기에 가장 많이 사용되는 이유 중의 하나는 병이라는 것이 체내를 순환하는 무언가의 정체로 인해서 생기고, 체표에 정체된 혈액이나 수분을 소통시킬 수 있는 약재가 갈근탕에 모두 들어 있다는 개념 때문이다. 갈근탕에서 수분의 정체를 해소하는 것은 마황이고 혈액의 정체를 해소하는 것은 갈근과 작약이다.

갈근의 적응증은 후두부와 경추 그리고 상부흉추로 이어지는 근육군의 전반적인 긴장이다. 오래 앉아서 작업을 한다든지 고개를 숙이고 스마트폰을 과다하게 사용하는 현대인들에게 이 구역의 긴장은 당연한 결과이다. 더구나 초기 감기는 이 구역의 긴장으로부터 시작되는 경우가 많기 때문에 갈근탕이 자주 사용될 수밖에 없다.

감기의 진행과정에서 초기단계, 즉 팔강변증에서 표증에 해당하는 이 구역의 긴장은 체외로 노폐물을 발산하여 처리하는 인체의 생리기능을 마비시켜 원래 속에 열이 많은 사람들에게 리열증을 더 빨리 생기도록 만들기도 한다. 이런 경우 갈근탕으로 효과가 없으면 갈근해기탕으로 신속하게 처방을 바꾸어야 하는 경우가 있다. 또 갈근탕 복용 이후 수면장애가 오면 연교패독산을 합방하여 대응하고, 기침이 심해지면 소청룡탕을 합방하여 대처한다.

3. 기억에 남는 임상례

① 오령산증 처리 후 십전대보탕 가감

17세 남학생이 내원했다. 소음인 타입이며 8체질 맥진으로는 수음체질로 보이지만 확진되지는 않는다. 어지러움을 호소한다고 어머니가 말씀하신다. 아들이 어지럽다고 하니 보약을 원하시는데 우선 치료가 필요한 증상을 확인하기로 했다. 자세한 증상을 물어보니 갈증이 있고, 소변이 시원치 않으며 대변도 잘 안 나오고 머리도 아프다고 한다. 미열이 느껴진다고 한다. 맥은 떠 있으며 분당 96회나 된다.

갈증과 소변의 문제가 위주로 된다고 판단하고 오령산 과립제를 5일분 처방하였다. 2일 후 증상의 경과를 전화로 확인하니 맥박수가 분당 87회로 개선되고 소변의 배출이 개선되었다고 한다. 대변의 상태는 여전하다.

다음 날 다른 증상의 개선이 보여 체력을 보충하는 한약인 십전대보탕을 처방하였다. 소음인 타입으로 판단되어 숙지황은 빼고, 무한 경향이라서 황기를 빼고, 아직 남아있는 오령산증을 고려하여 택사를 가미하였다(인삼5g 백출5g 백복령5g 감초5g 택사5g 당귀5g 백작약5g 천궁5g 계지5g – 20첩 28봉, 아침저녁 복용).

2주 후에 전화상으로 증상의 경과를 확인해 보니 대변과 소변이 모두 정상화되고 컨디션이 개선되었다고 한다.

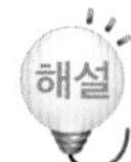

맥이 부삭(浮數)한 '계지탕증'에 갈증과 소변불리가 추가되면 '오령산증'이라고 보았던 길익남애(吉益南涯)의 이론에 따라 처방을 결정했다. 기혈(氣血)을 모두 보강하는 의미로 선정한 십전대보탕에서 체질과 증상의 조건에 따라 약재를 가감하였고 이를 통해 최선의 처방을 만들어 보았다.

② 수험생 스트레스성 탈진반응, 귀비탕

2010년 수능이 임박한 10월 어느 날 어머니 한 분이 여학생을 데리고 내원하셨다. 시험을 앞두고 있는데 재수생의 신분이라서 더 부담이 된다고 한다. 수능이 다가오면서 잠이 계속 쏟아지고 눈꺼풀이 무겁게 느껴진다고 한다. 본인의 표현대로 의욕상실의 상태이다. 원래 호흡기도 좋지 않고 만성적인 비염이 있다고 한다. 사람을 똑바로 쳐다보지 못하고 음성에도 힘이 없다. 식욕은 보통 정도이나 어쩔 수 없이 먹는다.

Selye의 스트레스학설 중 피로기(피비기)에 해당하는 상태로 판단하였고, 만성적인 염증에도 인삼이나 황기 등의 보약제를 사용하는 것 등에 착안하여 귀비탕을 기본으로 가미하여 처방하였다(인삼6g 황기6g 녹각4g 당귀4g 원육4g 산조인4g 백출4g 백복령4g 반하4g 생강4g 대조4g 목향3g 감초3g 원지3g 20첩 30봉, 아침 저녁 복용).

2주 후에 전화로 경과를 확인해 보니 생생한 목소리로 고맙다는 인사를 전한다. 모든 증상이 개선되어 시험 준비를 잘 하고 있다고 한다.

해설 환자가 호소하는 어떤 상태라는 것은 과거에도 있어 왔고, 현재에도 있고, 미래에도 그럴 것이다. 호소하는 증상을 바라보는 관점에는 한의학과 현대적인 개념의 공통분모가 존재하는 경우도 있어서 치료의 방향을 잡는데 도움이 되는 경우가 있다. 동의보감에는 귀비탕을 근심과 생각이 많아져서 건망증이나 가슴이 두근거리는 경우에 사용한다는 기록이 있는데 이것만으로는 활용범위를 넓히기가 쉽지 않기 때문이다. 이처럼 증상이 만성적인 경과를 보이거나 탈진의 경향일 때는 보약류도 함께 고려해 보아야 한다.

③ 어지러움과 진무탕

어린이날 공휴일진료를 하는 한의원을 찾아서 젊은 여성이 내원했다. 창백한 얼굴, 단아하고 차분한 인상, 조심스럽게 말하는 태도에서 소음인의 특성이 관찰된다. 평소에 소화 기능이 약한 편이었는데 4월 말부터 심해졌다고 한다. 안정 시에도 어지럽고 보행 시에는 더 심해지는 특성을 보인다. 추위를 타는 편이다. 갈증은 없고 울렁임은 심하지 않으며 대변은 비교적 정상적이다.

몸이 찬 사람에게서 나타나는 어지러움은 대체로 수분 정체로 인한 경우가 많고, 보행 중에 심해진다는 것에 착안하여 진무탕을 처방했다(백복령12g 백작약12g 생강12g 백출 8g 부자4g – 20첩 40팩, 아침 저녁 미온복).

점심에는 탕약의 복용이 불편해서 과립제 중에서 소화불량과 어지러움에 효과가 있는 반하백출천마탕 과립제를 점심약으로 처방했다.

내원 1개월 후 유선상으로 경과를 확인했는데 복약 후 현재는 어지러움이 소실되고 소화기능도 회복된 상태를 유지하고 있으며 몸의 전체적인 상태도 개선되었다고 한다.

해설 일본한방에서 진무탕은 음병(陰病)의 갈근탕이라고 불릴 정도로 다용되는 약이다. 몸의 면역반응이 항진된 양병에서 갈근탕은 표층의 병변으로 정체된 상태를 해소하는데, 진무탕은 몸의 면역반응이 저하된 음병에서 인체 심부의 정체반응, 주로 수분의 정체를 해결해 준다.

④ 토한 후에 갈증이 없는 경우, 외대복령음

퇴근 시간이 임박한 5월 어느 날 저녁 활달한 성격의 중년 남자가 내원했다. 명치 아래에 무언가 들어 차 있는 느낌이고, 무언가 매달려 있으면서 움직이고 주기적으로 찌르는 듯한 통증을 느낀다고 한다(명치 아래가 막힌 느낌은 아니라고 한다). 음식을 먹거나 물을 마시면 토하는데, 토하고 나서 갈증은 없다. 얼굴에 화끈거리는 열감이 있다. 장명음이 약간 있다.

토한 후에 갈증이 없는 경우는 외대복령음의 적응증이라는 길익남애(吉益南涯)의 이론에 따라 외대복령음 2첩을 처방했다.(생강8g 백복령6g 백출6g 인삼6g 진피5g 지실4g–2첩) 1시간을 끓여서 300cc를 만들어서 19시, 22시 그리고 익일 9시 복용하도록 지시했다. 다음 날 내원하여 전체증상의 70%가 소실됨을 보고하였다.

해설 길익남애(吉益南涯)는 토하고 나서 갈증이 없다면 외대복령음, 갈증이 있다면 복령택사탕이라는 감별법을 제시했다. 상기 환자 이외에도 이러한 팁을 이용해서 치료한 예가 더 있는데 외향적 성향과 내향적 성향 등의 체질적인 측면을 불문하고 증후군의 특성을 고려해서 치료하면 호전반응이 나타났다.

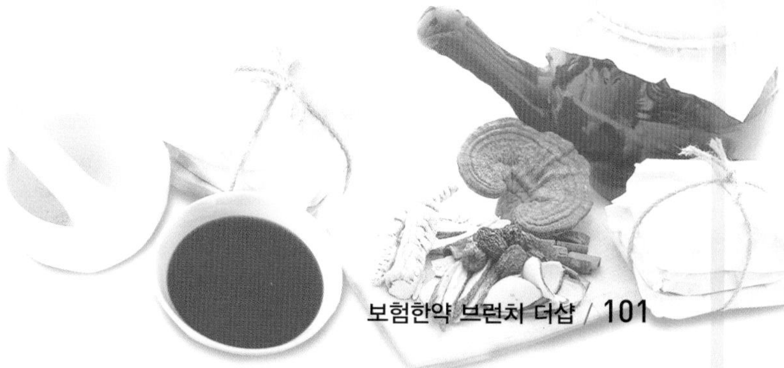

글 체원한의원
김지권 원장

⑤ 설사와 소청룡탕

날씨가 쌀쌀해지기 시작한 11월 중순, 84세의 남성이 보호자와 함께 내원했다. 주된 증상은 설사라고 한다. 정확한 횟수는 말하기 어려운데, 콧물이 많아지면 설사가 줄어들고, 콧물이 줄어들면 설사가 많아진다고 한다. 식사도 잘 못해서 무기력한 상태이다. 그래서 보호자는 보약을 처방 받을 작정으로 내원한 것이다.

3개월 전에 통풍 치료차 입원했었는데 몸이 붓는 증상이 있었다고 한다. 해마다 추석 전에는 알레르기 비염으로 콧물이 많아져서 불편함을 겪는다고 한다. 콧물이나 설사가 모두 계절적 요인으로 땀을 통해서 수분이 처리되지 못한 결과로 판단한 길익남애(吉益南涯)의 의견을 따라 소청룡탕을 기본으로 탕약 처방을 구상했다. 그런데 설사가 심한 관계로 황금을 추가하고, 무력증의 개선을 목표로 녹용을 가미하였다(반하8g 마황4g 백작약4g 세신4g 건강4g 감초4g 계지4g 오미자4g 녹용4g 황금 2g – 20첩 39봉, 하루3회 복용).

12월 초에 전화상으로 경과를 확인하니 대변이 정상화되고, 식사도 잘 하신다고 한다.

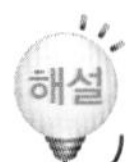

땀으로 나가야 할 수분이 충분히 나가지 못하고 불완전하게 처리되면 이것이 소청룡탕의 콧물이나 기침을 만든다는 길익남애(吉益南涯) 이론에 따라서 처방한 경우이다. 한의원에 오기 전에 병원에서 입원치료 중 체내의 수분정체가 가중된 상황에서 가을을 맞이하여 체표수분의 처리가 곤란해져서 소청룡탕증이 형성될 수 있는 환경이 만들어졌다고 해석할 수 있다. 이처럼 소청룡탕증은 땀으로 나가지 못한 수분으로 인해 몸속에서 잉여 수분이 이리저리 요동치는 경우에 응용해 볼 수 있다.

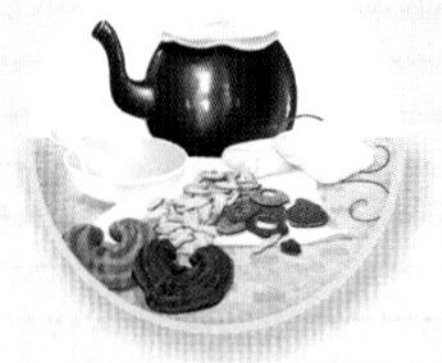

글 경희아이한의원
김정신 원장

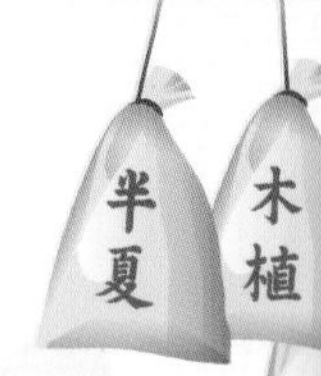

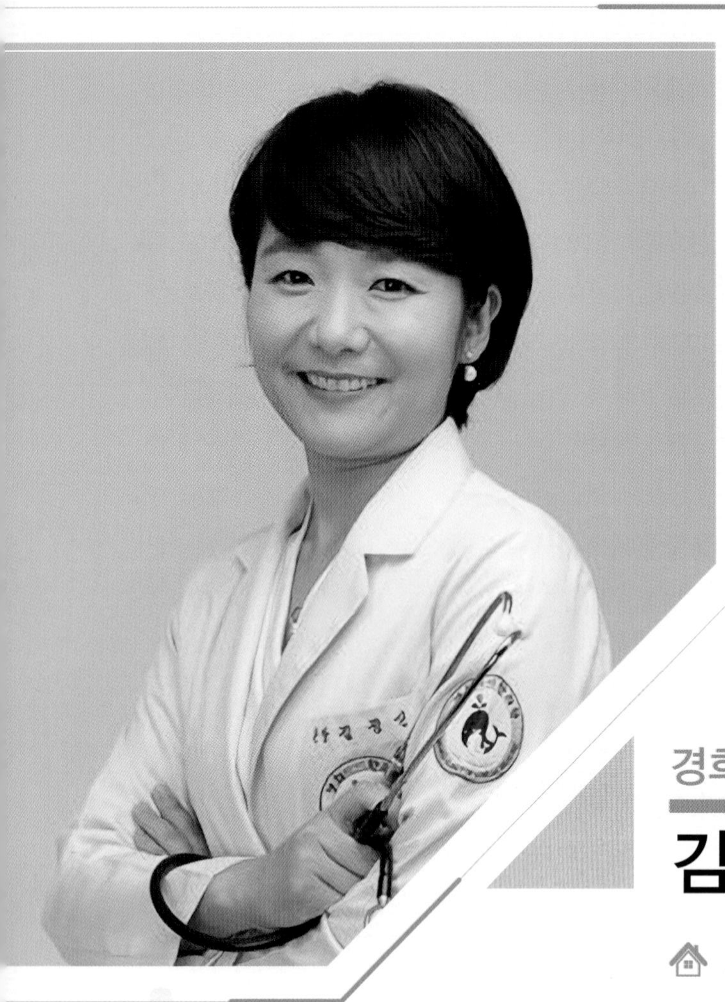

경희아이한의원

김정신

서울 은평구 진관2로 15-46
메트로프라자 5층

02-379-0003

- 前) 서대문함소아한의원 대표원장
- 前) 압구정함소아한의원 진료원장
- 前) 함소아 네트워크 중앙 IRB위원
- 경희대학교 한의과대학 졸업
- 경희대학교 한의학대학 한의학 박사
- 강남경희한방병원 전문의 수료
- 한방소아과학회 정회원
- 대한침구학회 평생회원
- 대한한방비만학회 준회원
- 한방레이저의학회 회원
- 스포츠한의학회 팀닥터 과정 수료

1. 한의원 소개

연조엑스 보험한약,
한의사로서 쓸 수 있는 무기가
하나 더 생긴 느낌 .

연조제 출시 전, 쓴 맛에 익숙하지 않은 아이들에게 쓴 한약 과립제 처방을 먹이는 건 엄마의 의지가 굉장히 많이 필요한 일이었다. 그러나 보험한약도 시럽 형태의 연조제가 개발되기 시작하면서 아이에게 더 편하게 복용하게 할 수 있게 되어 매우 반갑다.
어른보다 면역력이 약한 어린 아이들은 감기를 달고 살게 마련이다. 이때 당장 감기 가벼워지라고 자꾸 면역력을 저하시키는 항생제처방을 반복해 나가는 것보다 아이 스스로 감기 이겨나갈 수 있도록 증상을 다스려주는 한방 감기약이 훨씬 좋다는 것을 다들 알고 계신다. 하지만 소아과 감기 치료보다 훨씬 비싼 한약 치료 금액에 비용 부담으로 고민 하시던 분들도 보험 혜택을 통해 쉽게 접근 가능해서 한약에 대한 친밀도도 높아질 것이라 기대된다.

보험한약을 사용한
계기는 무엇인가.

안타깝게도 우리나라에서 처방되는 항생제 대부분이 아이들에게 처방되고 있고, 항생제가 처방되는 주된 상병명이 감기, 비염, 중이염, 부비동염(축농증) 등의 호흡기 관련 질환이다. 상대적으로 면역력이 약한 탓에 감기 후 합병증이 잦아 감기 관리가 꼭 필요한 어린 아이들이 정작 한약복용의 어려움과 비용 부담으로 인해 항생제를 남용하게 되던 것이 지금까지의 현실이다. 그러나 아이들이 먹기 쉽고, 건강보험 혜택도 받을 수 있는 연조형태의 보험한약이 출시되어 잦은 감기나 비염 등의 일상적인 증상에 한약을 더 쉽게 접할 수 있는 계기가 되었다. 또한 더 건강하게 호흡기 질환을 관리할 수 있게 되었다. 이후 청소년이나 성인들도 간편하게 휴대하고 복용할 수 있는 정제 형태로도 많이 개발되면 더 좋겠다.

아이들을 키우면서
보험한약을 처방하고 있다.
직접 효과를 봤던 사례를 말해 달라.

초등학생 두 아들을 키우고 있는데 주로 한약으로 건강관리를 하고 있어 아이들도 한약 복용에 익숙하다. 일상적인 감기와 비염 관리 외에도 소화기가 약한 아이들이라 피곤하고 스트레스가 생기면 배앓이가 잦은 데 이럴 때 효과를 많이 본다. 어린 아이들이 무슨 스트레스냐고 하겠지만 요즘 아이들은 학습 부담도 많고 맘껏 노는 시간이 줄어드는 대신 오히려 과긴장을 유발하는 게임을 즐기는 경우가 흔하다. 게다가 어릴수록 神氣(신기)가 약하기 때문에 혼나거나 친구와 다투거나 숙제가 많은 정도 작은 스트레스에도 배앓이, 두드러기 등으로 이어기지 쉽니다. 이럴 때는 반하사심탕이나 소시호탕을 활용한다. 아이들은 내감과 외상이 겹치는 경우가 흔하므로 감기나 두드러기 등이 겹친다면 불환금정기산도 잘 듣는 편이다.

연조엑스제를 적극 사용하고 있다.
어느 처방을 가장 많이 사용하며
이유는 무엇인가.

생각보다 많은 처방이 연조제 형태로 출시되고 있다. 주로 내원하는 환아들이 비염, 감기, 축농증, 중이염 등 호흡기 질환이 많은 편이어서 형개연교탕, 갈근탕, 구미강활탕, 소청룡탕, 삼소음 등의 연조제가 가장 많이 처방된다.

몸살감기, 두통, 전신통을 동반할 때 '구미강활탕', 초기 감기와 알레르기로 인한 콧물, 재채기에는 '소청룡탕', 비염으로 인한 코막힘, 누런 콧물, 후비루 기침 등에는 '형개연교탕', 기침이 오래가고 노권이 겹칠 때 '삼소음'을 많이 처방한다.
소화기 증상으로는 외감과 내상이 겹친 증상이나 설사, 구역구토에는 '불환금정기산', 불안증과 소화불량, 교통사고 후 복통 등의 증상에 '반하사심탕'을 처방한다.

환자들의 반응은 어떠한가.

탕약이나 산제로 되어 있는 한약은 복용을 어려워하는 아이들도 쓴맛이 덜하고 시럽타입으로 되어 있는 연조제는 쉽게 복용하는 편이다. 탕약이나 산제처럼 따로 데우거나 물에 타는 과정을 거치지 않고 편하게 짜먹기 때문에 어린이집이나 유치원, 혹은 학교 등교 후에도 아이를 돌봐주는 선생님이 챙겨주시거나 아이 스스로 복용하기도 편해 처방과 치료가 훨씬 수월해졌다고 좋아하신다.
아직은 연조나 시럽타입이 익숙하지 않은 어르신들은 가루약을 더 선호하는 경우도 있지만 산제를 만드는 과정이 이미 농축액을 거쳐서 다시 가공과정을 거치게 되므로 오히려 연조제가 효과가 부족하지 않다고 설명 드리면 잘 받아들이기도 하시고 복용해보시면 더 편하기 때문에 금방 적응하시는 편이다.

보험한약 사용을 검토하는 회원에게 전하고 싶은 메시지가 있다면.

그동안 유효성분의 부족이나 부형제의 안정성 등 보험한약의 질에 대한 의구심으로 비보험한약을 더 선호하기도 했다. 하지만 보험한약을 국가에서 적극적으로 관리하고 안정성에 신뢰를 더해 준다면 국민건강보험혜택을 통해 더 많은 사람들이 손쉽게 한약치료를 이용할 수 있는 가장 안전하고 경제적인 길이다. 또한 보험한약은 한방진료를 건강보험이라는 국가기관의 테두리 안에서 역할을 키워가는 중요한 키가 될 수도 있고 많은 사람이 한의약의 혜택을 누릴수록 한의약이 더욱 발전 계승되는 지름길이 될 것이다. 보험한약으로 효과를 본 환자의 경우 자연스럽게 비보험진료에도 대한 기대도 커지기 마련이기 때문이다.

2. 나의 애용처방

① 형개연교탕(비보험연조제)

단순한 코감기 뿐 아니라 환절기 비염, 축농증, 중이염 등 다양한 질환에 효과를 보인다. 특히 축농증이나 중이염 등의 감기 합병증의 경우 경과가 2-3주 이상 길어지는 경우가 흔한데 마황이 들어간 처방은 장기간 처방하기 부담스럽지만 형개연교탕은 다소 처방 기간이 길어지더라도 큰 부작용이 없고 치료효과도 좋은 편이라 환자들도 처방이름을 기억하고 다시 찾는 경우도 많다. 알레르기 체질인 경우 유근피, 창이자, 천초, 신이 등을 가미하여 처방하면 더 효과가 좋다.

② 쌍황련(비보험연조제)

호흡기질환의 급성기 발열, 심한 기침이나 통증이 있을 때 소염효과가 뛰어난 황금, 황련, 금은화로 이루어진 쌍황련 처방을 다른 처방과 병행하면 염증의 진행을 완화하고 발열을 일찍 마무리하도록 도와준다. 동반된 증상에 따라 기관지염에는 마행감석탕(탕약), 중이염에는 형개연교탕(탕약), 독감에는 구미강활탕(보험연조제), 편도염에는 은교산(비보험연조제)과 병행하여 투약한다.

③ 소청룡탕(비보험연조제)

환절기 찬 기운이 닿으면 시작되는 계절성 알레르기 비염이나 감기 초기 맑은 콧물, 재채기를 잘 다스려 준다. 기침이 오래가고 천식기가 동반되는 경우에는 맥문동탕(비보험연조제)과 병행투여하기도 하고 원기가 약해 자꾸 중복 감염되거나 노권상이 겹치는 경우에는 삼소음(보험연조제)과 병행해도 좋다.

④ 불환금정기산(보험연조제)

소아질환의 外感(외감)에도 內傷(내상)을 동반하는 경우가 흔하다. 특히 감기 후 설사, 구토 등 장염증상으로 이어진 경우라면 감기 마무리도 잘 되고 배앓이도 다스려 주므로 반드시 효과를 볼 수 있다. 상한 음식을 먹고 난 후 복통에도 처방한다. 이외에도 음식이 잘 맞지 않아 생기는 두드러기나 이유를 알 수 없는 발진에도 효과가 좋다.

⑤ 반하사심탕(보험연조제)

소화기 질환에 가장 먼저 떠오르는 처방이나 소아 질환의 가장 기본방은 평위산이다. 하지만 단순한 더부룩함이나 가스팽만을 넘어서 속쓰림, 오심, 상역감 등이 더해지는 경우라면 반하사심탕이 더 효과적이다. 소아의 경우에도 신경성 위염이 흔하며 대개는 미슥거림, 심한 식욕부진, 복통과 속쓰림을 장기적으로 호소하며 위염, 역류성식도염, 장염 등의 염증상태가 동반되고 맥도 긴하다면 반드시 고려해볼 처방이다.

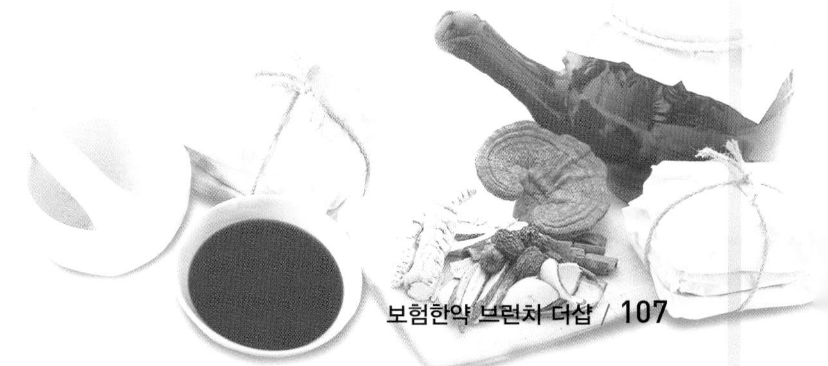

글 경희아이한의원
김정신 원장

3. 기억에 남는 임상례

① 만성 재발성 중이염(보폐통규탕 + 형개연교탕)

그림. 1
만성 재발성 중이염

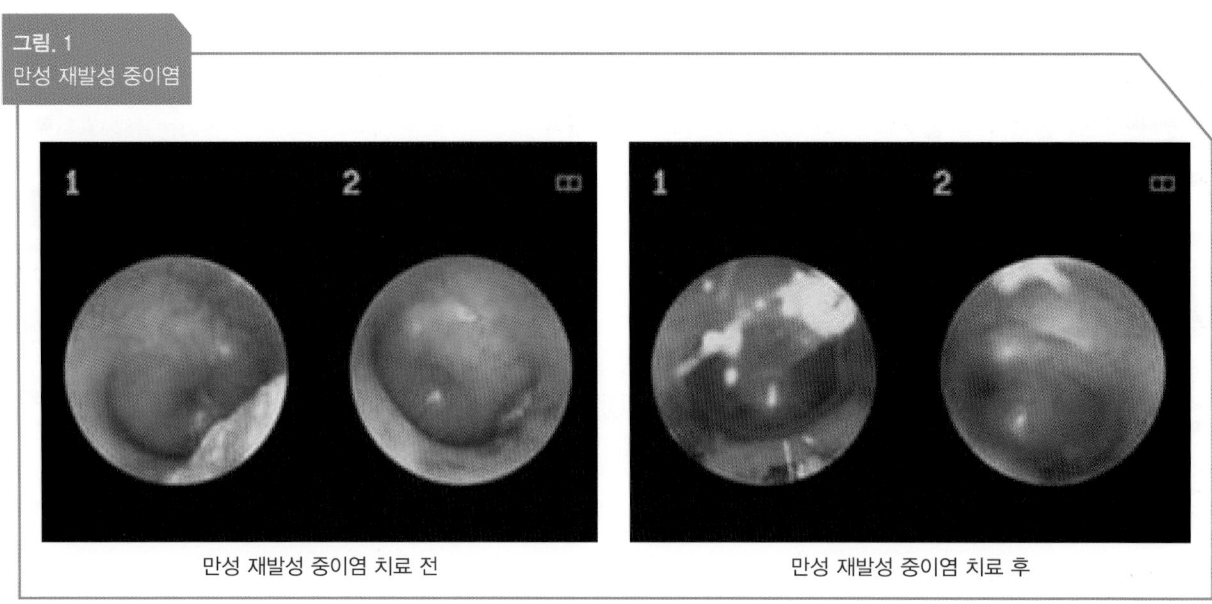

만성 재발성 중이염 치료 전

만성 재발성 중이염 치료 후

만 4세 환아로 성장도 또래보다 10cm 정도 작고 항상 콧물 코막힘에 시달리며 조금이라도 찬 음식이나 기름진 음식을 먹으면 가스가 차고 복통을 달고 있는 아이였다. 알레르기 천식과 만 4개월 이상 지속되는 중이염으로 인해 중이염 수술을 권유 받고 내원하였다.

보폐통규탕(통규탕:경희의료원처방집/동의보감 + 산약, 길경, 오미자 - 갈근 고본 승마 박하)을 기본으로 45일간 장복하면서 코와 귀 상태에 따라서 형개연교탕과 은교산, 쌍황련 등을 병행투약하였더니 장기간 지속되는 중이염이 처음으로 호전을 보였다. 이후 1–2차례 중이염 재발이 이어졌지만 이 역시 2주안에 호전되었고 매번 감기 후 보이던 천식 증상도 사라지게 되었다.

② 6개월간 지속되는 마른기침(시평탕 + 맥문동탕)

만 3세 환아로 6개월 내내 지속되는 마른기침으로 인해 3차 진료기관 천식클리닉에서도 치료를 받았으나 증상이 지속되어 한의원에 내원하였다. 다소 통통한 편으로 식적수와 후비루가 겹친 상태에서 오랜 기간 기침약을 복용하면서 호흡기 점막이 건조해 보였다. 식적과 속열을 풀어나가도록 시평탕을 복용하면서 기침 증상에 따라 맥문동탕 연조제를 병행해 나가면서 서서히 기침도 진정되고 기대하지 않았던 피부 가려움증도 같이 호전되었다.

③ 꾸벅꾸벅 조는 수험생보강(자음건비탕)

특목고 고2학생으로 기숙사 생활 중 고1 가을학기부터 자꾸 졸고 집중이 안 되며 식욕 저하로 체중까지 감량되어 엄마가 데리고 내원하였다. 평소 비염이 있고 깡마른 편으로 신경 쓰면 설사나 변비가 교대로 오락가락하고 시험 날 아침은 설사할까 아무것도 먹지 않을 정도로 예민한 편이었다. 체력이 안 되니 성적도 점차 저하되어 아이가 스트레스로 더욱 예민해지고 있는 상태였다. 비기와 심기를 보강해주는 것이 필요하다고 설명드리고 자음건비탕 1달 복용 후 식욕도 회복하고 소화기 트러블도 나아졌으며 낮에 조는 증상도 호전되기 시작했다. 환절기 코막힘은 소청룡탕 과립제는 상비약으로 증상 있을 때만 병행하고 시험기간 공진단과 총명탕을 합방한 처방으로 체력보강 반복을 고3 봄까지 지속한 후에는 성적도 다시 오르고 체력도 많이 호전되었다.

④ 통년성비염(여택통기탕 + 형개연교탕)

만5세 남아로 알레르기 비염이 심해 1년 내내 코막힘과 환절기 반복되는 코피, 감기 후 반복되는 축농증으로 고생하다 내원하였다. 알레르기 비염으로 인한 코막힘 증상은 봄가을 환절기 여택통기탕으로 알레르기 체질을 개선해 나가고 감기 후 반복되는 축농증과 코피 증상 등 열증은 형개연교탕과 은교산처방을 연조제로 병행하면서 다스려주었다. 년중 지속되는 코막힘이 개선되면서 감기 후 회복기간도 빨라지고 열감기나 축농증 진행횟수도 줄고 코피도 현격히 줄어들었다. 치료시작 만 1년차인 지금은 아직도 환절기마다 체질보강을 이어가고 있다.

그림. 2
축농증

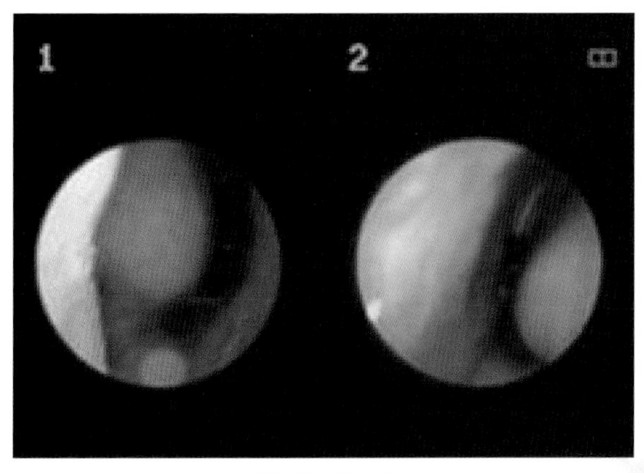

축농증 치료 전

축농증 치료 후

⑤ 틱으로 소변 지림까지 생긴 아이(육미공진단 + 소시호탕 보험연조제)

초등 3학년 남아로 봄 학기 시작되면서 눈 깜빡임이 시작되더니 3주만에 온몸에 힘을 주고 양발을 동시에 뻗는 증상으로 진행되었다. 온몸에 힘을 줄 때 아랫배도 같이 힘을 주다보니 조금씩 오줌까지 지리기도 하여 새 학기 학교생활이 너무 염려되어 내원하였다. 성장은 평균이지만 체중도 적고 소화기가 약해 복직구련, 심하비도 보이고 복각도 매우 좁은 편이었다. 피로감이 심하고 두통도 간간히 동반되며 맥도 가늘고 팽팽하여 원기를 돕는 공진단에 육미지황환을 합방한 처방에 소시호탕 보험연조제를 병행하였다. 10일 정도 지나자 복부까지 힘을 주던 증상은 완화되고 심하비도 많이 풀어졌으며 10회 정도 침 치료 후에는 발 증상이 사라지고 15회 침 치료 후에는 눈깜빡임과 머리 흔들기도 완화되었다.

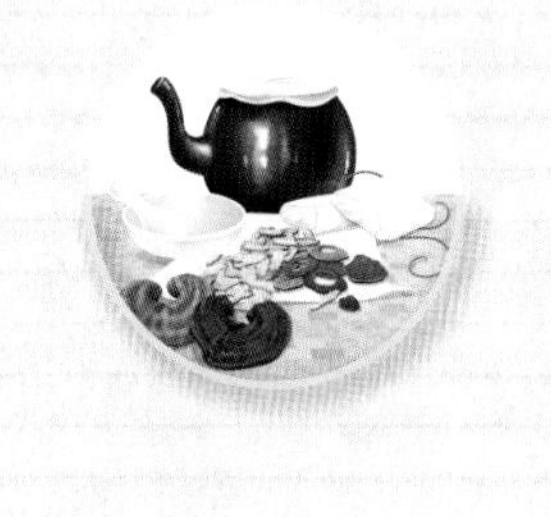

글 반포한의원
황지모 원장

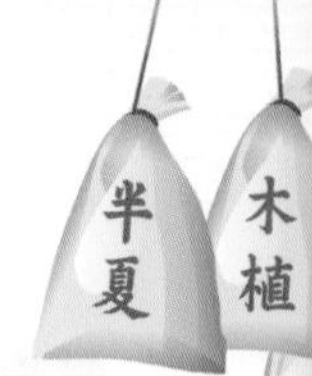

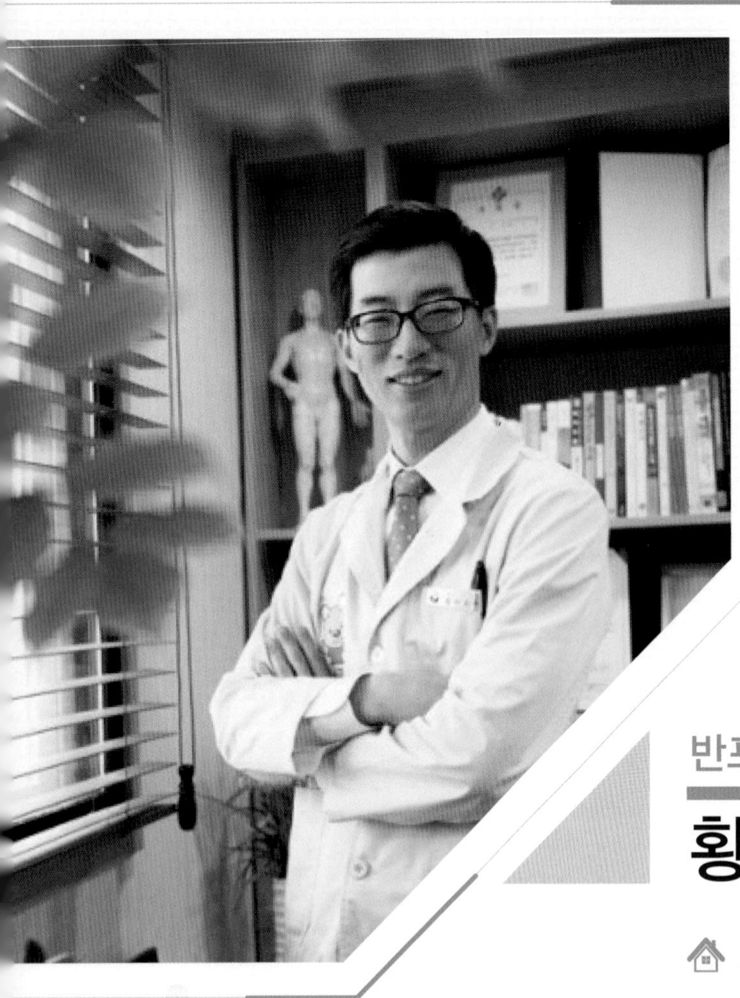

반포한의원

황지모

서울 서초구 잠원동 75-13 반포쇼핑타운 2동
LG전자 4층(408호)

02-595-1275

- 반포한의원 원장
- 경희대학교 동서의학대학원 한의과학 졸업
- 대한 자연임신학회 회원
- 대한한방 소아과학회 회원
- 대한한방 안이비인후피부과학회 회원
- 대한한방 알레르기 및 면역학회 회원
- 한국 한의학연구원 임상시험 전문가과정수료
- 한국 도핑방지위원회 도핑방지교육수료

1. 한의원 소개

보험한약에 대한 효과를 직접 체험한 후부터 본격적으로 처방했다는 황지모 원장(반포한의원). 그는 보험한약은 감기를 막론하고 급성 비염, 인후염, 기침가래, 만성비염, 중이염 등에 효과적이라고 주장했다. 어떤 처방을 하고 있는지와 향후 보험한약의 개선점 등에 대해 들어보았다.

보험한약을 사용하게 된
계기는 무엇인가.

우리 아이가 여섯 살 때 독감에 걸린 적이 있다. 당시 한의원에 구비하고 있던 일반 감기한약을 먹이고 소아과에 가서 타미플루 처방도 받아서 먹였지만 기침 증상이 너무 심하게 계속됐다. 그래서 급히 보험한약을 받아 먹이면서 기침증상을 매우 빨리 치료했던 것이 본격적으로 보험한약을 사용하는 계기가 됐다.

소아 환자에 보험한약을 사용하고 있다.
어느 처방을 가장 많이 사용하며
이유는 무엇인가.

아무래도 아이들은 감기 질환이 잦기 때문에 감기 처방을 많이 사용한다. 가장 많이 처방하는 것은 형개연교탕이다. 아이들은 물론이고 성인들의 경우에도 급성 비염, 인후염, 후두염, 기침가래, 만성비염, 중이염, 부비동염 등에 널리 효과적이기 때문이다. 명백한 알러지성 비염이나 뚜렷한 한성(寒性) 증상이 아니면 소청룡탕이나 갈근탕보다 형개연교탕 처방을 훨씬 더 많이 하며, 한겨울을 제외하고는 일년 내내 사용빈도나 처방량에 있어서도 가장 높다.

소아들에게 보험한약을
어떻게 처방하는지 궁금하다.

보험한약은 일반 탕약 처방의 보조적인 역할로 사용한다. 즉 치료 중에 기침감기, 콧물감기, 기침감기, 열감기, 장염, 소화불량 등이 급성적으로 혹은 반복적으로 나타날 때 활용할 수 있는 용도다. 아이들은 어른보다 훨씬 자주 호흡기계 증상과 소화기 증상이 나타나기 때문이다. 환절기일수록 면역력이 저하되기 때문에 급성 증상이 더 잦다. 증상이 있을 때마다 진료 후 투약하기도 하지만, 넉넉히 예비 처방하여 증상이 소실된 이후라도 상비하다가 재발 시에 즉각적으로 투약하기도 한다.

보험한약 사용 확산을 위해
개선돼야 할 점은
무엇이라 생각하는가.

사용 확산을 위해서는 가장 핵심적인 면이 수가 측면인데, 현재의 수가는 보험한약 매입 원가에 미미한 수준의 조제료로 이뤄져 있기 때문에 아무리 보험한약이 장점이 많다고 한들 확대되기가 어렵다. 적어도 조제료를 일반 약국 수준으로 현실화하거나, 양방의 처방전 발행 수준의 처방료의 신설이 필요하다고 생각한다. 두 가지 모두 빠른 시간 내에 여건상 힘들다면 보험한약 네트워크 모 원장님의 주장처럼 현행 변증기술료를 보험한약 처방의 경우 주 1회가 아니라 주 3회 정도까지 가능하도록 하는 방식으로라도 현실화가 절대적으로 요구된다.

향후 보험한약의 전망은 어떻게 바라보는가.

처방의 즉시성과 휴대 복용의 간편성, 건강보험 적용이라는 절대적인 장점이 있어서 향후 보험한약의 전망은 좋고, 실제로도 매년 처방이 증가 추세에 있다고 알고 있다. 반면 장점은 많지만 주류로 확산되지 못하고 있는 이유로서의 제도적 단점 또한 명확하다. 유관 업계의 많은 분들이 노력하고 계신 것으로 알고 있는데, 이런 부분들이 현실화 된다면 보험한약으로 인해 한의계의 진료 영역 또한 더욱 확대될 수 있을 것으로 생각한다.

보험한약 사용을 검토하는 회원들에게 전하고 싶은 메시지가 있다면.

수가라는 현실적인 면 때문에 보험한약 사용이 어렵다는 점에 공감한다. 나 역시도 그랬다. 그렇다고 당장 보험한약이 요긴한 경우가 있을 경우 외면하는 것은 적절치 않을 것이다. 또한 전체 개별 병원의 경영적인 측면을 보더라도 환자의 만족이 결국 병원의 성공으로 돌아오는 법이므로 일단은 큰 숲을 보고 보험한약 사용을 긍정적으로 보길 권하고 싶다.

2. 나의 애용처방

실제적인 임상에서의 사용 빈도를 기준으로 애용처방을 선정하였다.

① 형개연교탕(보험 비보험)
아이들 진료를 많이 하고, 아이들에게 비염이 있는 경우가 많기 때문에 형개연교탕 사용을 많이 하고 있다. 급성 염증성 비염/인후염등 상기도 감염에 일차적으로 다용하고 있으며, 비염으로 인한 후비루 증상, 가래 기침, 장액성 중이염에도 활용한다. 명백한 알러지성 비염이나 한성(寒性) 증상이 아니면 소청룡탕이나 갈근탕보다 형개연교탕 처방을 훨씬 더 많이 하며, 한겨울을 제외하고는 일 년 내내 사시사철 사용빈도나 처방양에 있어서도 가장 높다. 보험약을 주로 사용하며 비보험약도 활용하는데 직접 복용과 처방 후 경과관찰을 해보면 비보험 과립제가 조금 더 우수하다는 인상을 받곤 한다. 형개연교탕은 아주 드라마틱하게 효과가 있다기 보다는 증상이 더욱 악화되지 않도록 악화방지와 증상관리에 더 유용하다. 변증(辨證)은 상중초(上中焦) 호흡기계중 후두/인두/비강/이관/부비동 등의 실열증(實熱證) 및 허열증(虛熱證)이다.

② 황련해독탕(보험)
다양한 경우의 급성 염증성 증상과 질환에 대증약으로 많이 활용한다. 급성 상기도감염, 급성 장염과 같은 호흡기 및 내과질환뿐 아니라 급성 통증, 급성 염좌, 급성 추간판염과 같은 근골격계 질환 및 피부계통의 급성 염증에도 일차 처방하여 초기의 소염작용을 기대한다. 치료효과 또한 양방 처방처럼 위장 장애를 많이 일으키지 않으면서도 비교적 우수한 효과를 보인다. 증상뿐 아니라 변증상 어느 장부를 막론하고 실열증이 보이면 처방한다.

③ 오적산(보험)

요통을 비롯한 슬관절 통증, 족관절 통증, 어깨 목 통증 등 광범위한 통증에 사용한다. 진통제 목적은 물론 아니며, 혈액 및 신경 순환 개선과 이러한 통증을 유발하는 원인 중 소화기 운동 및 소화 작용의 문제를 동반하면서도 급성 염증으로 인한 실열증이 아니면 활용하기에 유용하다. 급성염증이라고 해도 허열증이면 사용할 수 있으며 반드시 비후한 체질이나 태음인에 국한할 것이 아니라 체질에 상관없이 두루 사용하여도 특별한 부작용 호소 사례는 매우 드물다. 변증은 중하초(中下焦) 오장육부의 체증(滯證)이다.

④ 반하사심탕(보험)

식도, 위, 대장, 췌장, 담, 십이지장 계통의 급성 염증질환 및 증상에 증상 완화 및 관리를 위해 다빈도로 처방하고 있다. 사심(瀉心)이라는 명칭 그대로 상복부 및 흉부와 인후부까지의 자각증상을 동반한 소화계통의 문제에 사용할 수 있으며, 체질을 불문하고 효과적으로 작용한다. 다만 소화 기능이 매우 약한 체질인 경우 1주일 이상의 장기 복용 시 역효과를 초래할 수 있으며, 오래된 고질적인 증상이나 질병, 소화기의 특이 증상의 경우에는 치료 한계가 있다. 변증은 중상초 소화기 중에 위와 식도의 실열증 및 허열증이다.

⑤ 마행감석탕(비보험)

급성 기관지 염증에 가장 우선 사용하며, 주증상으로 급성 기침만 있어도 사용가능하며 부증상은 열이지만 열이 없어도 사용할 수 있다. 또한 위식도의 염증을 동반하는 상황에서 좋은 효과를 볼 수 있으며, 후두의 염증 및 제반 증상에도 좋다. 이 또한 급성의 경우에는 특별히 체질적인 요인을 가리지 않고 사용해도 좋지만, 1주일 이상의 장기간 사용 시에는 위장의 열증이 없다면 보다 세심하게 투약량과 투약기간을 조절해야 한다. 변증은 중상초 특히 상초 호흡기계중 기관지의 실열증이다.

⑥ 배농산급탕(비보험)

배농산급탕은 단독 사용보다는 겸복 처방이 많은 편인데, 주로 상기도 감염 시 체액 분비량이 많은 경우로서 콧물 가래 축농증이 동반될 때 사용한다. 후비루로 인한 가래 기침이 다소 심한 경우에 같이 처방하면 이환 기간 및 환자가 느끼는 불편감 개선 속도가 빠른 편이다. 특별한 변증 없이 증상만으로 처방 가능하지만, 변증 포인트는 중초 소화기의 체증이다.

글 반포한의원
황지모 원장

3. 기억에 남는 임상례

① 우리 가족의 괴로움을 구해주었던 마행감석탕 (비보험과립)

양방에서든 한방에서든 감기 치료 시 빠른 효과를 잘 못 보고 증상이 오랫동안 지속되는 경우 중 하나가 기관지염이라고 생각한다. 마행감석탕은 애용방에도 있듯이 평소 기관지염에 많이 사용하는데, 본인의 가족에게 즉효를 본 적이 있어서 소개하고자 한다.

첫 번째는 친형으로서 어릴 때부터 겨울이면 독감성 열감기와 기침이 동반되는 증상을 고질적으로 자주 앓았다. 특히 열이 많은 체질이다보니 체온 유지에 신경 쓰지 않고 찬바람과 추위에 노출을 잘 시키다가 감기에 걸리곤 하였는데, 그 때마다 양방병원의 처방을 받아도 기침 증상은 쉽게 호전되지 않은 채 수일에서 1-2주까지도 지속되어 본인과 가족들을 힘들게 하였다. 기침의 양상은 낮이고 밤이고 가리지 않는데 한 번 시작하면 연달아서 여러 차례 급박하게 하는 양상을 보이는 것이 특징이다. 한의학을 전공한 이후 그의 이러한 증상에 마행감석탕이 적절할 것으로 생각하고 처방한 결과 거의 1-2일 내로 즉효를 보여서 가족들이 매우 흡족스러워 했다.

두 번째는 본인의 아들로서 7세 겨울에 역시 열감기와 기침이 동반되는 증상에서 열은 어느 정도 잡혔지만 한약도 소아과 처방도 급박한 기침양상을 잡지 못하였다. 어린 아이라 기침하는 자체를 힘들어 했고, 지켜보는 부모의 마음도 타들어 갔다. 당시 마행감석탕을 병원에 상비하고 있던 때가 아니라 급히 제약사로부터 공수해서 처방하였고 여러 날을 심한 기침으로 고생한 것이 무색하게 수 시간 이내로 급격히 감소하였으며 1-2일 더 처방하여 완전히 기침이 잦아들었다.

본인도 형의 치료 사례로 인해 한약으로 급성 감기증상들을 다스릴 수 있다는 가능성을 처음 체감할 수 있었고, 아들의 치료사례를 통해 한약의 감기 치료를 재인식하여 현재와 같이 감기를 치료하고 관리하는데 적극적으로 보험 및 비보험 과립약을 사용하는 계기가 되었다.

② 아들의 급성 열감기에 좋은 효과를 본 소시호탕 (비보험 과립)

어린 아이가 있는 집 부모치고 열감기로 놀라고 당황해 보지 않은 경우가 얼마나 있을까. 본인 역시 우리 아이가 어릴 때였는데 5세경으로 기억한다. 열나고 기침, 콧물 등 감기에 걸렸지만 굳이 항생제 처방이 필요치 않은 것으로 진단하고 한약 처방을 하고 있었다. 그런데 잠들고 난 뒤인 9-10시쯤 넘어 갑자기 불덩이 같은 열이 나서 아이 엄마가 놀라서 나에게 알려주었다.

체온상 고열이었고 진맥을 보니 중초 소화기에 체증과 실열증이 많이 보였다. 그리고 아이가 의사소통이 가능한 나이라 문진해보니 춥기만 하거나 열만 나는 것이 아니라 추웠다 더웠다 하는 한열왕래(寒熱往來)의 증상이므로 소시호탕 처방이 간절했다. 문제는 내가 당시에 보험약을 폭넓게 사용하지 않던 터라 병원에 없었고, 집에는 더더욱 없었다. 그래서 급하게 보험한약 네트워크 원장님들의 단체 카톡방에 인근에 소시호탕 받을 수 있는 곳이 있는지를 요청드렸고, 답을 주신 원장님 중 가까운 선릉에 위치한 원장님의 도움으로 소시호탕 과립제를 처방받을 수 있었다.

얼른 받아와서 처방하였고 아이는 잠들었으며, 열은 잠든 이후 한결 내려 편히 아침까지 잠들었다. 2일분 정도 처방받아 왔던 것으로 기억하는데, 그 다음날 복용 후 같은 증상의 재발 없이 감기 또한 잘 호전되었다. 당시 감사 인사도 제대로 못 드렸는데 한밤중에 병원에 계시다가 기꺼이 처방해 주셨던 선릉의 원장님께 고맙다는 말씀을 드리고 싶다.

③ 감기 이후의 만성기침에 잘 듣는 행소탕

감기든 독감이든 급성단계는 지나고 호전되었는데, 기침만 유독 오래하는 분들이 꽤 많다. 만성 기관지염의 양상을 보이는 것으로 특징은 내과 이비인후과 등 양방 처방을 최소 2주 이상 오래 복용해도 기침이 없어지지 않고 계속 발생해서 힘들다고 호소한다는 점이다. 개인적인 임상경험으로는 소아에서도 종종 있지만, 그보다는 30-60대 사이의 여성 중에서 호흡기 및 비강의 알러지성 경향을 보이는 환자들이 자주 보인다.

올 해 2018년 초 겨울 독감이 유행하던 때 내원하셨던 60대 여성분도 이와 같았는데, 이번뿐만 아니라 항상 감기 후나 환절기에는 다른 것보다 기침이 쉽게 없어지지 않고 계속되어 모임 자리 같은데서 민망하고 곤란하다고 하소연하였다. 진료결과 기관지 및 비강과 인후두부에 급성염증이 없음에도 계속 이어지는 만성적인 기침 증상이라 행소탕을 처방하였고, 2일 후 내원하여 증상 호전이 너무 좋다며 재처방받으시고, 이후에 증상이 있을 때마다 복용하셔서 좋은 효과를 보고 계신다고 한다.

④ 본인의 입안 농포를 구해준 배농산급탕(비보험과립) 합 오령산(비보험과립)

바로 본인의 사례인데, 2018년 7월 말경으로 기억한다. 정확하지는 않지만 처음에 오른쪽 아래 앞니 전방부위의 구강점막의 표면에 약간의 작은 돌출(직경 1mm의 작은 정도)같은 것이 발생하였고, 으레 1-2년에 한차례 정도 구강 점막의 궤양이나 상처가 발생하고 자연 치유되듯이 그런 것이겠거니 하면서 대수롭지 않게 지냈다. 그런데 이번에는 일반적인 궤양과 다르게 이것이 점점 커지는 양상을 보여서 확연히 수포의 양상을 보였다.

그림. 1
수포의 양상

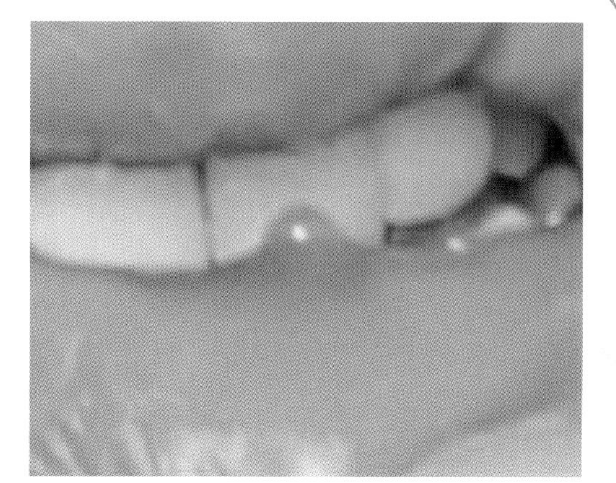

이렇게 커지면 그 직경이 3mm 정도가 되고, 평상시에도 그렇고 식사 시에도 그렇고 깨어있는 내내 신경이 쓰이고 귀찮아서 이빨로 점막 표면을 끊어내 버렸다. 그러면 해당 부위의 점막은 미란된 상태로 있다가 3-5일 정도면 다시 해당 자리에서 그대로 돌출이 시작되면서 결국 다시 원래대로 커지기를 반복했다. 이렇게 한 달 정도의 기간 내에 2-3차례 똑같이 반복되고 점점 더 커지는 것 같아 피부과 전문의 친구에게 자문을 구해보니 처음엔 친구도 대수롭지 않게 보았으나, 반복해서 발생하고 있다는 부분에서 심각하게 파악하고 일종의 양성 종양처럼 보인다며 점막 내부의 뿌리를 수술해야할 거 같다며 대학병원에 가보라는 것이었다.

그러나 솔직히 이런 정도로 대학병원에 예약하고 수술하고 후처치까지 감당하고 싶지는 않아서, 친구에게 병변부위 점막에 국소스테로이드 주사만 놔달라고 했는데, 결국 3일 후에 다시 돌출되기 시작하였다. 한번 이렇게 올라오면 계속 커지기만 하는 경험을 여러 번 하고나니 이대로 있으면 안 되겠다 싶어 다시 친구에게 보고하니 치과대학 병원에 가보라는 얘기를 들었다.

그렇다면 한약으로 해보자는 생각으로 염증을 목표로 수포와 평소 증상을 바탕으로 배농산급탕과 오령산을 합하여 처방하였다. 이 역시 거의 한 달을 계속 신경 쓰고 번거롭게 고생한 것이 무색하게도 만 하루, 3회를 복용하니 돌출부위가 약간만 느껴질 정도로 쑥 들어가 버리고, 다시 3회를 더 복용하고 나니 촉진자체가 안되고 병력을 모르고 보면 병변 부위를 못 찾을 정도로 호전되었다.

글 선진한의원
박기홍 원장

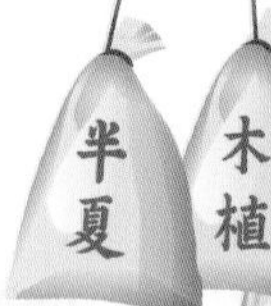

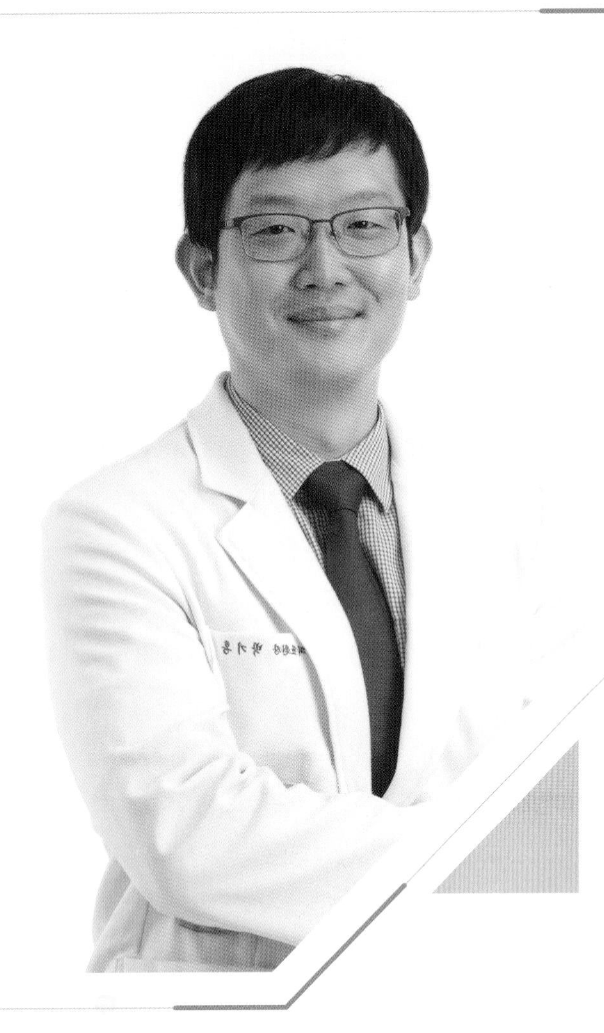

선진한의원

박기홍

서울 송파구 백제고분로 48길 3 2층
(방이2동 149-20)

02-420-0885

- 선진한의원 대표원장
- 코편한 네트워크 한의원
- 화천군 보건의료원
- 대한한방비만학회
- 대한한방성장학회
- 대한발효해독학회
- 대한약침학회
- 성정사상의학회
- 구조의학연구회
- 봉독임상연구회

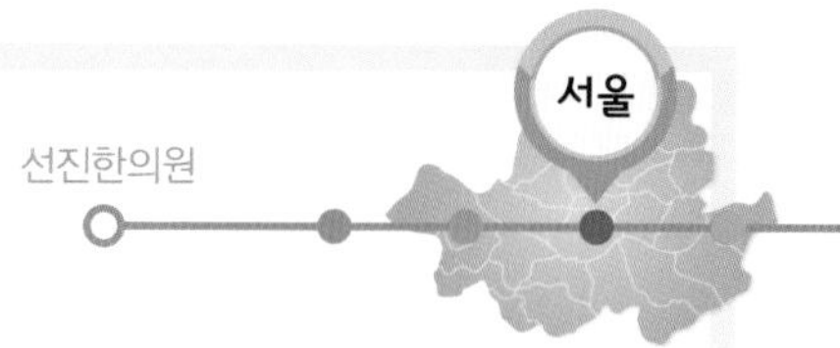

1. 한의원 소개

개원 당시 어떤 한의원을 만들겠다는 꿈을 꾸었고, 만들어 왔는가.

2010년 선진한의원의 이름으로 개원을 했습니다. 본원에서는 증상의 편함만을 추구하는 대증적 치료를 하기 보다는 사람의 생명력을 중시하는 자생력의 강화를 모토로 하고 있습니다. 현재는 통증치료 비만치료 추나치료 자동차사고 후유증 등 다양한 치료를 하고 있으며 혈액순환 개선을 위해 내원하는 환자의 비중도 높습니다.

보험한약을 사용한 계기가 무엇이었나.

감기 질환은 한약 처방이 필요한데 원내에서 탕전해서 드릴 경우 미리 탕전해 놓지 않으면 처방까지 2–3일 시간이 걸리고 탕약을 미리 준비해도 유통기한의 문제가 있게 됩니다. 그러던 어느 날 보험한약도 감기 처방이 많다는 사실을 인식하게 되었고 그 이후 다양한 감기 환자를 보기 위해 보험한약을 처방하게 됐습니다.

어느 질환에 많이 처방하나.

감기, 비염에는 주로 갈근탕, 소청룡탕, 연교패독산, 형개연교탕, 삼소음, 갈근해기탕, 소시호탕, 행소탕 등을 씁니다. 소화불량에는 반하사심탕 평위산 반하백출천마탕 등을 많이 씁니다. 또한 노인 분들의 기혈순환을 위해 이진탕, 소아들의 체질 개선 목적으로 보중익기탕도 씁니다.

2. 나의 애용처방

① 갈근탕(보험한약)

갈근탕은 개인적으로 본인에게 가장 많이 처방하는 보험약이다. 몸살감기 기운이 있을 때 초기에 복용하게 되면 굉장한 효과가 있다.

실제 환자들에 있어서는 코 막힘 위주의 감기 증상이 있는 튼실한 사람에게 사용하는 것이 좋은데, 선진한의원에서는 본 처방을 초기 3–4일 정도만 처방하기에 코막힘이 없더라도 몸살 기운이 있는 초기 감기 환자에게 모두 잘 들었던 처방이다. 실제 위에 부담되지 않고 두근두근하지 않는 사람은 장기간 복용시켜도 문제가 되지 않았다.

② 소청룡탕(보험한약)

맑은 콧물 재채기 코막힘 등 알러지 비염에 소청룡탕을 많이 쓴다. 예전에 어떤 환자분이 내원하셔서 본인은 양약을 많이 먹어서 위장이 안 좋으니 소청룡탕을 처방해 달라고 하신 적이 있다. 그만큼 소청룡탕은 일반인에게도 많이 알려져 있는 처방이다. 실제 일본의사들도 알러지 비염에 소청룡탕을 많이 쓰고 있다.

③ 보중익기탕(보험한약)

보중익기탕은 대표적인 한의학의 보약이다. 체격이 좀 왜소하거나 힘이 없어 보이는 환자들에게 사용한다. 또한 건강하지만 근래 매우 피로하거나 힘이 드신 분도 적응증이고 소아환자들에게도 많이 처방한다.

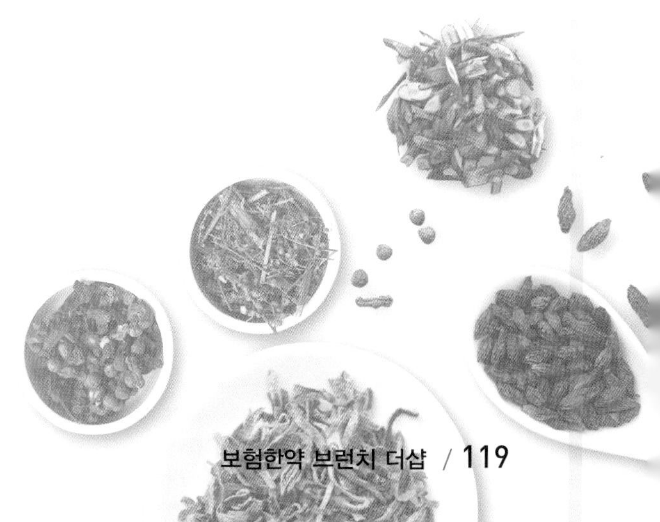

④ 을자탕(비보험과립제)
을자탕은 보통 치질에 많이 쓴다. 다만 초기 치핵에 효과가 좋다.
또한 만성 변비나 피로, 음주 후 배변 시 출혈이 있는 경우, 배변 후 불쾌감이 있는 경우에도 처방한다.

⑤ 삼소음(보험한약)
잘 낫지 않는 오랜 감기에 좋다. 특히 체력이 약해지고 입맛이 없는 환자에게 자주 처방된다. 오래된 감기로 가슴이 답답하고 소화 기능도 떨어지고 입맛도 떨어진 환자에게 효과가 좋다.

3. 기억에 남는 임상례

① 알레르기비염으로 코막힘, 콧물, 기침을 하는 환자 치험례
2016년 2월 말경에 51세 여환이 허리와 어깨통증으로 내원하였다. 허리, 어깨 치료 과정에서 오랜 시간 알레르기비염으로 고생하고 계신 것을 알게 되었다. 환자 스스로도 병원 치료를 해봤으나 치료하면 그때뿐이라 치료를 포기하고 그냥 살아간다고 하셨다. 특히 환절기에는 코막힘과 맑은 콧물 때문에 너무 괴롭다고 말씀하셨다. 한랭 자극에 의한 알레르기 비염으로 진단을 내리고 침 치료와 함께 소청룡탕 보험한약을 내원하실 때마다 4-5일분 처방하였다.
매월 좋아지는 느낌이라고 말씀하시고 2017년 가을쯤에는 알레르기비염으로 고생하지 않는다는 말씀을 하셨다. 추석 때는 사과 한 상자를 선물해 주시면서 감사 인사도 잊지 않으셨던 환자분이셨다. 지금도 꾸준히 몸관리를 하면서 소청룡탕을 꾸분히 처방받고 계신다.

② 역류성식도염으로 10년간 양배추즙을 드신 환자의 반하사심탕 치험례
2018년 1월에 40대부터 시작된 목의 불편감 + 속쓰림 + 소화불량을 호소하는 50대 중반의 여환이었다. 식후에 증상이 심해지고 누우면 더욱 심해서 제대로 누울 수도 없다고 호소하였다. 양방의 내시경 검사상 역류성식도염으로 진단을 받고 증상이 있을 때마다 양약을 복용했고 양배추즙도 10년 이상 드셨다고 했다 . 평소 소화도 잘 안 되는 편이시고 추위도 좀 타시는 편이었다.
침 치료와 함께 반하사심탕 가감방을 탕약으로 처방하였다. 한 달 뒤 증상이 많이 호전된 것 같다고 양배추즙과 양약을 먹지 않겠다고 하시면서 같은 탕약으로 재처방을 원하셨다. 재처방을 해드리고 증상이 많이 호전되어 다음 달 부터는 침치료 + 반하사심탕 탕약이 아닌 보험제를 처방해 보자고 말씀드렸고, 그 이후 꾸준히 보험약과 침 치료를 병행하면서 잘 관리되고 있다.

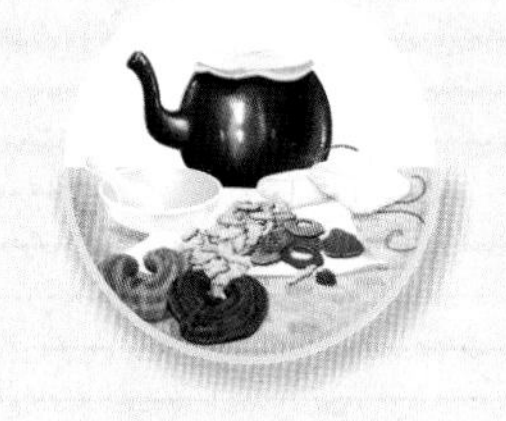

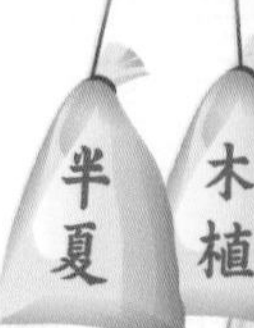

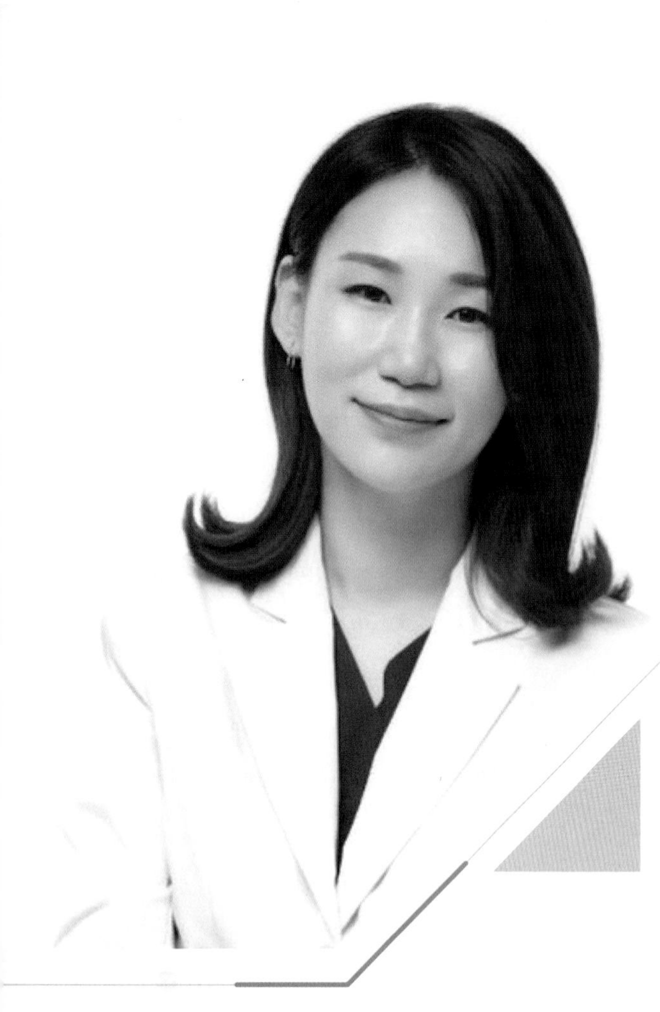

강남명인한의원

이슬기

서울 강남구 삼성로 223 2층

02-554-5234

- 現) 강남명인한의원 대표원장
- 동국대학교 한의과대학 졸업
- 경희대학교 한의과대학원 박사과정
- 대한 한방 비만학회
- 대한 한방 내과학회
- 前) 일맥한의원 진료원장
- 前) 화한의원(대전점,강남점) 대표원장

1. 한의원 소개

개원 당시 어떤 한의원을 만들려고 꿈을 꾸었고, 만들어왔는가.

첫 번째로 믿을 수 있는 동네 주치의가 되어 1차 질환들을 잘 치료하는 것, 두 번째로 환자들이 질병에 대한 인식의 틀을 넓혀 줄 수 있는 병원이 되는 것이었다. 개원을 하고 한의원을 운영하면서 많이 듣는 이야기중 하나가 “이런 질환도 한의원에서 치료가 되는지 몰랐어요” 이다. 일반적으로 환자들이 병에 걸렸을 때 병원을 떠올리고 한의원을 가겠다는 생각을 쉽게 하지 않는다. 아마도 언론이나 인터넷, 지인 등을 통해서 서양의학적인 정보는 쉽게 접할 수 있지만, 치료중심의 한의학에 대한 정보의 양과 접근도가 부족하기 때문일 것이다. 그래서 작지만 우리 병원에서부터라도 환자에게 한의학적 치료법을 많이 알려 환자들이 질병을 바라보는 인식이 넓어져서 아플 때, 양방병원뿐 아니라 한의원을 생각 할 수 있도록 생활 환자 밀착형 병원을 만들고 싶었다.

보험한약을 사용한 계기가 무엇이었나.

현재는 청소년들이 많은 동네에 병원이 위치해 있지만, 첫 개원지는 신도시로 젊은 신혼부부, 미취학 유, 소아가 많은 동네였었다. 어린이집을 다니기 시작한 아이들은 면역체계가 성숙하지 않고 단체생활이 처음이어서 감기에 잘 걸리는데 그때마다 항생제를 사용하게 되고, 중이염이나 축농증등 감기 합병증으로 잘 넘어가는 것을 보면서 안타까운 마음이 많이 들었다. 그런 아이들의 건강을 위해 한의원에서 감기치료가 잘 된다는 것을 알려주고 싶었고, 휴대의 편리함이나, 경제적인 요소, 잘 변하는 감기 증상에 대처하기에 탕약보다 보험한약이 접근성이 좋다고 생각되어 적극적으로 임상에 사용하게 되었다.

어느 질환에 많이 처방하나.

보험약 사용 시작이 상한(傷寒), 즉 감기질환에 사용하고 싶었기에 현재도 감기에 가장 많이 사용한다. 한약 감기약은 양약에 비하여 체력이 약한 사람에게도 효과가 잘 나타나고, 졸리는 부작용이 없어서 현재 한의원이 위치한 대치동에서 학생들과 직장인들의 선호도도 높다. 최근에는 연조형태 보험약 덕분에 어르신들이나 소아들의 복약순응도가 높아지고 있다. 그 다음으로는 소화기 질환에 다용한다. 소화기질환은 약을 복용해야 하는 기간이 길어 탕약복용을 경제적, 복용방법 등으로 부담스러워하는 경우가 많고, 이럴때 보험한약이 좋은 선택지가 된다.

보험한약을 단독으로 사용하는 경우도 있고, 증상에 따라서 두 가지를 함께 처방하기도 한다.

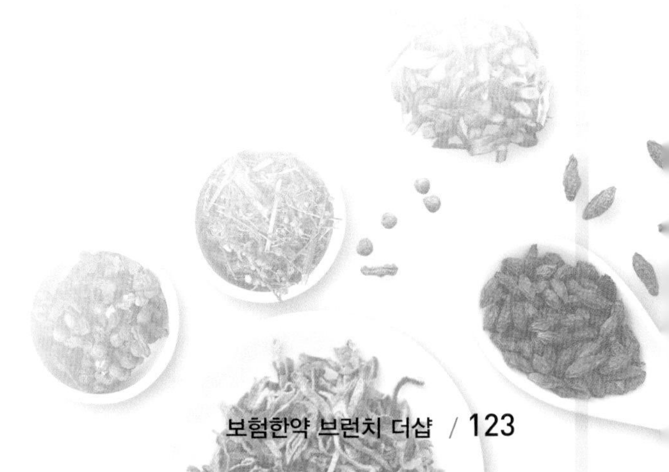

2. 나의 애용처방

① 시호계지탕(비급여 과립제)

감기환자가 내원하였을시 갈근탕(비급여과립제)과 함께 우선적으로 고려한다.
'감기기운이 있어요' '감기에 걸리면 입맛이 뚝 떨어져요' '평소에 추위를 많이 타요'라고 호소하는 마르고 하얀 사람들에게 다용한다.
한의원에서 감기치료를 하다보면 성인의 경우 감기에 양약을 복용하였을 때 보다 한약이 본인의 몸에 더 잘 들어서 경험으로 한의원에 내원하는경우들이 많은데 이런 환자들 다수는 체력이 약한 경우가 많아 시호계지탕이 적합한게 아닐까 생각해본다.
감기 초, 중기, 인후염, 두통, 오한, 발열, 몸살등이 있을 때 효과가 좋으며 계지탕과 소시호탕의 조합으로 두 가지 처방에 대한 증세가 어느 쪽에 사용해도 괜찮다. 아주 초기 발열이 심한 감기 외에는 무던하게 잘 듣는 편이라서 애용하는 처방이다. 이외에 생리전 증후군(PMS)에 감기증상처럼 오한이나 으슬거리는 경우에 소시호탕이나 계지복령환 증상과 감별하여 사용하면 효과가 좋다.

② 갈근탕(비급여과립제)

체격이 중등도 이상의 환자가 감기가 왔을때 '코점막이 따끔거려요', '침을 삼키면 목이 아파요'. '몸살기운이 있어요'라고 증상을 호소하면 첫 번째로 고려하는 처방이다.
위의 시호계지탕이 마르고 유순한 사람들에게 좀더 효과가 좋다면, 갈근탕은 조금더 단단한 체격과 성향을 가진 사람들에게 효과가 좋다.
구미강활탕(보험한약)이 전신 몸살을 치료한다면 갈근탕은 점막질환(코,눈,인후)에 좀더 효과가 좋은 것 같다. 대청룡탕(보험한약)과 비교를 한다면 대청룡탕은 발열이 심하고 병의 성질이 빠르고 극렬할 때 사용한다.
갈근탕은 단순히 코 감기뿐 아니라 환절기 비염, 수험생 과민성대장, 복통 설사 증상에도 사용한다.

③ 반하사심탕(보험한약)

역류성 식도염, 속쓰림, 복통, 소화불량에 1차적으로 고려되는 처방이다.
복진시 심하부 압통(상완부위)이 확인되는 경우가 많고, 중완부위 압통이 촉진될 경우는 향사평위산(보험약)을 처방하며, 장명음이 있을 경우 불환금정기산(보험한약) 혹은 계지가작약탕(비급여 과립제)를 사용하기도 한다. 가장 자주 사용하게 되는 처방은 반하사심탕이다. 역류성 식도염의 가슴 타는 증상, 상완부 압통, 인후이물감뿐 아니라, 심하부 압통을 호소하면서 '원장님 가슴이 답답해요' '저는 기분이 나쁘면 체해요' 라고 말하는 환자들에게 우선적으로 이 처방을 떠올리며, 체력이 약한 사람에게도 부담 없이 사용할 수 있다. 이런 환자들의 대변은 무른 경향이 많다.

3. 기억에 남는 임상례

① 무한 발열에 소아감기에 대청룡탕

4세 32개월 남자아이. 감기만 걸리면 고열에서 기침, 코감기, 중이염 축농증으로 진행되면서 2-3주를 끌게 되어, 어머니도 아이도 약 먹는데 지쳐 있었다. 어머니가 원내에 비치된 감기자료를 보고 정말 한약만으로도 열이 떨어지고 감기가 치료될 수 있는지 궁금해 하셔서 치료가 잘 된다고 말씀을 드렸었고, 그 이야기가 믿음직스러우셨는지 정말 감기에 걸리자마자 아이와 함께 내원했다. 아이는 기본적으로 실한 체격으로 피부는 검고 평소에 밥은 잘먹는 소화기에 문제가 없는 아이였다. 내원시 가족여행을 다녀오고 나서 열이 38도까지 올랐는데 여전히 밥은 잘 먹었고 복통이나 설사도 없으며 조금씩 추워하면서 징징대기는 하나 놀기도 잘 놀고 손발은 따뜻한 상태였다. 인후는 살짝 부어 있었고 땀은 없고 한번씩 컹컹대는 기침이 있었다. 건조한 빵과 같은 피부 상태였던 것이 기억이 난다. 식적류 상한이라고 의심했다면 불환금정기산이나 시평탕을 고려했을 거고, 기침이 더 심했다면 마행감석을 고려했을 텐데 손발이 따뜻한 것을 보고 식적류 상한이 아니라고 생각하고, 기침보다 발열에 좀더 중점을 두고 대청룡탕을 선택하였다. 어머니께 약을 먹이고 아이를 따뜻하게 하여 땀을 낼 수 있도록 티칭하였다. 약 복용 후 아이 몸을 따뜻하게 하니 1시간 30분 이후 땀이 쭉 나고 37도로 해열되었다. 4시간 뒤 다시 37.6도 정도로 열이 다시 올라서, 대청룡탕 1팩을 다시 사용했고 그 뒤로 37도~37.5도를 유지하다 이런 상태를 2일 정도 유지하다 증상변화를 보고 3일차부터 소시호탕으로 처방을 바꾸었고(다행히 그사이 밥도 잘 먹었고 어머니도 아이가 칭얼대는대도 잘 버텨주셨다) 그 뒤로 가벼운 콧물 기침, 등으로만 진행되다 증상에 따라 소시호, 형개연교탕, 은교산 등을 사용하고 감기 합병증으로 넘어가지 않고 6일 정도에 감기가 종결되었다. 대청룡탕의 석고가 발열에 주된 작용을 했을것으로 추정된다. 거의 10년 전 일이지만 긴장하면서 약을 사용해서 두고두고 기억이 남는 아이이다.

② 과민성 대장 복부팽만 장명음에 - 계지가작약탕(비급여과립제)

154cm 43kg 복부팽만 증상으로 내원한 고2 여자아이 수험생케이스다. 어머니가 약사이고 아버지가 의사였는데, 이런 증상 치료는 양약보다 한약이 우위에 있을 거 같다고 이야기하면서 내원하였다. 아이의 증상이 작년에는 시험기간이 되거나 스트레스 많이 받으면 발생했는데 올해는 유독 학기 초부터 심하다고 한다. 가스가 찰 때는 장명음이 심해 학교 가는 게 부끄러울 정도로 증상을 호소했다. 대변은 1일 1회로 정상이고 소화는 양호하나 먹는양이 적고, 월경주기 불규칙하나 통증은 거의 없고 수면은 양호했다. 흰 피부의 복직근이 많이 긴장되어 있고, 추위를 많이 타면서 맑은콧물 증상이 있는 알러지 비염이 있었다. 복직근 긴장과 추위를 많이 타는 것에 초점을 맞추어 계지가작약탕을 처방했다. 하루 2팩 5일을 1차 처방으로 내었고 5일 뒤에 내원했을 때 증상이 호전되어 5일치씩 4회 추가처방(총25일) 그뒤로 학기가 마칠 때까지 재발하지 않고 잘 지냈다.

③ 과민성 대장 복부팽만 잔변감에 - 갈근탕(비급여과립제)

172cm, 63kg 위의 환자의 이란성 쌍둥이 남학생으로 같은 날 내원하였다.
동생과 같이 복부팽만으로 내원했으나 복부가스와 함께 배변문제가 함께 있었다.
아침마다 화장실에 오래 앉아 있고 1일 2회 약간 무른 대변을 보는데 잔변감이 남는 경우가 많고 그런 날은 하루 종일 기분이 나쁘다고 했다. 피부는 검고, 주리가 치밀하고 땀도 잘 나고 더위도 많이 타는 남자아이로 소화는 양호하고, 시원한 물을 더위를 잘 타는 아이였다. 그 외의 증상으로 코막힘이 주증상인 비염은 어렸을 때부터 있다고 했다. 동생과 같은 복부팽만 증상을 호소하나 열이 많고 기육이 두꺼워 계지가작약이 아닌 갈근탕을 처방했다. 위의 여아처럼 하루 2팩 5일을 1차적으로 처방했고, 5일뒤 내원시 복용후 복부가스가 좀 덜하고 대변은 2회에서 1~2회로 줄었다고 했다. 배변 시 좀 더 시원한 느낌이 빨리 들어서, 화장실에 앉아있는 시간이 줄어서 어머니의 걱정이 좀 덜해졌다. 위에 동생처럼 5일치씩 4회 추가 처방했고 1년 정도 잘 지내다가 올 봄에 다시 내원하여 1개월치 약을 다시 처방받아 갔다.

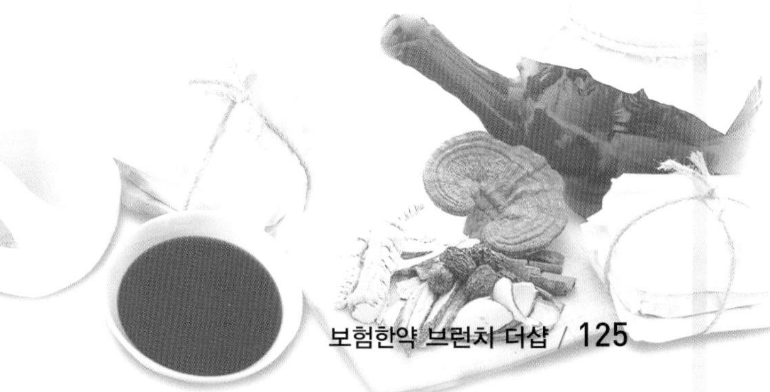

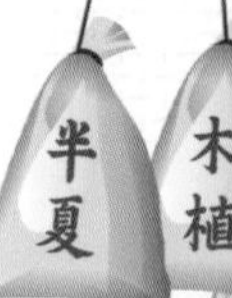

- 경희대학교 한의과대학 졸업
- 경희대학교 한의과대학 대학원 한의학 박사
- 경희의료원 일반/전문 전공의 과정 수료
- 한방소아과전문의
- 대한한방소아과학회 10, 11, 12대 회장 역임
- 대한한의학회 31, 32대 회장 역임
- 한국보건의료인국가시험원 한의사시험위원회 위원장 역임
- 동국대학교 한의과대학 학장 역임
- 동국대학교 분당 및 경주 한방병원 병원장 역임
- 세계중의약학회연합회(WFCMS) 회장 고문 역임
- 現) 대한한의학회 명예회장
- 現) 대한한방병원협회 특임부회장
- 現) 동국대학교 한의과대학 교수
- 現) 동국대학교 분당한방병원 한방 부인소아과 과장

경기도 성남시 분당구 불정로 268 1층
한방부인소아과

031-710-3724

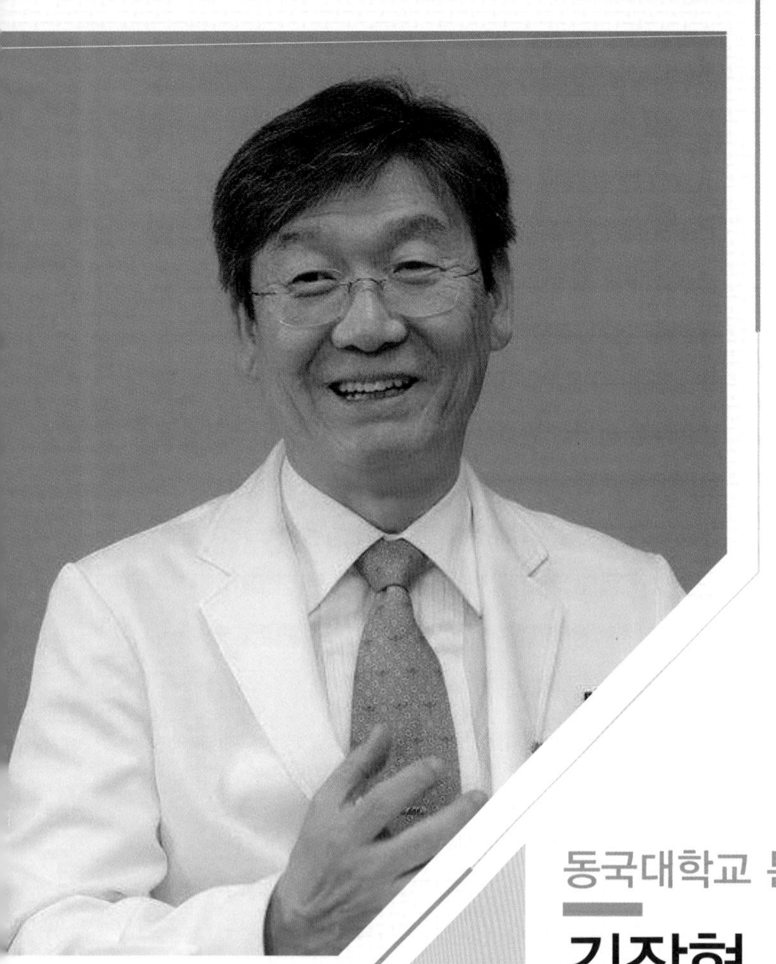

동국대학교 분당한방병원

김장현 교수

장은하

- 동국대학교 한의과대학 졸업
- 동국대학교 분당한병병원 일반전공의 과정 수료
- 現) 동국대학교 분당한방병원 한방부인소아과 전문전공의
- 대한 한방소아과학회 정회원
- 대한 한방부인과학회 정회원

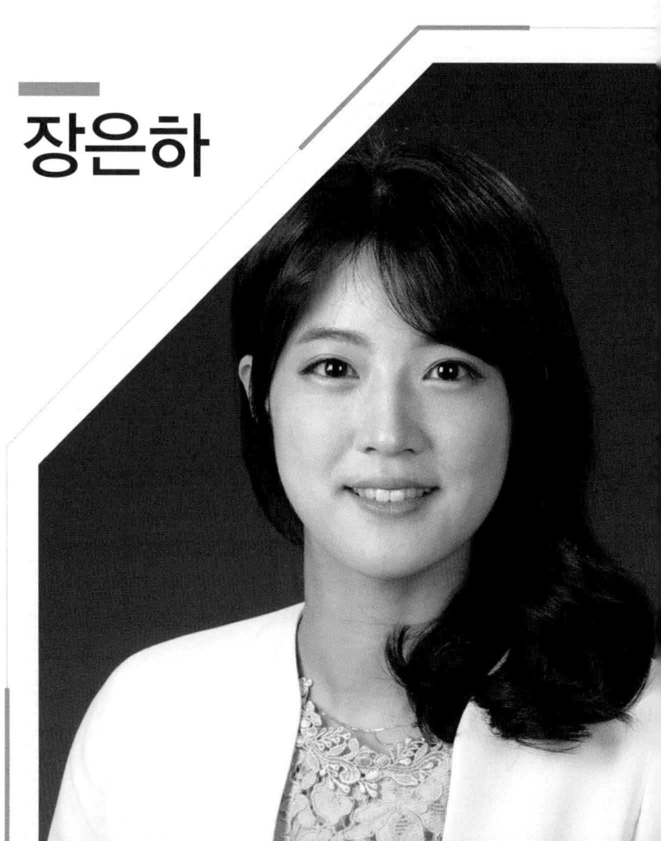

1. 보험한약에 대하여

평소 한방건강보험 혜택을 더 확대해서 많은 국민들이 손쉽게 한방의료를 이용할 수 있어야 한다는 신념을 가지고 있다. 한방건강보험 초기부터 적극적으로 급여 치료를 시행하였고 분회 후배들에게도 급여 품목의 사용을 적극 권장하였다. 후배들이 내 말을 듣고 열심히 처방하여 급여 청구가 급격히 늘었다가 인정과세를 하던 당시에는 세무신고에서 담당 공무원과 문제가 생겨서 내가 직접 세무서를 방문해 취지와 연유를 설명하여 해결한 에피소드도 있었다. 앞으로 더 많은 종류의 제제약이 급여 품목으로 채택되어야 한다고 생각한다.

첩약의료보험도 진작 시행했어야 한다고 보는데 현 협회에서는 적극 추진한다니 다행스럽게 여겨진다. 상대 협회 같은 외부집단을 비롯하여 이권을 얻기 위해 이슈로 이용하려는 일부 세력들의 방해가 있더라도 적극 추진하여 국민 대중의학으로 거듭 태어나야 한다고 믿는다.

한방병원의 특성상 다양한 과립제가 구비되어 있어, 부인과 소아 환자들에게 폭 넓게 응용하고 있다. 단독으로 처방을 내기도 하고, 기성 처방에 딱 맞는 증이 아닌 경우 비보험 과립제와 보험 과립제를 혼합하여 1포에 3-6g가량이 될 수 있도록 처방하기도 한다.

2. 나의 애용처방

(1) 감기, 비염

① 형개연교탕(보험한약) + 소청룡탕(비보험과립제)

흔히 "코감기"로 내원하는 환자들에게 무난하게 주는 처방이고, 본원에서 소아들에게 처방하는 빈도가 제일 높은 조합이다. 또한 기관지에서 기인한 것이 아닌 후비루로 인한 기침의 경우에도 좋은 효과를 보인다.

"감기가 너무 오래가요"라며 내원한 환자들의 경우, 감기가 나아가던 중 재감모되었거나 비염이 있는 경우가 대부분이다. 야간-아침에 심화되는 재채기, 콧물을 호소하는 앨러지 비염 환아들에게 장기간 투여하는 처방이다. 앨러지 비염, 만성 비염 등 비강 내 염증이 장기화될 경우 한열허실이 착잡되어 나타나는 경우가 대다수이므로 본 처방 구성을 1차로 고려할 수 있겠다.

② 소청룡탕(보험한약) + 보중익기탕(비보험과립제)

비염 환자 중 맑고 줄줄 흐르는 콧물, 점막 발적이 뚜렷하지 않으면서 창백한 부종이 있고, ROS 상 폐비기허의 소견이 우세할 경우 소청룡탕 + 형개연교탕 다음으로 많은 비율로 처방되고 있는 구성이다.

③ 연교패독산(보험한약)

인후통을 주소로 하는 감기에 1차 선택 과립제로, 증상에 따라 비루가 동반되면 소청룡탕(쯔무라) 제제를, 두통 및 열을 호소할 경우 형방패독산, 갈근탕 등을 겸용 처방하기도 한다.

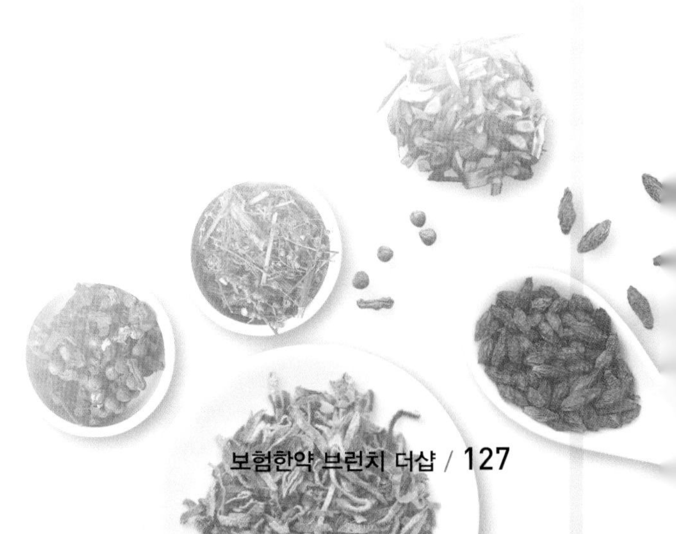

글 동국대학교 분당한방병원
김장현 교수

(2) 소화계

① 향사평위산(보험한약) vs 반하사심탕(보험한약)

급만성 위염에 준하는 증상(소화불량, 심와부 통증, 비민감)에서 제일 먼저 선용되는 과립제는 반하사심탕과 향사평위산 제제이다. 병동 콜이나, 외래에서 "체한 것 같아요"하며 급성 위장관염이 의심되는 환자분들에게는 내원 즉시 처방한다. 이 둘을 가르는 기준은 속쓰림, 呑酸, 역류성 식도염 증상이 우세하면 반하사심탕을 선택하고, 답답함, 원인이 되는 음식이 분명한 경우, 복진 상 상부 열증이 없는 경우 향사평위산을 선택하게 된다. 평소 소증에 따라서도 달라지므로, 상기한대로 명쾌하게 둘로 나눌 수는 없으나 핵심이 되는 증상과 복진으로 선택한다면 호전을 보인다.

② 오령산(비보험과립제) vs 불환금정기산(보험한약)

구토나 설사를 주소로 내원하는 환자에게 떠올려볼 수 있다. 대부분의 급성 설사, 구역감, 소화 비민감은 불환금정기산으로 다스릴 수 있으며, 물갈이 설사 등 해외여행 시 아이들에게 상비약으로 처방하기도 한다. 허나 물만 먹어도 메슥거린다라는 표현을 한다던지 水毒의 증상을 강하게 호소한다면 물길을 터주는 오령산을 선방한다. 구토, 설사로 인한 체액량의 소실로 초반에는 대부분 소변량이 줄어들 수 있으나, 水入則吐 小便不利가 명확한 구토, 설사, 어지럼에는 오령산이 제반 증상 모두에 속효를 보인다.

(3) 아토피, 두드러기

① 형개연교탕(보험한약), 황련해독탕(보험한약)

아토피 피부염 치료에 있어 대부분은 탕약으로 치료하게 된다. 본원에 내원하는 아토피 환아의 50%가량은 腸을 우선으로 치료하고, 30-40%가량은 肺系의 체질 개선을 도모하며, 10-20%가량의 경우에만 皮膚의 증상으로 보고 치료하는데, 후자의 경우에 형개연교탕 엑기스제제를 장기간 처방할 수 있다.

특정한 식이항원을 찾을 수 없는 급성 두드러기의 경우에도, 표치의 의미로 형개연교탕이 유의미하다. 이때, 소양감, 안면부 발적이 특이적인 경우 황련해독탕의 합방을 고려해 볼 수 있다.

② 불환금정기산(보험한약) + 형개연교탕(비보험과립제)

소아들의 경우, 갑작스러운 피부 증상의 발생 및 심화는 식이항원이 문제가 되는 경우가 대분이다. 따라서 장 점막의 면역 회복을 도와주는 불환금정기산, 곽향정기산을 base로 처방 구성을 선택하게 되는데 소위 "형소소반산" "형소화중탕" 증상의 환아를 상상하면 된다.

(4) 방광자극증상

① 보중익기탕(보험한약)

UTI보다 과민성방광 증상을 호소하는 환자에게 고려할 수 있는 처방이다. 본디 勞淋에 사용하는 처방으로 삽통보다는 빈뇨, 절박뇨, 하복부 불쾌감을 주증으로 호소하는 경우, 항생제가 듣지 않는 만성적인 방광염의 경우 사용할 수 있다. 피로 증상이 덜하고 잔뇨감 등의 증상이 강할 때 오령산과 합방하여 사용하기도 한다.

② 오림산(보험한약)

배뇨 시 삽통, 임력난, 소변불리 등 열증이 강한 대부분의 급성방광염에 응용하지만, 항생제를 사용해야할 정도 염증이 심한 편이라면 증미도적산류의 탕약을 처방하며, 탕약이 도착하기 전까지 임시 복약용도로 처방하는 편이다.

(5) 소아 면역력 강화

① 소건중탕가미

소아 면역력 증강의 기본방으로써 수증가감을 통해 비염, 발달장애, 식욕부진 등에 탁월한 효과를 보인다. 유효성분 손실을 최소화하기 위해, 증류탕약은 지양하고 전탕약을 대부분 처방하고 있기에, 학령기 이전의 아이들에게는 약의 맛까지 세심히 신경써 주는 편이다. 감기를 자주하고, 비염이 있는 아이들에게는 형개, 반하를 가하고, 소화계통이 약한 아이들에게는 백출을, 변비가 있는 아이들에게는 구기자 등을 주로 가미한다. 필요에 따라 녹용을 가하며, 발달장애나 성장부진 아이들에게는 녹용을 장기간 처방한다. 복약 후 만성 비염 호전, 호흡기 질환 이환 빈도 감소, 식욕 개선, 성장 백분위 증가 등 주소증이 매우 의미 있게 호전된다.

3. 기억에 남는 임상례

(1) 부인 신경증: 억간산 가 진피반하

40세 김 모 부인이 남편에게 이끌려 진료실에 들어왔는데, 잠시도 가만히 있지 못하고 사지를 놀리고 희죽희죽 웃으면서 엉뚱한 소리를 지껄이는데 심지어 나를 끌어안으려고 해서 진찰에도 어려움이 있을 지경이었다. 남편 이야기는 평소 별 특이한 증상이 없었고 집안일도 잘 해왔는데 어느 날 갑자기 이렇게 되어 한 달 정도 주변 병원 진료를 받았으나 차도가 없다고 하였다. 주변 사람도 알아보지 못하고, 잠도 거의 자지 않으며, 번조하게 움직인다고 호소했다. 복진상 복만하고 연하며 제방부 동계가 뚜렷하고 좌소복에 단단한 느낌이 뚜렷했으며, 변비도 심했다. 설은 微紫했고, 弦脈이었다. 시호가용골모려탕도 고려하였으나, 제방동계가 뚜렷하여 간경허열과 부인혈증으로 진단하고 억간산가진피반하 중 당귀를 배로 해서 투여하였다. 2일차부터 대변도 보고 잠도 잘 자고 식사도 하고 5일차에는 자신의 그간 행동을 듣고 부끄러운 듯이 웃고 수줍어하기도 했다. 7일 이후부터는 정상으로 회복되어 스스로 걸어서 산책할 정도가 되었고, 정신활동도 정상이 되어 10일째에 치료를 종료하였다.

(2) 질염과 완대탕 및 용담사간탕

① 완대탕(백출 산약 백작약 차전자 창출 감초 반하 인삼 시호 진피 형개)

방광염과 질염으로 내원한 50세 양 모 부인에게 사용한 처방이다. 하얀 비지 같은 냉이 흐르며, 한 번씩 울컥 쏟아지기기도 하고, 야간뇨와 잔뇨감을 주소로 내원한 환자였다. 배뇨 시 삽통은 없었고, 하지 냉감과 간헐적 두통이 동반되며, 소화와 대변은 비교적 양호한 환자였다. 이미 local 산부인과에서 1주 간 양약을 복약하였지만 전혀 차도가 없었다. 하지 냉감은 요추의 문제로 보아 주기적인 침 치료를 위해 내원을 권했고, 대하와 잔뇨감은

脾虛로 인한 濕이 문제가 되었다고 판단하여 완대탕을 처방했다.

처방 이틀 후, 침 치료 시 문진해보니 2팩을 먹었을 뿐인데 대하의 양이 절반가량으로 줄어들고 몸 컨디션이 이리 좋을 수 없다고 하였고, 복약 1주일 차에는 동반증상과 더불어 복부 냉감이 소실되고, 대하도 거의 치료될 정도로 속효를 보였던 증례이다.

② 용담사간탕

50세 나 모 여환이 4개월 전부터 발생한 질염과 통증으로 내원하였다. 발생 초기 경구 amoxicillin으로는 효과를 보지 못해, IM으로 투여받기까지 했으나 오히려 생식기 깊숙한 곳에서 느껴지는 찌릿한 통증은 심해졌다고 했다. 3차 병원에서는 항생제를 끊고 호르몬 외용제 처방을 하였으나 증상은 지속되어 내원하였다. 연이은 치료 실패와 통증으로 우울감까지 호소하고 있었고, ROS상 큰 특이사항은 없었다. 용담사간탕 10첩 처방하고 1주 이후 내원 시, 상기된 목소리로 내원하여 증상이 거의 호전되어 부부관계도 하였다며 자랑하기도 했다. 남편이 대체 무슨 약이 그리 용하냐며 진단명이 너무 궁금하다고 하여 肝經濕熱 글자를 포스트잇에 적어주었다. 1주일 만에도 증상은 소실되었으나 환자 본인이 재발 방지가 두렵다고 하였고 갱년기 증상을 추가 호소하여 총 2제 가량 복약 후 치료를 종결하였다.

(3) 돌발성 난청과 대영전가미

(숙지황 토사자 구기자 당귀 작약 우슬 감초 두충 속단 육계 인삼 진피 파극 녹용 생강 대조)

69세 송 모 부인이 1달 전 발생한 좌측 돌발성 난청으로 서울대병원에서 고용량 경구 스테로이드(소론도 10T 추정)를 3주가량 복약하고 고막으로 스테로이드 inj. 3회까지 받았으나 증상이 전혀 호전되지 않고 오히려 기력저하가 극심해져 내원하였다. 서울대병원 ENT에서도 치료율이 10%라고 이야기했기에, 난청 치료는 거의 포기했고 속절없이 망가진 몸 컨디션 회복이라도 해달라고 청했다. 수면 질 저하, 식사량 감소, 변비, 도한, 요통의 증상을 호소하였고 이에 종합하여 腎虛로 진단하였다. 기력회복은 1달이면 충분하겠으나 난청 치료는 장기간 소요될 것을 설명하고 처방하였다. 2주 후, ROS와 호소 증상 모두 대폭 호전되었고, 안색이 몰라보게 달라져 내원하였다. 4제 복약 이후, 난치라고 진단받은 돌발성 난청까지 완화되었고, 복약하며 여행도 몇 차례 다녀올 만큼 컨디션이 호전되어 치료를 종결하였던 증례이다.

(4) 메니에르병과 구등죽여탕가미

(조구등 택사 반하 죽여 백복령 백출 창출 황기 치자)

46세 여환 이 모 씨가 2년 전부터 지속된 현훈을 주소로 내원하였다. 1년 반 동안 치료와 검사를 받았으나 혈류 검사에서도 큰 특이소견을 받지 못했고, 원인 미상이라는 소견을 받았다. 간헐적 시야 회전으로 운전, 독서를 피하라고 권고받았고, 두통과 안구 통증까지 겸하여 호소하였다. 자궁내막증 과거력이 있어 우측하복통을 함께 호소하였고, ROS 상에는 경미한 GERD와 천면이 확인되었다. 급증인 현훈부터 치료한 후, 하복통 치료를 안내하였고 구등죽여탕 가미로 치료를 시작하였다. 1주 이후 내원하여 증상이 80% 이상 경감되었다며 1년 반 넘게 고생한 게 의아할 정도라 표현했다. 같은 처방으로 1달 반여 투여하였고 양약을 중단하여도 증상이 거의 없을 정도까지 호전되었다. 이후 하복통과 소화계통 증상 치료를 목표로 은회반총산으로 전방하여 치료한 후 종결하였다.

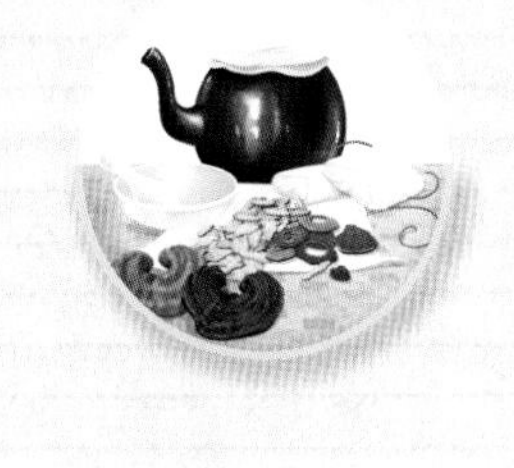

글 탑마을경희한의원
이준우 원장

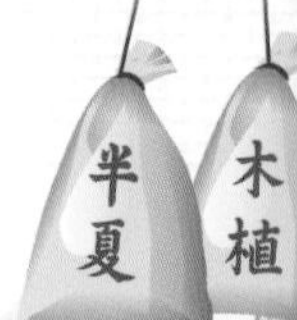

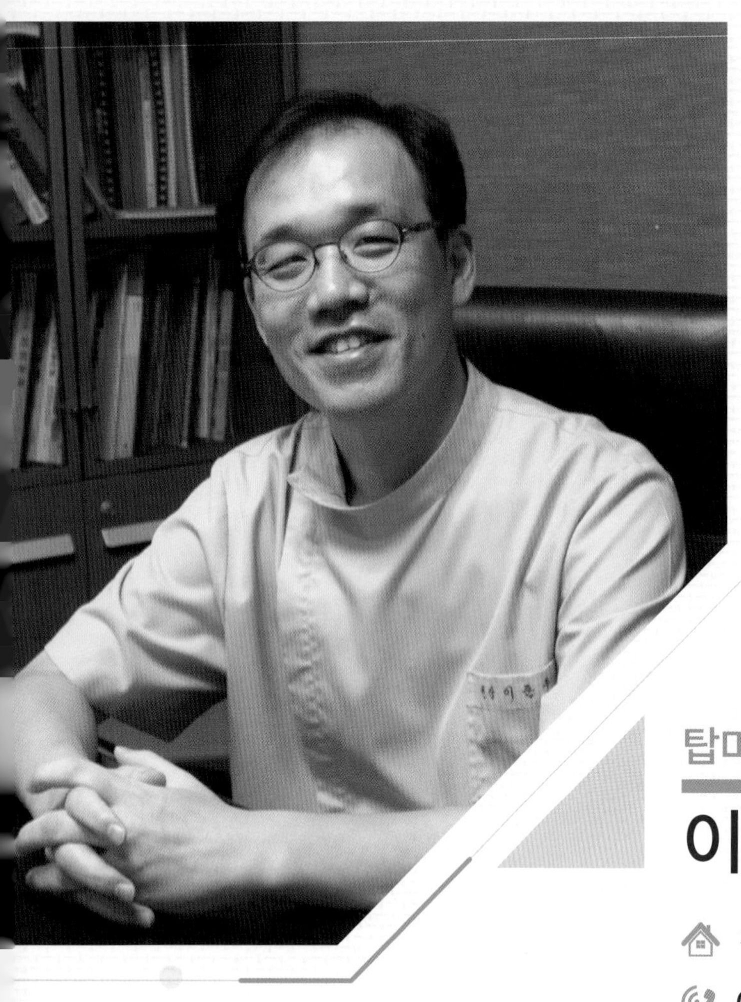

탑마을경희한의원

이준우

경기도 성남시 분당구 야탑로81번길 10 204호

031-622-1075

- 경희대학교 한의과대학 졸업
- 경희대학교 한의과대학 대학원 한의학박사
- 경희의료원 전문수련의과정 수료
- 한방내과 전문의 경희의료원 동서중풍센터 근무
- 공군항공의료원 한방과장 역임
- 포천중문의대 한방내과 교수 역임
- 분당차한방병원 한방내과 과장 역임
- 대한한의학회 정회원
- 대한한방내과학회 정회원
- 대한중풍학회 정회원

1. 한의원 소개

개원 당시 어떤 한의원을
만들겠다는 꿈을 꾸었고,
만들어 왔는가.

2007년 8월에 개원을 했다. 한방병원에서 수련을 할 때는 순환신경내과에서 수련을 했는데 주로 병동에서 중풍환자를 관리했었다. 하지만 막상 개원을 하려고 보니 병원에서 진료하던 환자들과 한의원에 내원하는 환자들은 너무 달랐다. 동네 한의원을 하면서도 특정 질환들을 특화를 해서 전문적으로 진료를 하고 싶었는데 그런 면에서 중풍 환자는 좋은 선택이 될 수 없었다. 그래서 편두통과 역류성식도염을 주요 진료과목으로 선정하고 개원을 하게 되었다.

보험한약을 사용한
계기가 무엇이었나.

2007년에 개원을 하고 동네 한의원을 하면서 부분적으로 특화 진료를 하였는데, 진료를 하다 보니 주로 역류성식도염 환자를 보게 되었다. 그러다가 2008년 11월에 금융위기를 겪게 되고, 그 당시 비보험 진료가 거의 사라지게 되어 한의원 경영에 상당히 어려움을 겪었다. 그래서 더 이상 탕약을 권하지 않고 보험한약으로 감기나 비염 위장질환과 같은 내과질환 환자들을 진료해 나가야겠다고 결심하게 되어 보험한약을 사용하기 시작했다.

어느 질환에
많이 처방하나.

감기 비염 위장질환이 가장 대표적이다. 감기 비염에는 소청룡탕 연교패독산 형개연교탕 삼소음 갈근탕 갈근해기탕 소시호탕 행소탕 등 다양한 보험한약을 활용해 볼 수 있다. 위장질환에도 반하사심탕 불환금정기산 평위산 반하백출천마탕 등등 활용가능한 보험한약이 많다. 그 이외에도 근골격계의 통증질환이나 두통 어지럼증 피부질환 갱년기장애같은 질환 등에도 다양하게 활용하고 있다.

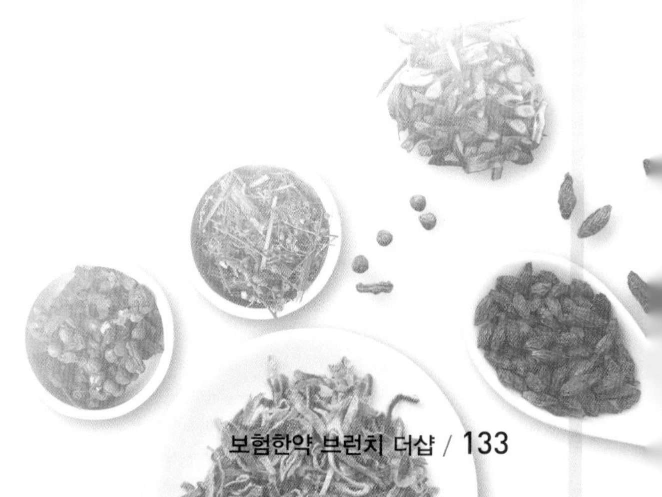

글 탑마을경희한의원
이준우 원장

2. 나의 애용처방

① 소청룡탕(보험한약)

맑은 콧물 재채기 코막힘 등 비염 증상에 쓴다. 감기 초기에 맑은 콧물 재채기 코막힘 등 증상이 있을 때 처방하는데, 감기 초기에 소청룡탕을 처방하면 누런 콧물이나 인후통 등으로 증상이 바뀔 때가 있으니 미리 이야기를 해야 한다.

알레르기 비염에는 드라마틱하게 효과가 있는 경우도 있지만, 그렇지 않은 경우도 많은 것 같다. 처음에는 효과가 있는 듯하다가 갈수록 뚜렷하지 않은 경우도 있었다. 체질로는 약물의 구성상 주로 음인에 사용한다는 이야기가 많지만, 최근에 들은 강의에서는 소청룡탕이 소양인에게 효과가 있다는 이야기를 들었다. 그래서 전형적인 소양인이라고 생각되는 알레르기 비염환자에게 써봤는데 드라마틱하게 효과가 있었다. 그래서 최근에는 증상만 맞으면 체질과 상관없이 쓰려고 하고 있다.

요컨대, 맑은 콧물 코막힘 재채기를 호소하는 초기 감기와 알레르기 비염에 우선적으로 선택하게 되는 처방이다. 물론 효과가 뚜렷한 경우도 있고 그렇지 않는 경우도 있다. 부작용으로는 '잠을 잘 못 잔다' '입이 마른다' 등을 호소하는 경우가 가끔 있다.

② 소청룡탕(보험한약) + 삼소음(보험한약)

감기 초기에 오한발열이나 콧물 인후통 등 증상이 있고 나서 3-4일 지나면 기침이 생기는 경우가 많다. 감기 초기에 생기는 기침은 후비루로 인한 기침이 많은데 목에 걸리는 느낌이 들거나 간질간질하고 뒤로 넘어가는 느낌이 난다. 기침을 발작적으로 여러 번 하는 양상을 보이고 누우면 심해지는 경우가 많다.

후비루로 인한 기침일 경우 비내시경으로 비강 내를 확인해서 누런 콧물이 있으면 형개연교탕(혹은 형개연교탕+소청룡탕)을 처방하게 되고, 그렇지 않고 맑은 콧물이 있으면 소청룡탕 보험한약을 처방했다. 그런데 소청룡탕으로 좋아지는 경우도 있지만 그렇지 않은 경우가 많아서 김민주 원장의 소개로 삼소음을 합방해서 쓰기 시작했다. 그랬더니 훨씬 효과가 좋아서 그 다음부터는 후비루로 인한 기침에는 소청룡탕+삼소음을 가장 우선적으로 선택하게 되었다.

③ 연교패독산(보험한약)

아침에 일어났더니 '목이 칼칼해요' '목이 따끔거려요' '목이 쉬어요' 이런 호소를 할 경우 가장 우선적으로 선택해 볼 수 있는 보험한약이 연교패독산이다. 그런데 보통 이런 경우는 감기 초기이고 증상이 심해질 수 있으니 보험한약도 자주 복용시키거나 2봉지씩 한 번에 복용케 한다. 연교패독산은 소양인이라고 생각될 때 더 효과가 있었던 것 같다. 성격이 느긋하고 통통한 편인 태음인 환자들은 갈근탕+갈근해기탕 보험한약을 주로 처방해서 효과가 있었다. 마르고 위장이 약한 소음인이라고 생각되는 환자들도 목이 칼칼하다거나 따끔거린다고 호소하면 우선은 연교패독산을 처방해야 한다. 체질만 고려해서 삼소음을 처방해서는 인후통이 호전되지 않은 경우가 있다. 우선 연교패독산을 처방하는데, 연교패독산 복용 후, 몸이 붓거나 조금 부담스럽다고 하는 경우가 있으며 그러면 삼소음으로 변경한다.

④ 소청룡탕(보험한약) + 연교패독산(보험한약)
혹은 갈근탕(보험한약) + 갈근해기탕(보험한약)

'목이 칼칼해요', '목이 따끔거려요' 등을 호소하면서 오한발열 신통 등 증상이 있으면 風熱證으로 변증을 할 수 있고 맑은 콧물 재채기 기침 등을 호소하면 風寒證으로 변증되는 경우가 많은데, 감기 초기에는 두 가지가 모두 나타나는 경우가 많다. 그러면 우선 소청룡탕 + 연교패독산으로 처방한다.

그런데 '한의학치료 358증례'라는 책에 보면 감기로 인한 인통에 갈근탕가창출이라는 처방이 가장 효과가 있다 소개하고 있다. 그리고 갈근탕가길경석고라는 처방도 함께 소개하고 있다. 실제 진료를 해보면, 연교패독산만으로 감기로 인한 인통에 효과가 없는 경우도 적지 않다. 그래서 태음인이라고 생각되는 약간 비만인 환자들에게는 갈근탕+갈근해기탕을 우선 처방하고 있으며, 이런 경우 효과가 뚜렷하게 나타나는 것 같다.

⑤ 형개연교탕(보험한약)

누런 콧물을 호소할 때 가장 우선적으로 선택할 수 있는 처방이다. 그냥 누런 콧물보다는 찐득한 콧물이거나 축농증으로 생각되는 화농성 비루가 중비갑개를 타고 내려오는 경우에 효과가 좋다. 급성 중이염에도 효과가 있다. 피부질환에도 효과가 있었는데, 주로 접촉으로 인해서 생기는 접촉성 피부염이나 두드러기의 초기에 효과가 있었다. 화장품으로 인해 얼굴이 뒤집어졌다고 하는 접촉성 피부염에 형개연교탕이 효과가 있었으며, 전형적인 태음인인 경우는 갈근해기탕이 효과가 있었다.

⑥ 시호계지탕(보험한약)

개인적으로 시호지제의 적응증을 찾기가 참 힘들었던 것 같다. 책에는 흉협고만 맥현 등 표현이 있지만 그것만으로는 조금 막연했던 것 같고 뚜렷한 적응증을 찾기가 어려웠다. 그래도 효과가 있었던 경우는 다음과 같다.

첫째는 감기 환자가 3-4일 지나도 37-38도 사이의 미열이 안 떨어지는 경우, 특히 가끔씩 땀이 난다는 경우는 효과가 분명히 있었다. 이런 경우에는 기침이나 콧물 등 다른 증상이 있어도 우선 시호계지탕만 처방했으며 기침이나 콧물 같은 다른 증상들도 함께 좋아지기도 했다.

둘째 약간 성격이 까칠해 보이는 환자가 복통이나 소화불량을 호소할 경우에도 시호계지탕 보험한약이 효과가 있었다. 그러나 성격이 까칠해 보인다는 느낌이 주관적이어서, 애매한 경우에는 반하사심탕이나 반하사심탕 합 작약감초탕을 우선 처방하게 되어 실제로 시호계지탕을 처방하는 경우는 많지 않았다.

셋째 두드러기나 갱년기장애에도 써보게 되는데 모두 우선적으로 처방하지는 않으며 다른 처방들이 효과가 없을 경우 선택해보기도 한다.

⑦ 보아탕(비보험 탕약)

경희의료원 처방집에 있는 처방이다. 황기 6g 용안육 구기자 감초 당귀 산약 백작약 백출 백복령 진피 천궁 4g 백두구 공사인 목향 2g 익지인 1g 생강 대조 6g 으로 구성된 처방이다. 십전대보탕에서 인삼 숙지황 육계 등이 빠지고 용안육 구기자 산약과 백두구 사인 목향 익지인 등이 첨가된 처방이다.

감기가 자주 걸린다고 표현할 때 가장 무난하게 처방해 볼 수 있는 보약이면서 효과도 좋다. 이 한약을 복용하고 나서 "원장님, 지난 겨울에는 감기를 한 번도 걸리지 않았어요"라는 이야기를 가끔씩 들었다.

⑧ 반하사심탕(보험한약)

단순히 소화가 안 된다고 호소하는 것 이상으로 고통이 있을 때, 즉 식후에 복통이 있다거나 신물이 올라온다거나 가슴이 화끈거린다고 할 때 그래서 위염이나 역류성 식도염이 의심될 때 가장 우선적으로 선택해볼 수 있는 보험한약이 반하사심탕이다. 맵거나 자극적인 것을 먹고 증상이 생긴 경우가 많다. 반하사심탕을 처방하는 경우는 음식물을 먹으면 증상이 심해지고 속이 비면 증상이 가벼워지는 경우가 많다. 식후에도 불편하지만, 공복에 속쓰림 같은 증상이 함께 생기는 경우는 반하사심탕과 작약감초탕을 함께 처방하는 것이 효과가 있다.

⑨ 불환금정기산(보험한약)

음식을 먹고 체했을 때 가장 많이 사용하는 보험한약이다. '평위산+곽향 반하'로 구성이 되어 있어서 평위산 대신으로도 사용할 수 있는 것 같다. 음식을 잘 못 먹고 소화가 안 되고 더부룩할 때, 미식거릴 때, 트림을 많이 할 때 등등 음식상 초기에 사용해 볼 수 있다.

체하면 손발이 차가워진다는 표현을 하는 환자들이 있는데, 이럴 때에도 불환금정기산이 효과가 있었다. 평소에 가스가 많이 찬다고 표현하거나 배가 살살 아프다고 표현할 때에도 불환금정기산이 효과가 있었다. 고3 학생이 긴장이 되어 항상 가스가 찬다며 정기적으로 불환금정기산을 처방받으러 내원한 경우도 있었다.

날씨가 따뜻해지면서 상한 음식을 먹고 장염에 걸려 설사를 할 때에도 불환금정기산 보험한약을 처방한다. 물설사가 심하고 하루에도 여러 번 할 경우에는 오령산이나 위령탕 엑기스와 함께 처방한다.

⑩ 반하백출천마탕(보험한약)

음식을 잘 못 먹고, 체하면 머리가 아프거나 어지럽다고 호소하는 환자들이 있다. 이 경우는 불환금정기산도 괜찮고 반하백출천마탕도 효과가 있었다. 체하고 1주일이 넘어서도 음식이 잘 내려가지 않고 음식을 먹기 싫고 소화가 안 되고, 미식거리거나 더부룩하고 머리가 아프거나 어지럽다고 표현할 때에는 반하백출천마탕이 효과가 있다.

그냥 속이 그득하다거나 더부룩하다고 표현하는 경우는 우선 평위산을 처방하게 되지만, 보통은 미식거림이나 트림 두통이나 어지럼증 등 다양한 증상을 함께 호소하는 경우가 많으며, 그런 경우 초기에는 불환금정기산 1주일이 넘어가면 반하백출천마탕을 우선 선택해 볼 수 있다.

⑪ 반하후박탕(보험한약)

매핵기에 반하후박탕이나 가미사칠탕을 처방한다고 하지만, 막상 "목에 가래 걸린 것 같은" 증상에 반하후박탕을 사용해 보면 항상 효과가 있는 것은 아니다. 반하후박탕은 우선 위식도역류질환으로 인해서 후두염이 생길 경우, 즉 역류성후두염에 효과가 뚜렷이 있다. 즉 소화가 안 되는 증상이 함께 있으면서 인후불쾌감이 있는 경우에 반하후박탕이 효과가 있다. 만성기침의 3대 원인 중의 하나가 역류성식도염인데, 역류성식도염으로 인한 기침에도 반하후박탕 보험한약이 효과가 있다.

인후불쾌감은 만성적인 후두염이나 후비루로 인해서 생기기도 하는데 이런 경우는 반하후박탕이 효과가 없을 수 있다. 정리해 보자면, 역류성식도염의 대표적인 증상인 탄산과 흉부작열감에는 반하사심탕을 우선 처방해볼 수 있다면, 역류성식도염으로 인한 인후부증상이나 기침에는 반하후박탕을 우선 처방해 볼 수 있다.

⑫ 형개연교탕(보험한약) + 생맥산(보험한약)

말을 많이 해서 생기는 목이 쉬는 증상. 이것은 후두에 염증이 생긴 경우라고 볼 수 있다. 이런 증상이 오래되면 성대결절로 발전할 수 있다. 이 경우 가장 우선적으로 선택해볼 수 있는 처방이 '형개연교탕 + 생맥산'이다. 형개연교탕이 후두부의 염증을 가라앉히면서 생맥산이 후두부의 건조한 상태를 해결해 준다.

감기로 인해서 목이 쉬는 경우와 감별해야 하는데, 감기로 인해서 목이 쉬는 경우는 맑은 콧물 재채기가 있으면서 목이 쉬면 소청룡탕을 처방하고 목이 칼칼하거나 따끔거리면서 목이 쉬는 경우는 '연교패독산+형개연교탕' 이렇게 처방할 수 있다.

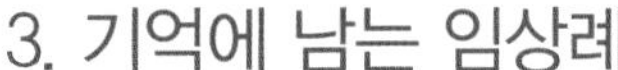

3. 기억에 남는 임상례

① 후비루로 인한 기침에 소청룡탕 합 삼소음 (보험한약)

둘째가 10세 남자 아이인데, 올해 4월에 감기에 걸려 콧물이 나고 기침을 하였다. 집에는 비내시경이 없어서 증상만 보고 처방할 수 밖에 없었는데 우선 콧물이 노란 것 같아서 형개연교탕을 처방하였다. 형개연교탕이 이틀분 정도밖에 집에 없었고 이틀 정도 처방해도 차도가 없어서 갈근탕으로 변경하였다. 그 다음에는 소청룡탕으로 변경하고 그 후로도 몇 가지 처방을 바꾸고도 차도가 없었다. 형개연교탕을 너무 짧게 처방했나 싶어서 다시 형개연교탕을 2일분 처방하였다.

기침은 아침과 저녁에 심했으며 특히 자려고 누우면 심해졌다. 잠들고 나서도 가끔씩 기침을 하였다. 기침을 한 번 시작하면 발작적으로 여러 번 하였다. 형개연교탕을 처방하고 나서 2일째 밤에는 기침을 너무 심하게 해서 잠을 잘 수가 없었다. 새벽 3시에도 기침이 계속되자 아내가 오늘은 이비인후과나 소아과에 데리고 가야겠다고 해서 그러라고 하였다. 그러다 갑자기 소청룡탕과 삼소음을 함께 처방해야겠다는 생각이 들어서 소청룡탕과 삼소음을 함께 타서 먹였다. 그런데 신기하게도 그때부터 기침을 하지 않아서 편하게 잘 수 있었고, 아침까지도 기침을 거의 하지 않았다. 다시 소청룡탕과 삼소음을 타서 먹였으며 그렇게 이틀 정도 더 복용하고 나서는 기침을 더 이상 하지 않았다.

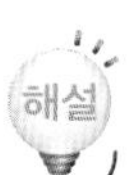

해설 그 전까지는 후비루로 인한 기침에는 소청룡탕을 가장 우선적으로 선택해서 처방했었다. 물론 소청룡탕만으로 상당히 호전되는 경우가 많아서 후비루로 인한 기침의 경우 1차 선택 처방으로 소청룡탕을 정해놓았다. 그러다 김민주 원장이 세미나 자리에서 본인은 후비루로 인한 기침에 소청룡탕 합 삼소음을 쓴다고 발표를 한 적이 있었는데, 그 기억이 떠올라 소청룡탕 합 삼소음을 처방했으며, 극적인 치료효과를 보인 증례이다.

② 후비루로 인한 기침에 형개연교탕 합 소청룡탕 (보험한약)

작년 4월에 60대 초반의 남환이 1주일 전부터 시작된 누런 콧물과 기침 가래를 호소하면서 내원하였다. 증상은 특히 밤에 심하다고 하였다. 식욕과 소화는 정상이고 대변은 약간 묽은 편으로 땀이 많고 손발에 열이 많은 편이라고 하였으며 갈증이 많고 물을 많이 마시고 더위를 싫어한다고 하였다. 비내시경상 비점막에 누런 콧물이 붙어있는 것이 보였다. 그래서 형개연교탕을 처방하고 차도가 없으면 소청룡탕을 함께 처방하려고 하였다.

그런데, 이 환자분이 한의원 근처에 살면서 오래 동안 다니던 환자분인데, 얼마 전에 인천 송도로 이사를 가서 자주 내원하기 힘들다고 하였다. 그래서 형개연교탕 7일분하고 소청룡탕 5일분을 처방하면서 우선 형개연교탕만 복용해보고 기침이 좋아지지 않으면 소청룡탕을 함께 복용하시라고 하였다. 6월에 감기에 걸려서 다시 내원하였는데, 지난번에 형개연교탕과 소청룡탕을 함께 복용하면서 감기가 호전되었다고 하였으며 이번에도 기침 콧물이 다시 시작되어 소청룡탕과 형개연교탕을 함께 처방하였다.

글 탑마을경희한의원
이준우 원장

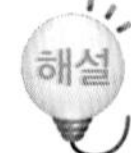

누런 콧물이 뒤로 넘어가면서 기침을 할 경우 형개연교탕만으로 호전되는 경우도 있지만, 형개연교탕을 처방하고 나서 누런 콧물이 맑은 콧물로 변하면서 기침은 오히려 심해지는 경우가 있다. 이럴 때에는 소청룡탕을 함께 처방해야 기침이 좋아질 수 있으며 이 환자의 경우도 형개연교탕과 소청룡탕을 함께 처방해서 기침을 치료할 수 있었다.

③ 역류성 식도염에 반하사심탕(보험한약)

2015년 10월에 7–8년 전부터 시작된 인후불쾌감을 호소하면서 50대 후반의 남환이 내원하였다. 통증이 조금 있으며 천돌혈보다 약간 오른쪽이 불편하다고 하였고 식후에 증상이 심해진다고 하였다. 내시경상 역류성식도염으로 진단을 받고 프로톤펌프억제제를 증상이 있을 때마다 복용해왔다고 하였다. 평소 식욕이나 소화는 정상이었으며 대소변도 양호하였고 손발은 찬 편이라고 하였다.

위장에 열이 있다고 생각하여 위십이관+중완혈 침치료 및 신궐혈 뜸치료와 함께 반하사심탕을 4일분 처방하였다. 4일 뒤에 내원해서는 증상이 조금 좋아진다고 하였으며 프로톤펌프억제제를 복용하지 않겠다고 하였다. 프로톤펌프억제제를 끊으니 가슴이 타는 듯한 느낌이 든다고 하여 반하사심탕을 하루에 4번 복용케 하였다. 1주일 동안 반하사심탕을 하루 4번 복용하고 나서는 증세가 호전되어 다시 3번으로 줄였다. 그 후로 증세가 호전되다가 음주를 하면 증상이 악화된다고 하였다.

12월 초에는 증상이 많이 호전되어 반하사심탕을 하루에 두 번만 복용케 하였으며, 12월 말에는 더 호전되어 반하사심탕을 하루에 한 번만 복용케 하였다. 10월 8일부터 12월 31일까지 반하사심탕을 지속적으로 처방하였으며, 침뜸 치료는 총 23번 시행하였다. 그 후 역류성 식도염으로 인한 증상은 거의 소실되었으며 7년간 복용한 프로톤펌프억제제도 끊고 반하사심탕을 가끔 한번 씩만 먹어도 될 정도로 호전되었다.

그 후에도 한 달에 한 번 정도 반하사심탕을 처방받으러 내원하였다가 3–4달 후에는 더 이상 내원치 않았다. 2017년 올해에 다시 내원하였는데 역류성식도염이 재발되었다고 하였으며 다시 반하사심탕과 침뜸 치료로 잘 관리되고 있다.

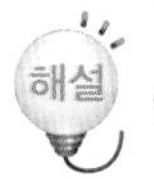

역류성 식도염으로 내원할 경우 가장 우선적으로 선택할 수 있는 처방이 반하사심탕이다. 특히 식후에 역류성식도염의 증상이 심해진다고 할 경우에는 반하사심탕만으로 치료하며, 공복에 속쓰림이 있다고 할 경우에는 작약감초탕을 합방해서 치료한다.

④ 환절기마다 반복되는 감기에 연교패독산(보험한약)

2009년도부터 지금까지 불편한 곳이 생길 때마다 본원을 찾는 60대 후반의 '단골' 남환이 있다. 건장하고 다부진 체격의 남환이며 2009년 10월경에는 요통으로 침치료를 받고 있었는데, 어느 날 이런 이야기를 전해왔다.

"원장님 저는 아주 추운 날씨와 아주 더운 날씨에는 컨디션이 너무 좋습니다만, 환절기만 되면 컨디션이 안 좋습니다. 특히 일교차가 커지기 시작하면 목이 간질간질하거나 칼칼하면서 감기가 시작되어 이비인후과에 다니는데, 2–3주 정도 항생제와 진통소염제 처방을 받습니다. 그리고 지금도 이비인후과를 다닌 지 2주가 넘었습니다."

그 당시에는 이 이야기를 듣고 風熱로 변증을 하고 침 치료와 함께 연교패독산 3일분을 처방했었다. 3일 정도 후에 증세가 호전되었는데, 연교패독산으로 좋아졌는지 혹은 이미 좋아질 시기였는지 판단하기 애매한 상황이었다. 그러다가 2010년도 10월에는 감기에 걸리고 바로 다음 날 내원하였다. 인후가 칼칼하고 간질거리면서 기침과 누런 콧물이 시작된다고 호소하였으며 그래서 연교패독산 2일분을 처방하였다. 이틀 후에 증세가 호전된다고 하였고 연교패독산을 5일분 정도 더 처방한 후에 마무리 지을 수 있었다. 그러면서 하는 말이 "항생제를 복용할 때는 몸이 힘들고 약을 복용해도 상당히 오랜 기간 낫지 않았는데 이 가루약을 먹고는 몸이 힘들지 않고 빨리 낫는 것 같아요"라고 하는 것이다. 그 후로 환절기만 되면 연교패독산을 처방하였는데, 복용량이 조금씩 줄어서 2012년 3월에는 연교패독산 2일분만 처방하고도 마무리 지을 수 있었다.

이 환자분은 2017년도인 최근에도 무릎이나 손목이 아파서 내원하시는데 그 이후로도 환절기에 감기 증상이 있으면 연교패독산을 3일분 정도 처방하면 호전되었고, 어떤 경우에는 환절기에도 감기가 걸리지 않고 넘어가기도 하였다.

⑤ 가려움증에 시호계지탕(보험한약)

2015년 3월부터 무릎통증이 있을 때 마다 치료받던 40대 중반의 여환이 작년 8월 말에는 가슴하고 등 부분(흉추 1번에서 7번 정도 level)의 가려움증을 호소하면서 상담을 청하였다. 가려움증은 7년 전에 스트레스를 받고 나서 시작되었는데, 최근에 심해졌다고 하였다. 식사나 소화 대소변 수면 등에는 특별히 이상이 없었으며, 우선 火熱證으로 변증하고 황련해독탕 보험한약을 3일분 처방하였다. 그 후에 3일분 5일분 해서 총 11일분을 처방했는데, 가려움증은 별 차도가 없었다.

그 후에도 무릎 치료받으러 종종 내원했는데, 2016년 9월에 다시 가려움증을 호소하며 치료받기를 원하였다. 가려움증은 황련해독탕 보험한약을 복용할 즈음부터 1년 동안 심했는데, 스트레스(업무로 인한 과로)를 받거나 더울 때 심해진다고 하였으며, 한번 가렵기 시작하면 시도 때도 없이 가렵고 피가 날 때까지 긁게 되고 2주 이상 지속된다고 하였다. 피부에 뭐가 나지는 않는다고 하였으며 항히스타민제를 처방받을 때에는 잠시 가렵지 않다고 하였다.

'스트레스를 받으면 증상이 심해진다'고 하여 肝氣鬱結證으로 변증을 바꾸고 시호계지탕을 3일분 처방하였다. 7일 후에 내원해서 가려움증이 약간 좋아진다고 하여 다시 3일분을 처방하였고, 10일 후에 내원해서도 가려움증이 조금 차도가 있다고 하여 다시 5일분을 처방하였다. 2주 뒤에 다시 내원해서는 가려움증이 상당히 개선되어 처음에 비해서 1/5로 줄어들었다고 하였다. 부위도 등과 가슴부위가 가려웠는데 지금은 오른쪽 목 부위가 가렵다고 하였다. 1주일 후에는 스트레스를 받아 다시 가렵다고 하였고, 하지만 예전보다는 훨씬 덜하다고 하여 시호계지탕을 5일분 처방하였다. 그 후로도 시호계지탕 보험한약을 가끔 처방했는데, 가려움증이 더 심해지지 않았지만 그렇다고 완전히 호전되지도 않았다.

최근에 본 책인 '한의학치료 368증례'에서 두드러기에 시호계지탕이 효과가 있다고 하여서 가려움증에도 효과가 있을 것 같아서 시호계지탕을 처방해서 좋아진 경우이다. 이 환자처럼 스트레스로 인해서 증상이 심해진다고 하는 부분이 시호가 들어간 처방을 쓰는 포인트가 아닐까 싶어서 시호계지탕을 처방하였는데, 다행히 어느 정도 호전되었다.

글 탑마을경희한의원
이준우 원장

⑥ 접촉성피부염에 갈근해기탕(보험한약)

2016년 8월 초에 15살 남자 중학생이 팔꿈치에 생긴 피부질환으로 내원하였다. 1주일 전에 계곡에 물놀이를 다녀오고 나서 증상이 시작되었으며, 양측 팔꿈치 부분에 구진 홍반 소양감을 호소하였다. 계곡에서 놀다가 증상이 시작되었으며 피부의 상태는 습진의 양상을 보여서 우선 알레르기 접촉피부염으로 진단을 내렸다. 키가 크고 체격도 좋고 덩치가 큰 편이며, 피부가 검으면서도 거칠고, 성격도 조용해 보이는 중학생으로 체질의학으로는 열이 많은 태음인을 연상시키는 외모였다. 식사 소화 수면 소변 등은 정상이고 대변은 약간 묽은 편이고, 갈증이 많고 찬물을 좋아하며, 땀이 많고 더위를 싫어한다고 하였다. 피부상태와 평소 증상 등을 참고하여 風熱證으로 변증을 하였다.

화장품으로 인해서 생긴 알레르기 접촉피부염에는 형개연교탕 보험한약으로 효과를 본 경우가 종종 있어서, 형개연교탕 보험한약을 처방하려다가 이 환자의 경우 외모 성격이 모두 태음인처럼 보여서 갈근해기탕을 5일분 처방하고 침 치료는 대장정격 + 중완에 시행하고 뜸치료는 관원에 시행하였다. 3일 뒤에 내원하였는데, 증상이 호전되었다고 하여 같은 침뜸 치료와 함께 갈근해기탕 보험한약을 3일분 처방하였다. 한동안 내원하지 않다가 9월에 비염으로 내원하였는데 피부염은 두 번째 약 복용이 끝날 때 쯤 완전히 치료되었다고 하였다(그림. 1).

그림. 1
피부의 치료경과

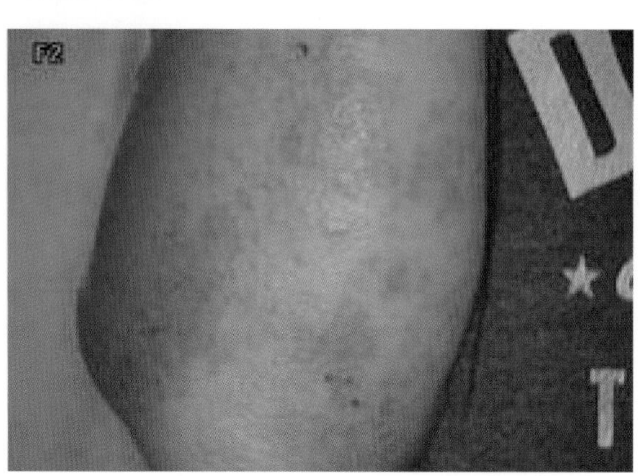

8월 2일

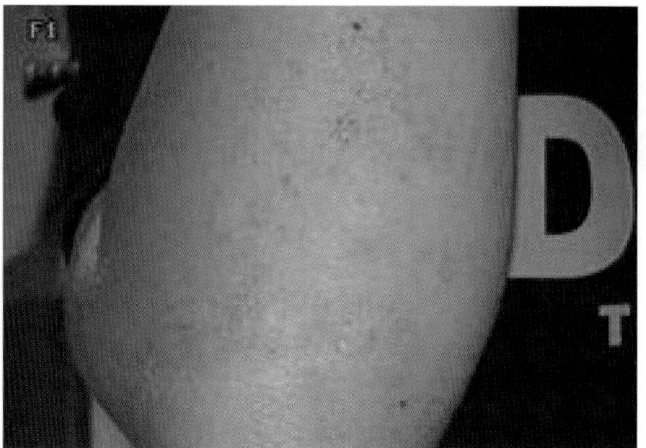

8월 5일

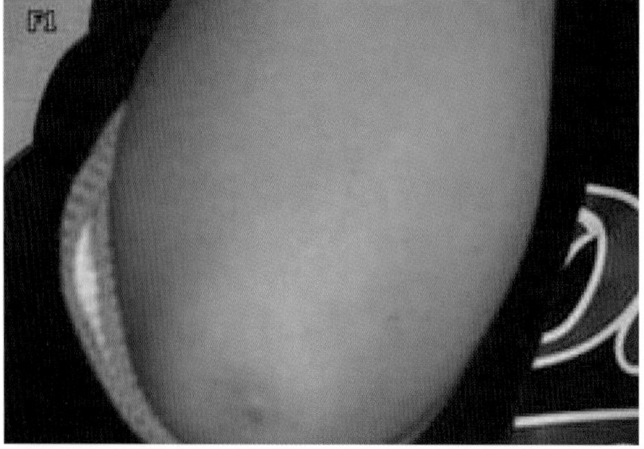

9월 3일

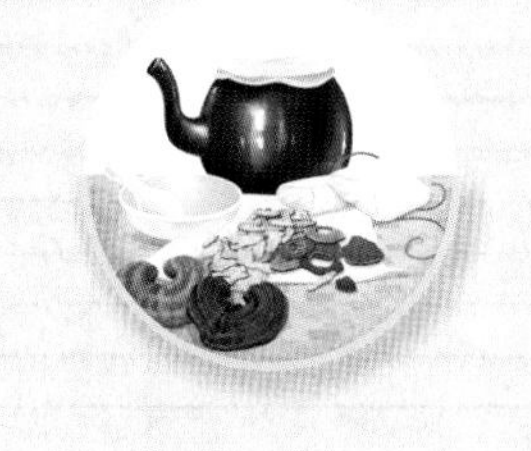

글 중앙경희한의원
윤희성 원장

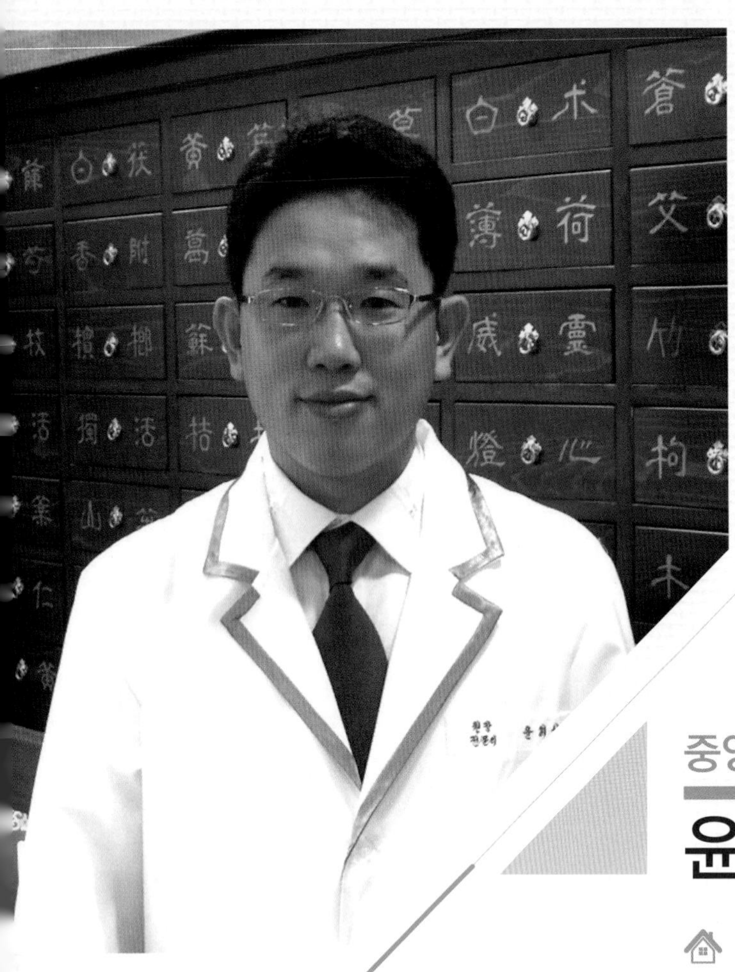

중앙경희한의원

윤희성

경기도 안양시 만안구 안양로 291번길 3

031-441-4313

- 경희대학교 한의과대학/동대학원 졸업
- 경희대학교 부속한방병원 전문의 과정 수료
- 한방 안이비인후과/피부과 전문의
- 대한한방알레르기및면역학회 수석총무
- 대한한방안이비인후피부과학회 정회원
- 대한한방척추관절학회 정회원
- 대한약침학회 정회원
- 前) 특전사령부 제3공수여단 한방진료실장
- 前) 경희대학교 부속한방병원 1년차 주치의 대표
- 前) 경희대학교 부속한방병원 총의국 부대표

1. 한의원 소개

개원 당시 어떤 한의원을 만들겠다는 꿈을 꾸었고, 만들어 왔는가.

양의학에서 치료하지 못하는 분야를 치료할 수 있는 제3 의학을 만들어 보고 싶어 한의대에 진학하였다. 한의대를 졸업하고 병원수련 및 군의관 생활을 포함하여 약 15년간 임상을 하면서 얼마나 오만한 생각이었는지를 자주 깨닫게 된다. 한약으로 난치 질환을 치료하였다는 임상 논문을 보면 실제 임상에서 일반화시켜 사용하기가 너무 어려웠다. 보편타당한 설명 및 방법으로 환자를 치료하는 기본에서 시작했어야 하는데 지금의 한의학은 그 동안 신비주의에 가려진 허상과 같았다고 생각한다.

환자가 치료 방법과 기술에 있어 한의사를 절대적으로 신뢰할 수 있고, 여러 환자에게 재현이 가능한 방법을 사용하여 치료하는 그런 한의원을 만들고 싶었다. 100명의 환자 중에서 잘 치료된 1~2명의 환자를 바라보는 한의사가 아니라, 잘 치료되지 않은 99명의 환자를 고민하는 한의사가 되고 싶었다. 그러기 위해서는 누구에게나 설명 가능하고 인정받을 수 있는 방법으로 치료를 시행해야 하며, 투약을 함에 있어서도 일관된 약효를 가진 약물을 사용하여야 한다. 재야의 숨은 고수 한의사에게 나만의 독창적인 치료 방법을 배우는 것이 아니라, 한의사라면 누구나 사용할 수 있는 좋은 치료 방법들이 정립되어야 제3 의학이 태동할 수 있지 않을까?

보험한약을 사용한 계기가 무엇이었나.

한약은 여러 환자들에게서 일관된 결과를 이끌어 내기가 힘들다. 같은 증상을 가진 환자에게 같은 약을 주더라도 나타내는 반응은 제각각이다. 개인의 차이를 중요하게 생각하는 한의학적 개념으로 보면 당연하다. 하지만 환자의 체질이 일관되지 않고, 약물의 구성과 함량이 일관적이지 않다면 치료의 재현성을 유지하기는 힘든 일이다. 그런 의미에서 보험한약은 당연한 선택지였다.

처음 보험한약을 사용한 곳은 군의관 생활을 하던 육군 의무대였다. 그 당시 한양방 군의관은 명확한 구분이 없어 한약과 양약을 처방하는 데 제한이 없었다. 감기, 위장 질환, 관절 질환 등에 보험한약과 쯔무라 과립제를 사용하였는데 군인들의 한약에 대한 만족도가 높았다. 한약 사용빈도가 높아지다 보니 의무대 의약품 구입비의 많은 부분을 한약을 구매하는데 사용하게 되었다. 의사들은 의외로 양약을 복용하려고 하지 않는다. 이미 잘 알고 있는 부작용을 겁내기 때문이다. 한방진료실에 있는 한약이 너무 쉽게 바닥이 나서 의무병에게 조사를 시켜보니 여러 양방 군의관들이 한약을 몰래 가져가 복용하고 있었으며 가족과 지인들에게 처방하고 있었다. 그 당시에는 한약에 대한 신뢰성과 일관성만 보장된다면 좀 더 활용 범위가 넓어 질 수 있겠다는 생각을 하였다. 군의관 3년 동안 매달 한방 의약품 구입으로 200만 원 정도를 썼으니 한약의 사용 빈도를 충분히 짐작할 수 있으리라. 개원을 한 후에도 탕약보다는 보험한약을 많이 사용하게 되었고, 7년차가 된 지금에도 탕약과 보험한약의 1개월 처방액은 비슷하다.

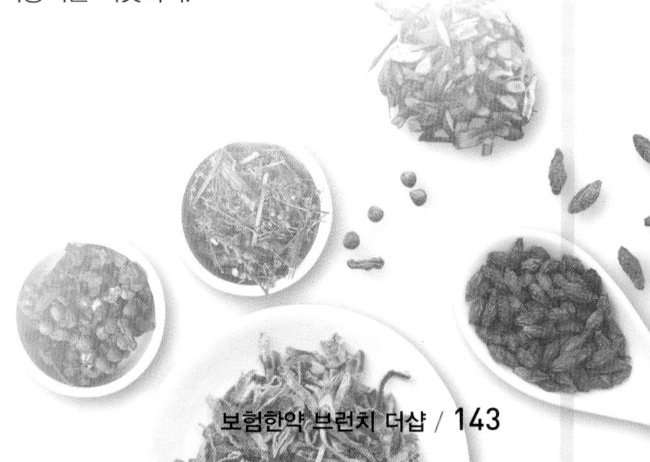

어느 질환에
많이 처방하나.

제일 다양하게 처방하는 질환은 감기이다. 감기에 관련된 처방은 10종 가까이 보유하고 있다. 감기가 아니더라도 비염, 중이염, 부비동염, 기관지염, 결막염 등 감기에서 파생된 질환에도 자주 사용한다. 위장질환에도 다 빈도로 처방하는데, 감기가 처방기간이 짧다면 위장질환은 처방 기간이 길다. 이외에 불면 두통 현훈 방광염 관절질환 등에도 다양하게 활용하고 있다. 탕약은 보관 및 비용의 문제로 인해 장기간 사용하기가 힘들다. 짧은 기간에 치료되지 않는 질환의 경우에는 탕약을 우선 처방하여 급한 증상을 해결하고, 약리가 비슷한 보험한약을 길게 사용하는 방법을 써서 치료한다.

2. 나의 애용처방

① 소청룡탕(보험한약)

재채기, 수양성 비루, 비폐색을 주요 증상으로 하는 제 1형 과민반응성 질환인 알레르기 비염에 주로 처방한다. 비내시경상 창백하고 부어 있는 비점막이 관찰되고, 하비갑개 아래로 맑은 수양성 비루가 고여 있을 때 1차적으로 선택한다. 체질적으로 열이 많다고 호소하더라도 비내시경상 점막이 붉고 건조하지 않다면 소청룡탕을 처방한다. 소아의 경우 장기적으로 비염을 앓아 눈 밑의 피부가 보라색으로 변한 allergic shiner, 비소양감에 의해 코를 자주 문질러 콧등에 주름이 생기는 allergic salute 등이 보이면 소청룡탕을 투여한다.

추운 계절에 악화되는 천식, 찬바람이 불기 시작하면 나타나는 후비루 증후군에 동반되는 만성 기침의 경우에도 사용한다. 감기 초기에 항상 코증상으로 시작되는 환자의 경우는 약을 넉넉하게 처방하여 보관하게 하였다가 증상이 있을 경우 바로 복용하도록 하면 감기를 쉽게 극복할 수 있다.

② 연교패독산(보험한약)

발열 두통 권태감 식욕부진 인두통 등이 보이는 급성인두염에 일차적으로 선택하는 처방이다. 비내시경상 편도는 발적 및 종창되지 않았으나, 인두후벽의 발적과 팽륜이 있고, 점액성 분비물이 늘어나 있을 때가 사용 포인트가 된다.

환자가 발병 전 과로했거나 스트레스를 받아 체력이 저하된 후, 감기 몸살 증상이 시작되었다고 표현하면 상기한 증상이 명확히 보이지 않아도 예방목적으로 연교패독산을 처방한다. 연교패독산의 주된 감별증상은 '인후불편감'이므로, 알레르기 비염환자나 만성비염 환자의 경우에도 인후불편감이 제일 심하다고 표현하는 경우에는 연교패독산을 짧은 기간 사용한다.

환자는 주로 인후불편감과 몸살을 호소하게 되는데, 이 처방을 복용해도 몸살이 장시간 지속되는 경우가 많다. 과로로 인한 몸살을 동시에 호소하는 경우에는 비보험 처방인 쌍화탕을 처방하여, 탕약과 과립제를 합방하여 복용하게 한다.

③ 갈근탕(보험한약)

태양병에 항배부가 강직되어 당기면서 편하지 않고, 땀이 없으며 오풍하면 갈근탕을 선택한다. 즉 감기 초기에 비강 및 인후에 증상이 전혀 없으면서, 항배부가 경직되고 오한과 오풍만 있는 환자에게 처방하는데, 주로 육체적인 노동을 많이 한 후에 발생되는 경우가 많다. 갑작스럽게 운동을 하거나, 이사 등으로 몸을 갑자기 써서 증상이 발현되는 경우가 있다.

갈근탕은 처방구성상 마른 사람보다는 뚱뚱한 사람에게 처방하게 되는데, 급성 인두염을 호소하는 뚱뚱한 사람에게 연교패독산보다 갈근탕이 효과적인 경우가 많다. 항배부 불편감보다 인후통이 더 심할 때는 갈근해기탕으로 바꾸어 처방하기도 한다.

갈근탕은 감기 증상뿐만 아니라 항배부와 관련된 질환에 사용할 수 있다. MRI상 수술을 요하는 HIVD 환자에게 갈근탕 투여로 상지 저림 및 항배통을 감소시킨 케이스가 여럿 있다. 일자 목 증후군, 만성 경추 염좌, 경항부의 근막통증증후군, 오십견 등 항배부의 근육긴장을 주소로 하는 질환에 침 치료와 함께 갈근탕을 투여하면 분명한 효과를 볼 수 있다. 극심한 통증을 호소하는 경우에는 부자환(비보험정제)을 합방하여 투여한다.

④ 형개연교탕(보험한약)

인두통 연하통 전신권태와 고열 등을 호소하며, 구개편도가 발적, 종창되고 표면에 궤양과 농이 생긴 급성편도염에 사용한다. 급성 혹은 만성 비염에도 비내시경상 발적이 심하고 농성 분비물이 나오는 경우, 이경상 화농이 보이는 중이염 혹은 외이도염에도 사용할 수 있다. 화농성 변화를 보이는 피부염에도 일차적으로 선택하는 처방이다.

발열을 주소로 하는 소아 감기의 경우에는 발열의 원인을 불문하고 초기에 투여하게 한다. 소청룡탕과 마찬가지로 넉넉하게 처방하여 보관하고 있다가 38도 이상의 발열이 나타나면 복용하게 한다.

⑤ 반하사심탕(보험한약)

위장 운동 이상으로 인한 제반 증상에 사용한다. 역류성 식도염, 신경성 소화불량, 만성위염 등으로 인한 가슴 쓰림, 가슴의 답답함, 속 쓰림, 신트림, 목에 이물질이 걸린 듯한 느낌, 목소리 변화, 가슴 통증, 음식물이 식도에 차서 내려가지 않는 느낌 등에 처방한다.

위장 운동 이상은 하루 아침에 발병하는 것이 아니라 불규칙한 식습관, 빨리 먹는 식습관, 편식, 만성적인 스트레스 등으로 인해 오랜 시간에 걸쳐 악화되는 경우가 많다. 반하사심탕을 처방하는 경우에는 단기간에 효과를 볼 수 없기 때문에 장기적으로 처방하는 경우가 많다. 초기 내원시 2배 용량의 탕약을 단기간(약 1주일)간 투여하여 효과를 확인한 후, 치료와 함께 증상이 완전히 없어질 때까지 반하사심탕 보험한약을 복용하게 하며, 실제로 외래에서 만성 위장운동 이상에 효과를 본 케이스가 많다.

⑥ 불환금정기산(보험한약)

평위산에 곽향 반하를 더한 처방이다. 음식을 먹은 후 소화가 안 되고, 배에 가스가 차며, 가슴이 답답할 때, 즉 '식체'의 경우에 처방한다. 평소에 소화 기능이 약하거나, 만성 신경성 소화불량을 호소하는 환자에게는 오히려 좋지 않은 경우가 있다. 다만 다른 소화기 증상은 없으며, 식후에 '복부에 gas가 차서 답답하다'는 환자에게는 장기간 복용시켜 완치시킨 케이스가 있다.

음식으로 인한 두드러기를 호소하는 경우에도 응용해 볼 수 있다. 두드러기는 원인 불명인 경우가 많지만, 특별한 음식을 섭취하는 경우에 악화되는 만성두드러기의 경우 소화기의 습담이 문제가 되는 경우가 있으므로 불환금정기산을 응용해 볼 수 있다. 실제로 10년 이상 된 만성두드러기 환자에 6개월간 1일 3회 복용시켜 완치된 경우가 있다.

⑦ 황련해독탕(보험한약)

불면증과 안과, 이비인후과, 피부과 질환의 실열증에 사용한다. 노인성 불면증의 경우에는 양약의 수면제 혹은 수면유도제를 장기간 복용하는 경우가 많은데, 일정 기간 복용한 후에는 약물의 용량을 늘려도 잠을 자기 힘든 경우가 많다. 수면에 문제가 있는 노인환자의 경우는 1일분 3포를 처방하는데 저녁 식후에 1포씩 복용시킨다. 수면제를 복용해 왔다면 같이 복용하도록 하는데, 잠이 잘 오면 수면제의 양을 점차로 줄이도록 한다. 꼭 수면제를 끊지 않더라도, 장기간 양약의 양을 늘리지 않고 건강한 수면을 유지할 수 있으면 성공이라고 생각한다.

안과의 결막염, 포도막염, 공막염, 안구건조증, 안구충혈 등과 이비인후과의 비염, 외이도염, 중이염, 편도염 등과 피부과의 습진, 여드름 등의 질환에 실열증이라고 판단되는 경우에 사용한다. 탕약을 처방하고 싶지만 환자가 원하지 않는 경우, 혹은 재발이 잦아서 단기간에 완치시키기 힘들다고 판단되는 경우 사용한다.

1달에 1~3회 재발하는 만성공막염을 10년 이상 앓아왔던 환자에게 황련해독탕을 미리 처방하고 증상이 시작될 때마다 바로 복용하게 하였다. 약 1년간의 약물 복용으로 만성공막염은 완치되었다. 다른 질환의 경우도 보험한약을 넉넉하게 처방하고 증상이 시작될 때 바로 복용하게 하는데 의외로 좋은 경과를 보이는 경우가 많다.

⑧ 영계출감탕(비보험과립제)

귀에 기인한 회전성 어지러움증(Vertigo)의 경우 일차적으로 선택하는 처방이다. 세반고리관과 달팽이관은 내부가 림프액으로 가득 차 있다. 회전성 어지러움증을 호소하는 대표적인 질환이 메니에르증후군, 양성체위성발작성현기증(이석증), 전정신경염 등인데, 세 질환의 원인은 다르지만 결과적으로 림프액의 양과 흐름의 변화가 어지러움을 일으키는 점은 공통적이라고 볼 수 있다. 영계출감탕은 수독을 제거해 주는 처방이므로, 림프액의 양을 조절하고 흐름을 정상화시키는데 일차적으로 사용할 수 있다. 물론 환자에게 수기가 정체된 증상이 있는지 확인해야 한다. 증상이 심한 경우에는 오령산을 합방하여 처방하기도 한다.

3. 기억에 남는 임상례

① 위장질환 불환금정기산 치험례

만성 신경성 위염, 역류식도염, 과민성 대장 증후군을 가진 24세의 여자 환자가 개원 일주일만에 내원하였다. 중학교 이후 식후 복통, 구역감, 인후불쾌감, 설사, 두통 등의 증상이 계속되어 여러 내과를 전전하며 양약을 지속적으로 복용하였다. 키 160cm 체중은 42kg정도로 매우 마른 편이였다. 양약을 복용할 때에만 잠시 증상이 호전되었기 때문에 10년 동안 양약을 복용한 날이 복용하지 않은 날보다 많았다.

침 치료와 함께 불환금정기산을 1주일 단위로 처방하였다. 약 3개월 치료로 증상은 90% 이상 호전되었다. 이 환자는 불환금정기산 신도가 되었다. 이후 다른 지역으로 이사를 가게 되었는데, 거리가 먼 관계로 환자가 약을 30일분씩 처방해 주기를 원하여 약 1년간 1일 2회 복용 분량으로 60포씩 처방해 주었다. 그 이후 약물의 복용 횟수와 복용량을 줄여 7년이 지난 지금까지도 복용하고 있다. 지금은 1년에 2번 60포씩 처방해 주고 있다. 현재 몸무게는 50kg 정도로 유지하고 있으며, 장기간 호소했던 증상은 없어졌으나, 과식 및 과로로 인해 증상이 악화될 때만 간헐적으로 3~7일씩 복용하는 식으로 투약을 하고 있다.

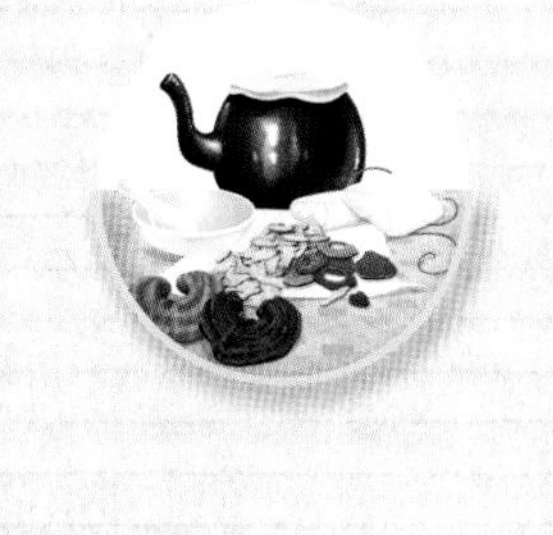

/

글 경희김한겸한의원
김한겸 원장

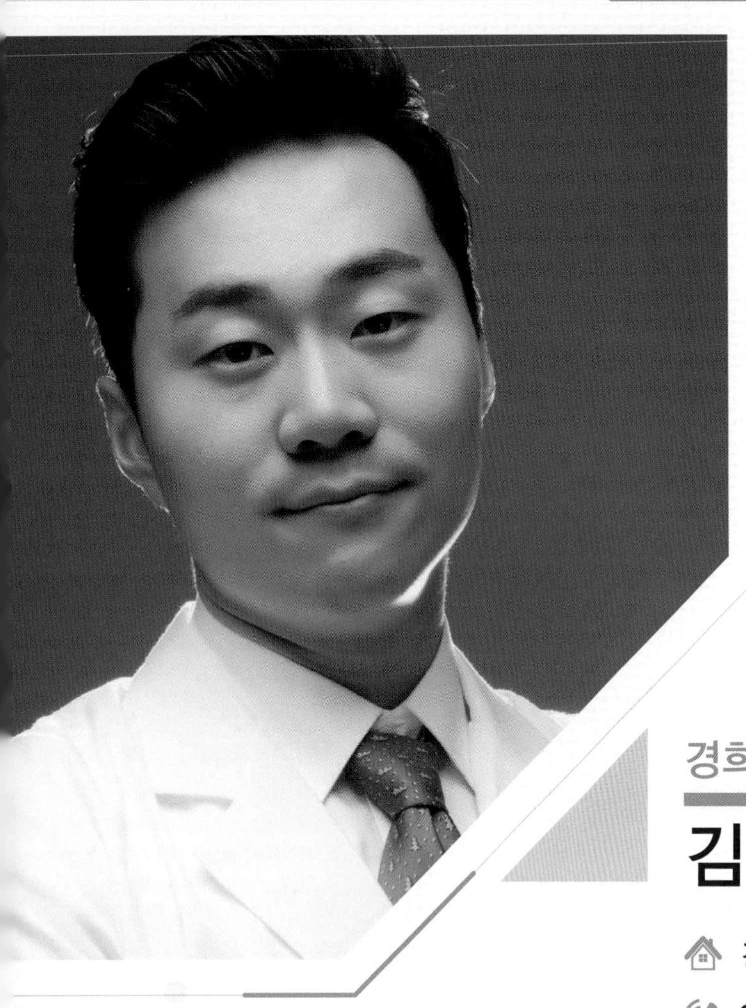

경희김한겸한의원

김한겸

경기도 성남시 분당구 내정로 58

031-712-7582

http://www.hani1.com

- 경희대학교 한의과대학 졸업
- 경희대학교 한의생리학 박사
- 한방재활의학과 전문의
- 대한체육회 의무위원
- 경희대학교 한의과대학 외래교수
- 척추신경추나학회 정회원
- 한방재활의학과학회 정회원
- 동의생리학회 정회원

1. 한의원 소개

공보의 시절 보험한약을 본격적으로 사용해 본 후 개원의가 된 현재까지도 꾸준히 이용한다는 김한겸 원장. 그는 감기 및 소화불량 등에도 보험한약을 이용하지만 통증 질환에도 유용하게 처방하고 있단다. 보험한약은 기본적으로 마중물 역할을 한다는 그를 만나보았다.

보험한약 사용 계기는 무엇인가.

졸업 후 수련의 때도 사용을 했지만 본격적으로 이용한 건 공보의 시절이다. 또 보험한약네트워크 회장인 이준우 원장이 민족의학신문에 연재한 글을 읽으면서도 "사용하면 재미있겠구나"라고 생각했다. 개원하면서부터는 감기 증상 등에 많이 사용한다. 현재는 15개 처방을 이용한다.

한의원에서 가장 먼저 부딪히는 벽은 가격이다. 특히 가벼운 질환으로 한의원을 찾았을 때, 환자들이 선택할 수 있는 진료의 장벽은 높다고 생각한다. 감기나 소화 장애 등은 1차 진료에서 핵심인데 보험한약은 가격 부담 없이 환자에 접근할 수 있다.

통증질환에 보험한약을 사용한다던데.

작약감초탕과 다른 약재를 조합하고 있다. 또 청상견통탕도 많이 사용하고 있다.

잠을 잘 때 다리에 쥐가 나는 등 근 경련성으로 환자가 왔을 때 작약감초탕이 잘 듣는다. 또 근육이 갑자기 삐끗했을 경우에도 효과가 좋다. 환자들에게 2-3시간 단위로 하루에 5-6번 정도 복용 시키면 호전률이 상당히 높다. 청상견통탕은 두통에 많이 쓰는 처방인데 스트레스를 많이 받는 사람들 중 경추인성 두통이 가끔 있는데 그 질환에 많이 사용한다.

환자 반응은 어떤가.

환자들에게 한약을 처방한다고 하면 거부 반응을 보이다가 보험이 되는 약을 준다고 하면 비용을 묻는다. 부담스럽지 않은 가격이라 처방을 받고 난 후 효과를 본 환자들은 오히려 먼저 찾기도 한다. 보험한약은 주로 내과나 이비인후과로 가는 환자를 확보할 목적으로 사용한다.

보험한약 확산을 위해 개선점이 있다면.

제도적으로는 처방비가 올랐으면 좋겠다(웃음). 실질적으로 제형이 바뀌면서 좋아진 점이 있다. 아이들 같은 경우 가루약을 물에 타 먹이는 것도 어렵지는 않은데 연조엑스처럼 짜먹는 것을 주면 더 잘 먹는다. 또 정제로 만든 것도 반응이 좋다. 더 많은 종류가 복용하기 편한 제형으로 변했으면 하고 동시에 보험한약으로 처방할 수 있는 종류가 더 늘었으면 한다.

보험한약 전망은 어떤가.

점점 많은 한의사들이 사용하지 않을까 생각한다. 초창기에는 한의사들 내부에서도 효과가 있을까라는 의심이 컸다. 점점 한의원에 내과 환자의 비중이 줄고 근골격계 환자가 높아지고 있다. 내과 환자를 돌릴 수 있는 약이 분명 있다. 그것이 보험한약이라고 생각한다.

보험한약 사용 검토를 하는 회원들에게 전하고 싶은 메시지가 있다면.

보험한약은 기본적으로 마중물 역할을 한다. 일부 환자들은 한약에 대한 막연한 두려움이 있다.

아이 때부터 '한약에 이런 것(보험한약)도 있구나', '한약이 효과가 있구나'라는 것을 보여줄 수 있는 좋은 기회다. 그 과정을 통해 부모님에게도 '한의학이 이런 식으로 발전하고 있구나'라는 것을 동시에 보여줄 수 있는 부분이다. 또 사용할수록 신규 환자를 데리고 올 수 있기에 적극적으로 사용하는 것이 실제 운영에도 도움되고 환자를 치료하는 데에도 도움이 된다.

(인터뷰 도중 잠시 진료를 본 후)

방금 온 환자도 최근 성남에서 강남으로 이사를 했는데 보험한약을 처방받으러 왔단다. 소청룡탕과 형개연교탕을 받으러 왔다. 지난 번에 처방받은 게 다 떨어졌다고 한다. 이사를 간 주변의 한의원에서 구할 수 없어서 성남까지 온 것이다. 이처럼 보험한약은 재진률도 높여준다.

2. 나의 애용처방

① 소시호탕(보험한약)

임상에서 가장 많이 쓰는 처방은 아무래도 스트레스 질환과 소화 장애에 대한 처방들이다.

보험한약 중에서는 소시호탕을 많이 쓰게 된다. '숨이 깊게 안 쉬어진다', '얼굴에 열이 오르내린다', '머리에 열이 오르는 것 같다'라고 할 때 자주 사용한다. 특히 직장인들이 가슴이 답답하고 늑골이 위로 들린 것 같다는 표현을 할 때가 있는데 이때 많이 사용하게 된다.

② 사물탕가감방(비보험 탕약)

두 번째로 많이 쓰는 일반적인 처방은 사물탕 가감방(디스크 한약으로 당귀 숙지황 백작약 천궁 백복령 우슬 두충 속단 구척 감초 사인 등으로 이루어진다)인데, 디스크와 협착증 환자들에게 많이 사용한다. 허리디스크나 협착증 모두 침과 봉약침 치료에 잘 반응을 하는 편이다. 하지만 근력 저하나 통증으로 인해서 잠을 자기 어려운 경우, 그리고 일상생활의 제한을 걸기 어려운 환자(일을 많이 해야 해서 휴식을 갖기 어려운 경우)들에게는 디스크 한약을 사용하고 있다. 보통 환자의 상태에 따라서 가감을 하게 되는데 초기 통증 및 염증기에는 염증을 낮추고, 통증을 조절하는 약재를 가미하고, 통증이 줄고 나서 재발 방지를 목표로 할 때에는 척추 근육과 인대를 강화하는 약재들을 가미해서 쓰게 된다.

③ 정리탕(비보험 탕약)
세 번째 애용방은 정리탕(창출 소엽 향부자 지실 후박 진피 반하 백복령 감초 생강)이다. 말 그대로 이치를 바르게 한다는 개념의 처방인데 윤길영 선생이 쓴 책에 가장 먼저 나오는 처방 이름이다. 만병통치 처방처럼 이 처방에 약재를 넣고 빼고 해서 모든 것을 치료할 수 있는 것처럼 되어있는데, 요새처럼 잘 먹고 스트레스를 많이 받는 시기에는 정리탕을 기본으로 쓰기가 좋은 것 같다. 비위의 손상을 바로 잡아주고, 밸런스가 깨져 있는 것을 보완해주는 약재들이 들어 있다(스트레스로 인한 자율신경의 부조화를 잡거나, 몸의 수분 대사 조절이 안 되는 것을 조절하고, 혈류 순환장애쪽도 같이 고려하도록 처방이 되어 있다).

3. 기억에 남는 임상례

① 사물탕가감방
한번은 20대 중반인 남자 환자가 병원을 찾아서, 자기가 디스크가 터졌는데, 1달 뒤에 경찰 실기 시험이 있다며 이 시험을 꼭 봐야 한다고 했었다. 환자는 다리가 너무 저리니까 MRI를 찍고 대학병원 두 군데를 갔는데, "시험이 중요하냐, 수술 안하면 다리를 못 쓰게 되니까 바로 수술하자!"라고 들었다. 환자가 원하는 것은 딱 한 가지였다. 어떻게든 1달 뒤에 시험만 칠 수 있게 해달라는 것이었다. 치료를 시작하면서 일단 무리하지 말고 무조건 잘 쉬면서 버텨야 된다고 했는데, 막상 치료를 시작하니 2주차부터 통증이 줄어들어 시험 전에 하지 말라고 들었던 달리기와 턱걸이를 하면서 지내다가 시험을 보았다. 운이 좋았는지 한 번에 붙어서 잘 지내고 있다.

② 소시호탕 + 황련해독탕 처방 치험례
환자는 30대 초반의 직장인이었다. 평소 술도 즐기고, 회식도 많고, 과식도 많이 하는 일반적인 직장인이다. 이 친구가 처음 한의원에 내원했을 때의 주소증은 "늑골이 위로 들린 것 같고, 자꾸 트림이 꺽꺽 나고, 머리에 여드름이 자꾸 나서 아파 죽겠다"였다. 열이 오르는 증상과 가슴 답답함, 전중 압통(가슴사이 흉골 가운데 부분)이 심해서 소시호탕과 황련해독탕을 같이 복용하라고 처방한 후 사관, 내관 전중 등에 침치료를 했다. 10일차부터 숨이 깊게 쉬어지고 머리에 땀이 차는 것 같은 느낌이 줄었다고 하고 이후 증상은 천천히 개선되어, 20일차가 넘어가면서는 침치료는 귀찮았는지 약만 받아서 가다가 내원이 끊겼다. 이후 7개월 정도 지난 후 다시 내원하여 같은 증상의 재발을 호소하며 동일한 치료를 원하였다. 그래서 같은 방식으로 치료하여 다시 호전이 된 후 현재는 일정 간격으로 내원하면서 침 치료로 관리하고 있다.

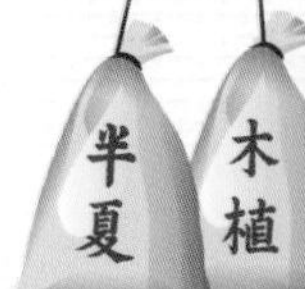

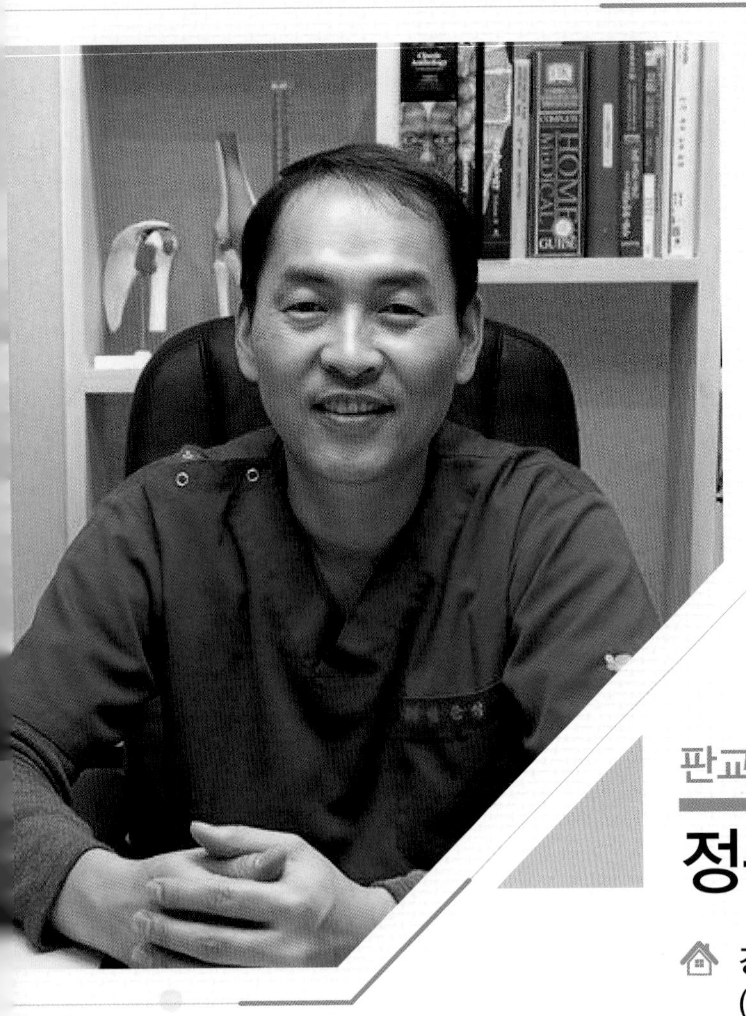

판교정한의원

정은식

경기도 성남시 분당구 판교역로 192번길 16
(삼평동 662)

031-707-1075

- 경희대학교 한의과대학 졸업
- 경희대학교 한의과대학 본초학석사 학위 취득
- 경희대학교 한의과대학 본초학박사과정 수료
- 前) 경기도 의왕시 부곡경희한의원장
- 前) 양천구 목동 키우미한의원 부원장
- 前) 송파구 경희삼전한의원장
- 前) 강남구 본케어한의원 부원장
- 現) 판교정한의원장

1. 한의원 소개

통증 및 감기 질환에 보험한약을 사용하면서 재진율을 높인다는 정은식 원장(판교정한의원). 그는 노인외래정액제 등으로 인해 보험한약 시장은 앞으로 많이 성장할 것이며 특히 탕약을 부담스러워하는 환자들이 자연스레 보험한약에서 탕약으로 이어질 수 있다고 주장했다.

보험한약을 사용하게 된 계기가 무엇이었나.

2001년 개원 당시부터 사용했다. 석·박사 전공이 본초학이었고, 환자들이 약을 복용해야 낫는데 탕약은 부담스러워한다. 그래서 사용하기 시작했다.

통증질환에 어느 처방을 주로 사용하나.

오적산과 구미강활탕 등을 사용한다.

통증 외에 어느 질환에 사용하나.

요통, 견배통 등 통증질환(오적산, 구미강활탕, 독활방풍탕)과 사지순환장애(강혈환=소경활혈탕), 불면증(가미소요산), 두통(반하백출천마탕, 청상견통탕), 비염(소청룡탕, 황련해독탕), 감기(연교패독산, 삼소음, 갈근해기탕, 시경반하탕, 소시호탕, 이진탕), 소화불량(향사양위탕, 향사평위산, 이중탕, 궁하탕), 변비(도인승기탕), 소변장애(오림산) 등이다.

보험한약의 장점은 무엇인가.

환자들에게 약을 먹는다는 습관을 길러줄 수 있다. 그래서 한약으로 연결시켜주는 중간 다리 역할을 한다. 보험한약을 먹고 증상이 조금 좋아지면 탕약으로 이어지는 경우도 있다.

보험한약에 바라는 개선점은 무엇인가.

얼마 전에 심평원에서 경고가 들어왔다. 객단가가 높다고 한다. 환자 한 명당 처방되는 청구액이 많다는 것이다. 일주일분씩 처방했기 때문이다. 길게 처방하고 싶어도 이런 일 때문에 현재는 3일분 이내로 처방한다. 이러한 점이 개선되었으면 좋겠다. 제형 변화 또한 다양해졌으면 좋겠다. 특히 직장인들은 정제를 선호한다. 오적산, 소청룡탕 외에 다양한 처방에서도 정제 등의 제형 변화가 있었으면 한다.

보험한약 사용을 검토하는 회원에게 전하고 싶은 말이 있다면.

보험한약을 10가지 이상 구비해놓고 환자들에게 반응을 본 후 다빈도 순으로 처방하면 된다. 특히 처음부터 탕약을 부담스러워 하는 환자들에게 처방하기 좋고 재진율을 높이는데 좋다. 또한 노인외래정액제로 인해 보험한약 시장은 많이 성장할 것으로 보고 있다.

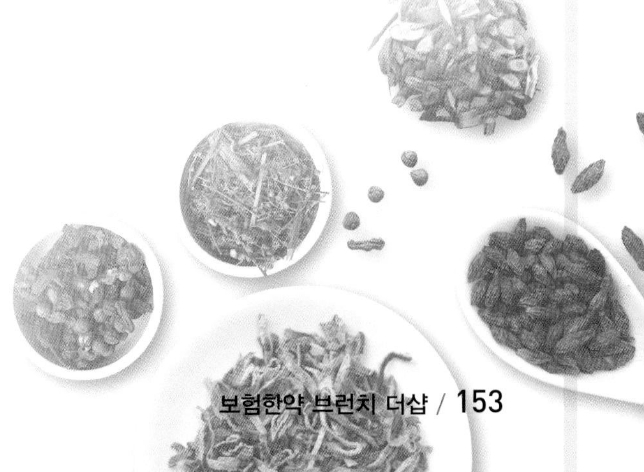

2. 나의 애용처방

① 오적산(보험한약)
요통, 견배통, 하복랭, 수지통에 두루 사용하며 요즘 나온 시럽제는 환자들이 먹기 편하다고 선호한다.

② 소청룡탕(보험한약)
맑은 콧물, 재채기, 눈 코주위 소양감 등 알러지성비염에 사용한다. 반하가 들어있어 궁하탕, 이진탕이 없을 때 속쓰림, 역류성식도염에 활용하기도 한다.

③ 구미강활탕(보험한약)
어깨, 팔꿈치, 손목, 무릎, 발목 등 관절의 통증, 시큰거림에 주로 사용하고 몸이 쑤시는 감기에도 사용한다.

④ 연교패독산(보험한약)
인후통, 편도염, 목쉼, 몸살감기 등 염증성감기에 두루 사용한다. 특히 효과 좋은 것 같다.

⑤ 이진탕(보험한약)
속쓰림, 묽은 가래, 소화불량, 부종 등 담음질환에 사용을 많이 한다.

⑥ 청상견통탕(보험한약)
두통, 눈충혈, 어지럼증, 구안와사, 불면증 등 두면부 질환에 사용한다.

⑦ 황련해독탕(보험한약)
주독, 상열감, 홧병, 설사 등 허화, 염증성질환에 사용한다.

⑧ 반하백출천마탕(보험한약)
두통, 현훈, 이명, 우울증 등 신경정신질환에 사용한다.

⑨ 독활방풍탕(보험한약/임의처방)
각종 통증, 관절불리 등 근골격질환에 두루 사용한다. 감초, 강활, 당귀, 독활, 방풍, 작약, 창출 총 7가지 단미를 이용해 제조한 임의 처방이다.

⑩ 소경활혈탕(비보험 환제)
손저림, 발시림, 수족마목 등 사지순환장애에 사용한다.

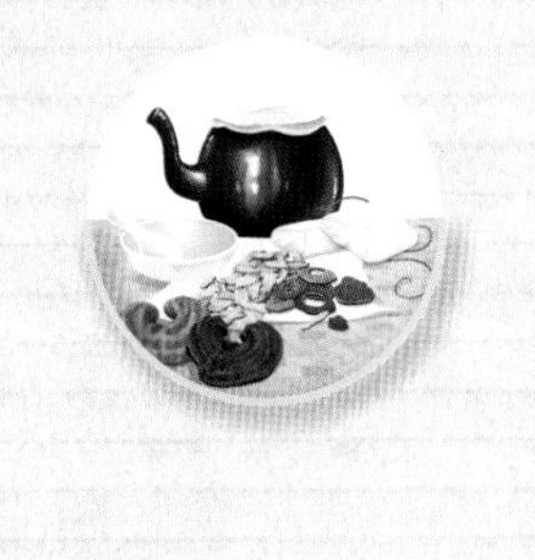

글 용인바름한의원
최정균 원장

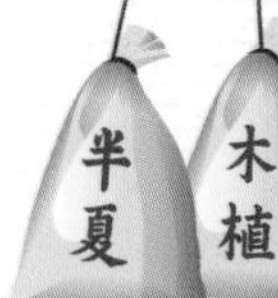

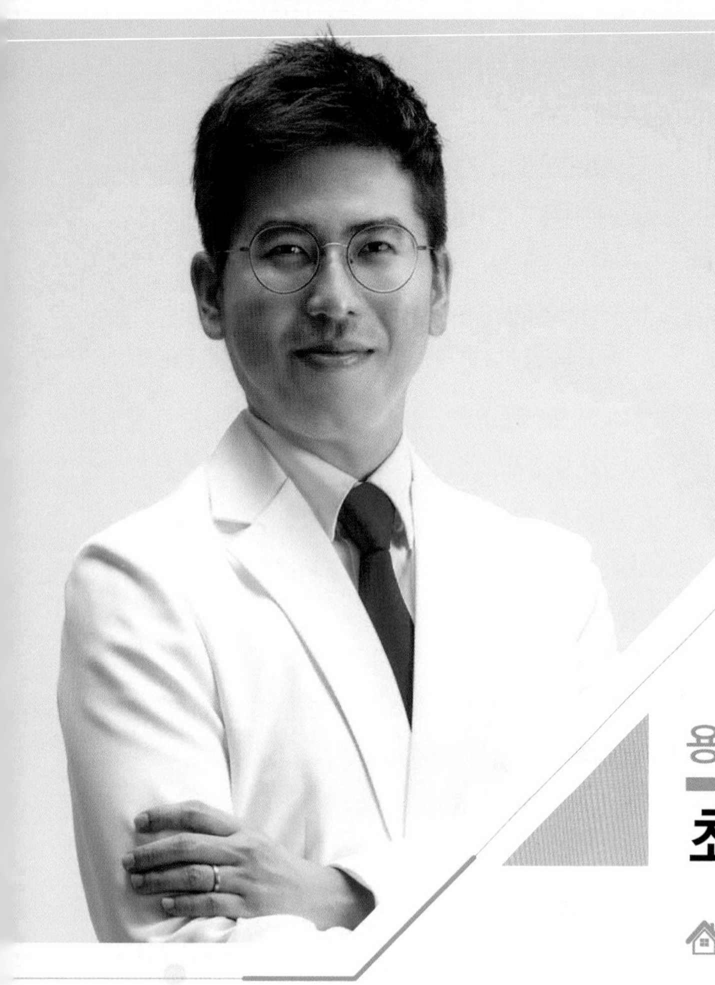

용인바름한의원

최정균

경기도 용인시 수지구 현암로 131
(죽전동 1178-3)

031-896-3711

- 우석대학교 한의과대학 졸업
- 척추신경추나학회 정회원
- 대한약침학회 정회원
- 척추신경추나의학회 정규아카데미 수료
- CYRIAX 정형의학회 정규코스 수료
- Dynamic Neuromuscular Stabilization A, B, C courses certified그라스톤테크닉 M1, M2 수료
- Orthotics and Pedorthics grade3 certified
- 자이로토닉 운동 기본교육과정 수료

1. 한의원 소개

감기 질환뿐 아니라 통증 질환에도 보험한약을 활용하고 스트레스로 인한 화병 또한 이를 활용해 진료한다는 최정균 원장(바름한의원 용인수지점). 보험한약을 사용해 다양한 환자군의 임상례를 경험하다보면 환자들과의 신뢰 또한 쌓일 것이라는 최 원장을 만나보았다.

보험한약을 사용하게 된 계기는 무엇인가.

한약시장의 흐름이 많이 변화되고 있음을 체감한다. 건강기능식품의 대중화가 홈쇼핑과 온라인쇼핑을 통해 이루어져 왔고 한약재 중 식용으로 사용 가능한 한약재들은 일반인들도 구입이 가능한 상황이다. 요즘은 집에서 십전대보탕을 끓여서 먹으며, 홍삼도 집에서 만들어 먹는다. 점차 사람들은 가격대비 성능비인 '가성비'를 많이 따지기 시작했다. 동시에 먹기 편하며, 맛과 향 또한 좋은 것을 추구하기도 한다.

기존 탕약보다 보험이 적용되는 보험한약의 경우에는 요즘 사람들이 원하는 가성비와 복용의 편의성에 있어서 좋다. 이전보다 제형이 우수해져 약효가 더 높아진 것도 한 몫을 한다. 최근에는 연조엑스나 정제형태의 보험한약들도 출시되고 있어 성인뿐만 아니라, 어린 아이들도 부담 없이 복용이 가능해졌다.

보험한약에는 분명 한계가 있지만, 보험한약만이 갖고 있는 장점들이 있고 보험한약을 원하는 환자층이 있기 때문에 사용하고 있다.

통증질환에 어느 보험한약을 가장 많이 사용하며 이유는 무엇인가.

통증질환에 오적산을 가장 많이 사용하고 있다. 한의학적 통증의 원리는 '통하지 않으면 통증이 생긴다'이다.

오적산은 다섯 가지 쌓인 것들을 풀어주는 처방으로써 통증 치료의 기본이 된다. 임상적으로는 오적산은 허리 통증에 좋은 효과를 많이 보이고 있다. 민감한 환자들은 오적산을 먹으면 허리가 따뜻해지는 느낌을 받는다고 할 정도로 오적산은 허리를 따뜻하게 하며, 저녁이나 이른 아침에 체온이 떨어진 상태에서 통증을 더 느끼는 환자라면 보험한약 오적산 처방으로 훌륭하게 치료된다.

정확한 적응증을 갖고 있으며, 연조엑스형태로 나와서 복용도 편하고 맛도 좋다. 허리 염좌와 허리 통증은 단골 질환군들이라 많이 사용하고 있다.

통증질환에서 보험한약에 갖는 장점은 무엇인가.

통증은 급성과 만성으로 나누어진다. 급성은 생긴 지 얼마 되지 않은 것이며, 오래가지 않는다.

급성 통증에 보험한약은 탕약 복용이 부담이 있는 환자들이 가볍게 복용하기 좋다. 만성은 통증이 생긴 지도 오래됐으며, 치료기간 또한 길다. 만성통증에 장기간 탕약을 복용하게 될 때 금전적 부담이 있는 경우 보험한약은 경제적으로 부담을 덜 수 있어 좋다. 어린이들의 경우에 탕약 복용이 어려울 때 정제나 연조엑스제로 복용케 하면 좋다.

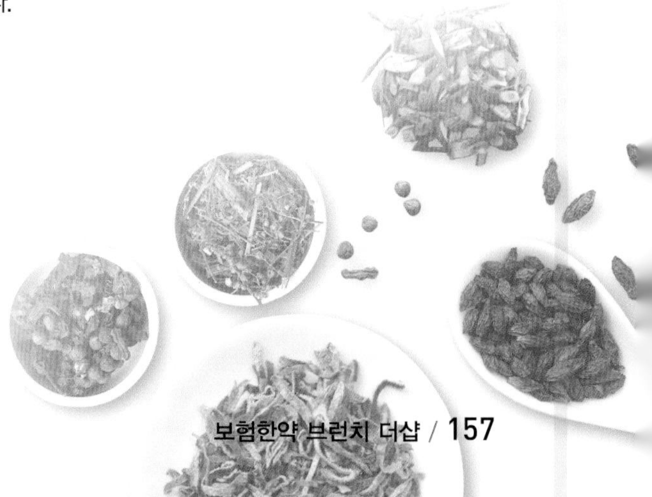

통증질환 외에 어떤 처방을 사용하는가.

통증과 겹치기도 하지만 현대인들의 스트레스로 인한 화병은 통증의 원인이 되기도 한다.
스트레스가 원인이 되어 통증을 만드는 경우에는 가미소요산을 사용을 하고 있다. 또한 스트레스나 무분별한 서양식습관으로 인한 위염 증상, 오래된 만성위염으로 복부통증과 소화불량을 호소하며 내원하시는 분들에게는 반하사심탕을 처방하고 있다.
감기치료도 즉각적인 효과를 볼 수 있는 질환 중 하나다. 콧물에는 소청룡탕, 인후염에는 형개연교탕, 기침 가래에는 행소탕, 만성 기침에는 보중익기탕, 몸살 감기에는 갈근탕이나 구미강활탕을 사용하고 있다.

보험한약 사용 확산을 위해 개선돼야 할 점은 무엇이라 생각하는가.

보험한약은 요즘 트렌드에 맞는 처방 방식이라고 생각된다. 보험한약의 종류도 적은 가짓수는 아니지만, 다양한 환자들의 수많은 증상들에 맞추기에는 턱 없이 부족한 것이 현실이다. 이 때문에 보험 적용이 안 되는 비보험한약(과립엑스제)을 사용하게 된다.
처방의 형태도 개선돼야 한다. 가루 형태를 더 선호하는 분들도 간혹 있으나 과립제제는 정제나 연조엑스에 비해 복용하기가 편하지는 않다. 다양한 환자들의 선호도에 맞춰 처방별로 다양한 제형이 갖춰지면 좋겠다.
마지막으로, 처방수가의 개선이다. '보험한약은 한의원 운영에 있어서 큰 이득이 되지 않는다'가 현재 대다수 개원의의 인식이다. 탕약으로 발생되는 이득보다 적은 것은 맞지만, 내원 횟수를 늘린다면 병원에 당연히 이득이 된다. 만약 보험한약에 대한 처방수가가 더 늘어난다면, 사용 또한 더 늘어나게 될 것이라 생각한다.

향후 보험한약의 전망은 어떻게 바라보는가.

일반과 특화의 양극화가 점점 더 커져가며 그 사이 층들이 늘어나고 있다. 처방의 운용 또한 특화된 질환군에 탕약이 집중이 되어 있으며, 보약과 내과 영역, 통증 영역에는 탕약의 사용이 적어지고 있는 것이 현실이다. 이 시점에서 보험한약은 한의원의 운영에 도움이 됨은 물론이고, 환자의 만족도도 이끌어 낼 수 있는 방편이라고 생각한다.
이로 인해 보험한약의 시장은 점점 더 늘어나고 커질 것이라 생각된다. 처방 개수가 늘고, 처방 제형이 다양해지고 처방 수가가 높아진다면, 사용 또한 늘어날 것이다.

보험한약 사용을 검토하는 회원들에게 전하고 싶은 메시지가 있다면.

한의원을 신규로 오픈했다면 그리고 탕약을 많이 사용하고 싶다면, 환자들과의 신뢰를 쌓아가는 것이 무엇보다 우선시되어야 할 것이다.
한의원은 다양한 증상의 환자들이 오고 가는 곳이다. 증상뿐 아니라, 환자들의 취향 또한 다양하기 마련이다. 그렇기에 임상경력이 부족한 경우에는 처방을 내리는데 어려움도 있을 것이다. 보험한약을 사용해 부담 없는 처방을 하면서, 다양한 환자군의 다양한 임상례를 경험 하다보면 환자들과의 신뢰 또한 쌓여 가는 것을 체감하게 될 것이다. 그리고 이렇게 이어진 신뢰를 바탕으로 탕약치료를 이어 가면 된다.

2. 나의 애용처방

① 반하사심탕(보험한약)

소화가 잘 되지 않는다고 하거나, 소화는 그럭저럭 되지만 가스 차는 증상같이 음식 섭취 후 속이 그득 찬 느낌이 든다고 하는 경우, 복진을 해보고 심하비 즉 위를 촉진 시 단단하게 굳은 느낌이 만져지는 경우 사용한다. 더불어 위의 증상과 위산역류, 속쓰림 증상이 같이 있는 만성 위염에도 사용한다. 반하사심탕을 사용하는 포인트는 위 촉진 시 단단해짐이라고 볼 수 있겠다. 단단해진 증상이 없다면, 반하사심탕을 사용하지는 않는다.

② 형개연교탕(보험한약)

감기로 인해 목이 칼칼하면서 삼키기가 어려운 경우, 목이 가렵고 목주변이 겉으로도 붓고 발개지는 경우, 감기는 아니지만 피로감과 더불어 목이 부어 목소리가 잠겨 나오는 경우 등 목이 붓는 제반 증상에 사용한다. 열감이 느껴진다면 형개연교탕과 황련해독정(보험한약)을 합방하기도 한다.

③ 백호가인삼탕(비보험과립제)

구갈이 있지만 맥상으로는 위열이 있지 않을 때나, 피부가 전반적으로 건조증이 있으면서 열감이 있을 때 사용한다. 백호가인삼탕은 주로 피부 질환에 사용하는 편이다. 얼굴 피부만 봤을 때는 염증 소견이 있으면서 시간이 지나도 화농으로 쉽게 가지 않으며 건조하고 각질이 뜨는 편일 때 사용한다.

④ 보중익기탕(비보험한약)

만성 염증이나, 만성 기침, 통증에 사용한다. 치료의 시기를 놓쳤거나, 치료가 적절하지 못하여 만성으로 가는 경우들을 종종 보게 된다. 기침을 달고 살며, 검사상 이상은 없지만 기력도 떨어지고 약을 먹어도 차도가 없었다고 하는 분들은 보중익기탕을 일단 1주일치를 주고 1주 뒤에 다시 상담을 하는 편이다. 대개는 기력이 조금 회복이 되면서 전반적인 증상 완화와 함께 다시 내원하시는 경우가 많다.

⑤ 구미강활탕(보험한약)

손 저림증을 동반한 제반 증상에 다용하는 편이다. 손이 저리면 디스크, 사각근, 흉곽출구, 회내회외근, 수근관과 관련하여 진단하고 추나요법과 침 치료를 하면서 구미강활탕을 사용한다. 염증성보다는 부종성과 신경포착병증 관련된 증상들에 사용하며, 염증성을 동반하는 경우에는 황련해독탕정 보험한약을 합방하여 사용하는 경우가 있다.

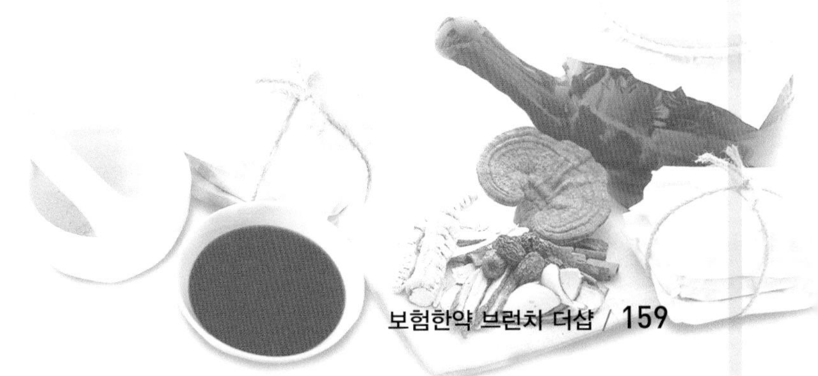

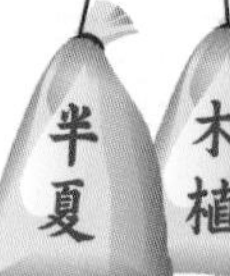

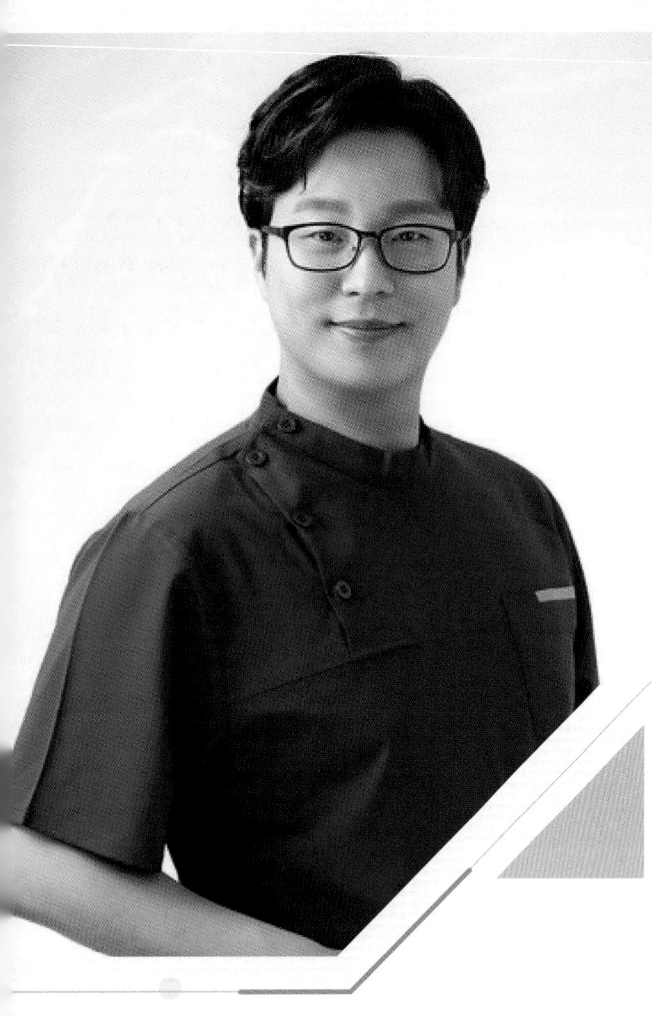

포시즌한의원

음기수

경기도 고양시 일산동구 숲속마을1로 71
(풍동 1279-4)

031-909-1070

- 現) 포시즌한의원 원장
- 前) 부평구보건소 한방진료과장
- 前) 튼튼마디한의원 진료원장
- 대한한의사협회 정회원
- 대한스포츠한의학회 정회원
- 척추신경추나의학회 정회원
- 통합자세의학회 정회원
- 통합자세의학회 비수술척추관절 클리닉 전문가과정 수료
- 통합자세의학회 비수술체형교정 클리닉 전문가과정 수료
- 대한 피부미용재생학회 정회원

1. 한의원 소개

개원 시 어떤 한의원을 만들겠다는
꿈을 꾸었고,
그리고 만들어 왔는가.

한의원이라고 하면 음양오행 같은 뜬 구름 잡는 이야기를 많이 한다고 일반인들이 생각하는 게 너무 싫었다. 되도록 보통사람들이 이해할 수 있는 이야기를 하는, 현대인들이 편하게 와서 이해할 수 있는 치료를 받는 한의원을 만들고 싶었다. 또, 최대한 원장인 내가 치료할 수 있는 질병과 없는 질병을 확실히 알기 위해 노력 중이고, 내가 케어할 수 없는 병은 환자에게 양해를 구하여 다른 곳으로 안내해드리고 있다.

보험한약을
사용한 계기.

공보의 시절에 보험한약을 원하는 대로 신청해서 자유롭게 쓸 수 있었다. 많은 한의사들이 쓸수록 보다 좋은 보험한약이 만들어진다고 생각한다. 또한 데이터들이 쌓여야 보다 제대로 진료할 수 있다고 생각하여 최대한 쓸 수 있는 만큼 쓰는 중이다.

어느 질환에
많이 처방하나.

보험한약을 보다 다양하게 쓰고 싶지만, 로컬에서 임상하다 보면 재고 문제도 무시할 수는 없어서 자주 보는 질환 위주로 약을 구비해놓고 있다. 보통 몸살감기, 콧물감기, 비염, 중이염, 인후염 등의 감기 질환에 관한 약들과 소화제 계열의 약들, 통증질환에 쓰는 약들을 위주로 처방중이다.

현재 56처방에서
추가됐으면 생각하는
품목이 있다면.

당귀수산, 오령산, 작약감초탕 등이 되었으면 좋겠다.

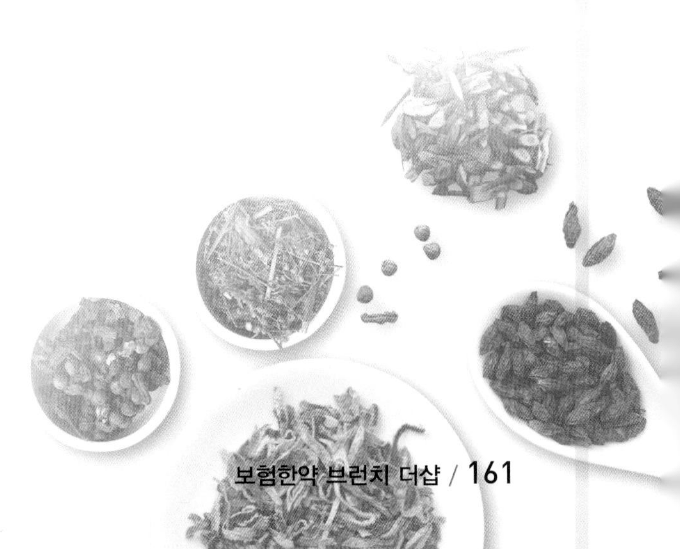

처음 처방했던 보험한약은
무엇이었으며, 당시 보험한약에
대해 갖고 있던 인식은 어떠했나.

처음 처방했던 보험한약은 향사평위산이었고, 당시 보험한약은 첩약을 못 주니까 임시로 주는 느낌의 약, 첩약보다 효과가 많이 떨어지는 대용품이라는 느낌이었다. 그러나 실제 처방해보니 감기약과 소화제 계열은 효과가 그런대로 괜찮다는 생각을 하게 되어, 앞으로 제형이 보다 더 발전하면 좋겠다고 생각하였다.

감기와 통증환자에 보험한약을
활용하고 있는데, 보험한약 사용영역을
넓힌다면 어떤 진료에 어떤 품목을
활용해보고 싶은가.

부인과 질환에 어혈제나 보약 계열의 약이 더 추가된다면 생리통이나 생리불순 등에 사용해보고 싶다. 현재 나와 있는 56종 처방으로도 어느 정도는 해결이 되는 편이나 보다 더 많은 품목이 더 추가되었으면 하는 생각도 있다. 제형변화는 필수인 것 같다.

2. 기억에 남는 임상례

① 여드름 치료에 썼던 자음강화탕(보험한약)

공보의 시절 같이 근무했던 보건소 직원 한 분이 얼굴의 상열감과 가끔 올라오는 여드름을 치료하기 위하여 진료실에 방문하였다. 황련해독탕으로 치료해야 할 만한 염증성 여드름은 아니었고, 스트레스와 함께 상열감이 나타나며, 스트레스 받은 후 잠을 자고 나면 다음 날 상태가 심해진다고 호소하였다. 혀 상태를 보니 충혈이 심하지는 않았으나, 혀의 윤기가 없었고 구갈을 가끔 느끼며 변비가 있었다. 심계가 있었으며 소화기 쪽 문제는 심하지 않았다.

화가 성하여 나타나는 증상보다는 음허로 인해 상화가 올라오는 양상이라 자음강화탕을 7일치 처방하였더니, 스트레스로 다음 날 여드름이 심해지는 증상이 소실되고 상열감도 감소하였다. 그후로 주기적으로 약을 받아가서 증상 조절이 되었다며 고맙다는 인사를 전해 왔다.

② 예민한 환자의 안구건조와 두통에 가미소요산 (보험한약)

한의원 근처에서 부동산을 하시는 여자분이 두통과 영풍냉루, 불면 등을 호소하면서 내원하였다. 환자는 말이 빠르고, 의사가 하는 말에 눈을 빛내며 집중하며, 본인의 의사와 맞지 않으면 그에 바로바로 반박하였다. 증상을 물으니 두통과 안구건조로 인한 영풍냉루를 호소하였다. 평상시 말을 많이 하여 입의 건조함을 항상 호소하고 있고, 요새 스트레스가 심하다고 하였다. 잠을 깊이 못자고, 눈이 약간 충혈되어 있었다. 머리 전체적으로 두통이 나타나고, 현훈과 위장 장애는 없어 반하백출천마탕은 아니라고 생각하고, 스트레스로 보고 가미소요산을 3일치 처방하였다. 3일 후 방문하여 웃는 낯으로 증상이 호전됐다고 감사인사를 전해 왔다.

일본의 의가중의 한 명이 쓴 책에서 '자신의 증상을 종이에 써서 가져와서 하나하나 읽으며, 의사와 이야기할 때 점점 다가와서 무릎이 닿을 정도로 가까이 와서 증상을 호소하는 사람은 가미소요산증이다'라는 내용이 임상에서 꽤나 유의성 있게 나타나 가끔 가미소요산을 쓸 때마다 혼자 웃고는 한다.

③ 복통을 호소한 직원에게 평위산과 불환금정기산 (보험한약)

직원이 어느 날 배가 살살 아프다고 하여 상담을 원하였다. 복진상 중완부의 압통은 있었으나 복직근 긴장은 심하지 않았다. 아침에 급하게 밥을 먹고 온 후로 심해졌다 하였다. 맥은 有力 微數하여 식체로 생각하여 평위산을 처방하였다. 사관 삼리 중완에 자침하고 평위산을 복용하고 나니, 직원이 처음엔 편해졌다 했으나 화장실을 몇 번 다녀오더니 배가 살살 아프다고 하였다.

평위산 복용 전에 식사 여부를 확인 안한 것이 생각나서 다시 물었더니 식사를 못했다고 하였다. 그래서 공복에 평위산을 복용한 것이 부담이 되지 않았을까 싶었다. 그리고 설사를 하는지 물었더니 설사가 심하다고 말을 하였다. 그래서 불환금정기산을 급히 먹이니 20분 정도 후에 복부의 隱隱痛도 소실되고, 설사도 덜하게 되었다고 하였다. 불환금정기산을 1일치 더 처방하여 속이 완전히 좋아지더라도 한 번 더 복용할 것을 티칭하였다. 위장 쪽 약을 쓸 때 복약 시 식사여부와 식사지도, 변의 상태를 체크하는 것을 잊어 낭패를 볼 뻔했던 사연이다.

④ 감기는 좋아졌으나 불면을 호소한 환자 – 소청룡탕(보험한약)

환자가 감기로 내원하였다. 증상은 해수와 맑은 콧물이 주가 되었고, 증상이 생긴 지는 3일 정도 지났다고 하였다. 구갈과 잦은 해수, 맑은 콧물, 맥상은 浮數脈으로 전형적인 소청룡탕증으로 파악하여 약을 처방하였다. 이 환자는 평상시 커피와 마황 등에 민감하여 약을 처방할 때도 항상 주의를 하던 환자였다. 하지만 전형적인 증상이고, 보험한약에 들어간 마황의 작용 정도가 적을 것으로 생각하여 소청룡탕을 이틀치 처방하였다. 3일 후 내원한 환자에게 물었더니, 감기증상은 좋아졌는데 밤새 잠을 못 잤다고 하면서 웃으면서 불만 아닌 불만을 토로하였다.

평상시 보험한약은 약효가 약해 부작용 역시 적을 것이라 생각하여 별 고민 없이 처방할 때가 많았다. 그래서 잊고 있었다가 관절통증을 호소하여 오적산을 처방했던 노인 환자가 역시 심한 불면을 호소한 이후로 보험한약 역시 부작용이 민감한 사람에게는 나타날 수 있다는 생각을 하면서 주의를 기울이고 있다.

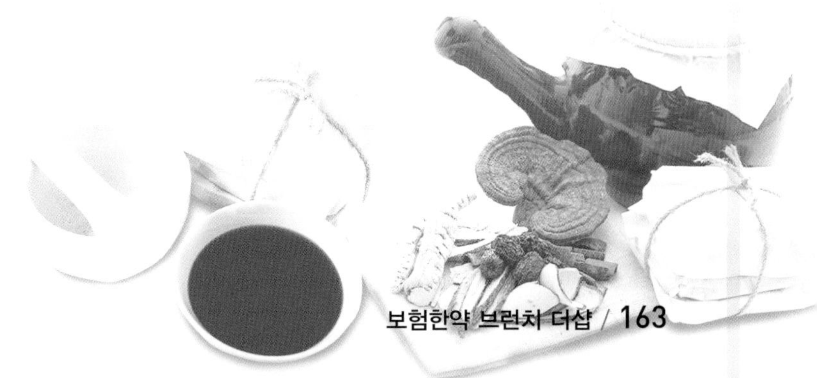

글 최성환한의원
유은경 원장

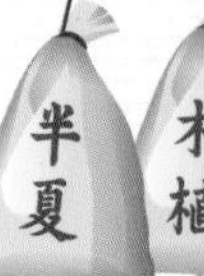

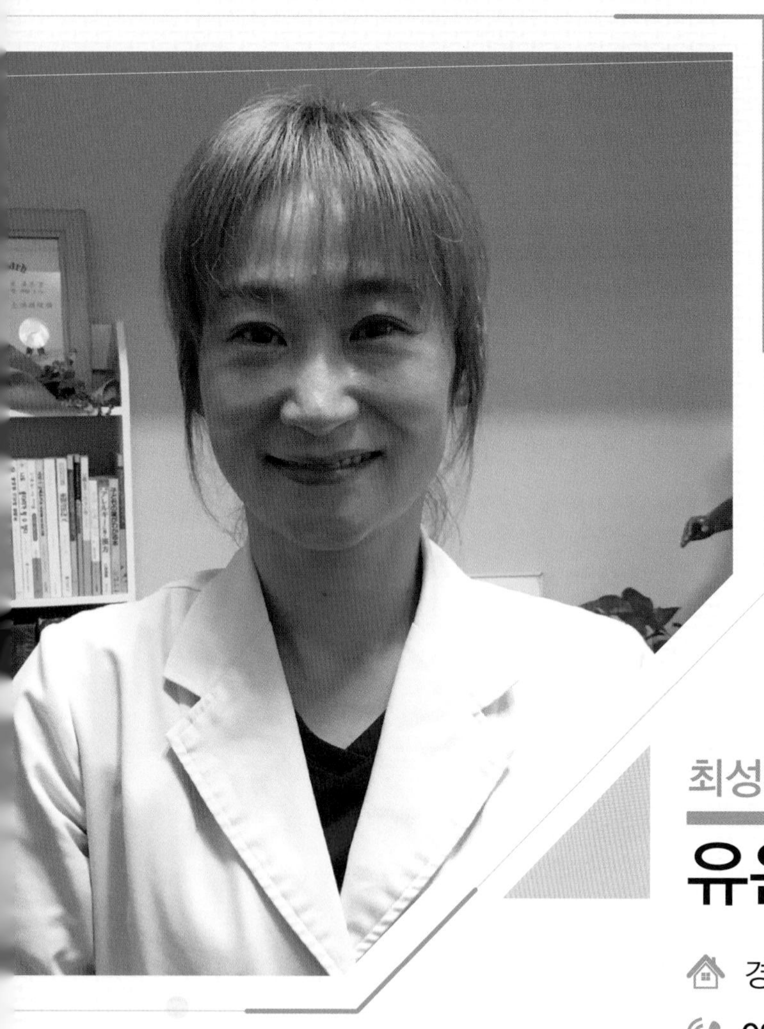

최성환한의원

유은경

경기도 안산시 단원구 선부광장1로 108

031-403-3338

- 서울대학교 사범대학
- 경희대학교 한의과대학 졸업
- 경희대학교 한의과대학원
- KAIST 테크노경영대학원 AIC 과정수료
- 한국 멘사 정회원

1. 한의원 소개

개원 당시 어떤 한의원을 만들겠다는 꿈을 꾸었고, 만들어왔는가.

언제나 편안하고 즐겁게 찾을 수 있고, 항상 기분 좋게 진료 받을 수 있는 한의원, 진료가 아니어도 시장 나가면서 한 번쯤 들러서 차 한 잔 하고 인사할 수 있는 한의원을 만들고 싶었다. 그러기 위해서는 편안하게 내 증상을 호소하고 얘기 나눌 수 있는 분위기가 만들어져야 할 것 같았고, 또한 아픈 증상의 치료에 대해서도 신뢰감을 가지고 받을 수 있어야 한다고 생각했다. 또한 치료를 위해 많은 노력을 해준다는 생각을 할 수 있게 해야 하며, 수가 부담을 크게 받지 않도록 해야 할 것이라고 생각하고 있다. 그렇게 조금씩 만들어 가려고 노력하고 실천하고 있다.

보험한약을 사용한 계기가 무엇이었나.

한약 복용이 꼭 필요하고 환자분이 복용을 원하지만, 탕약의 가격이나 복용기간에 부담을 느끼는 경우가 있다. 혹은 탕약 복용 자체를 꺼려하시는 경우가 있었다. 그럴 때 보험한약은 수가 부담이 없고 간편하게 복용할 수 있다는 편안한 느낌으로 쓸 수 있어서 사용하기 시작했고 약의 효과도 크게 떨어지지 않으므로, 가성비 좋은 치료 수단으로 여기며 꾸준히 사용하고 있다.

어느 질환에 많이 처방하나.

주로 감기, 비염, 식체, 설사, 복통, 두통, 근육통 등에 많이 처방한다.

2. 나의 애용처방

① 연교패독산(보험한약)

인후통이나 인후 불편감을 호소하는 경우, 비보험과립제 은교산을 대신하여 사용하기 시작하였는데, 인후부와 관련된 증상을 호소하는 경우라면 감기 증상의 유무와 상관없이 어느 정도 효과가 있었다. 인후통을 호소하지 않더라도 열이 조금씩 나기 시작하고, 다른 증상이 나타나지 않는 경우의 감기 증상에 쓰는 등 열을 동반하거나 열이 날 수 있는 상황인 경우에도 선택해 볼 수 있는 보험한약이다. 대개는 인후통과 함께 나타나는 발열, 콧물, 기침 등의 다른 증상을 고려하여 소청룡탕, 형개연교탕 등과 합방하여 많이 쓴다. 허로에 의한 인후부 증상에는 보중익기탕이나 생맥산을 증에 맞게 적절히 합방하여 쓰되, 이때는 3일 정도만 처방하고 이후 증상 경과를 보아 다른 처방을 고려하는 경우가 많다.

② 갈근탕(보험한약)

코막힘이나 누런 콧물 혹은 비염을 주증상으로 하거나 혹은 그렇지 않은 경우라도, 뒷목이 뻣뻣하면서 경추부위의 불편감 및 통증을 호소하는 경우에는 기본 처방으로 고려한다. 체질과 관계없이 사용하고, 뒷목이나 어깨 근육 뭉침과 통증을 호소하면서 침치료를 받는 환자가 자주 내원하기 어려워 처방을 해야 하는 경우에 사용하게 되는 보험한약이다. 코막힘을 위주로 하는 비염에 형개연교탕과 합방하여 처방하기도 하며, 맑은 콧물과 번갈아 나온다고 하는 증상에는 소청룡탕과 합방하여 처방하기도 한다. 뒷목 어깨 근육 뭉침이 심하고 직업상 스트레스가 많은 경우 소시호탕과 합방하여 좋은 효과를 내기도 했다.

③ 황련해독탕(보험한약)

어느 부위이든지 염증성 소견이 보이는 경우에 가장 먼저 떠올리는 처방이다. 특히 감기나 호흡기와 관련된 증상을 제외한 염증인 경우에는 1차적으로 선택하고 다른 증상이 없을 때는 2봉씩, 다른 증상을 보일 때는 해당 처방을 합방해서 구성한다. 감기나 호흡기 관련 염증 소견에는 연교패독산을 사용한다. 구내염이나 치통, 피부염 등에 많이 쓰며, 실증 경향을 보이는 방광염 증세에도 사용한다. 상초열증으로 보이는 수면장애에도 처방해 보았으나 불면증의 경우는 오랜 기간 동안 양약을 많이 복용해 왔던 케이스가 대부분이어서 단기간 처방으로는 별다른 변화를 보지 못했었다.

④ 평위산(보험한약)

평소 잘 체한다, 입맛이 없다, 복통 등을 호소하는 경우로, 중완 상완 정도에서 압통이 있고 복근이 조금 긴장되어 있거나 무력한 경우에 많이 처방한다. 체한 증상이 나타난 지 오래되지 않았거나 중완 상완 부위의 압통 경결감이 많이 심한 경우에는 향사평위산을 처방하거나 합방하기도 한다. 식사 바로 직후의 체기나 더부룩함 보다는 평상시 복부에 불편함을 호소하는 경우에 조금 더 효과적인 처방인 것 같다.

⑤ 반하사심탕(보험한약)

평소 윗배나 명치, 가슴 쪽으로 답답하거나 더부룩하고 불편감과 통증을 호소하는 경우나 잘 체하거나 구역감을 호소하면서 구미혈 부근에 저항감이 있는 경우에 많이 처방한다. 타는 듯한 느낌으로 가슴 쪽이 답답하고 공복시에도 식후에도 모두 불편감을 호소하여 양방에서 역류성 식도염약을 복용하였으나 별 반응이 없었던 환자의 경우에도 평위산과 함께 합방하여 증상이 완화되는 변화를 보기도 했다. 상복부와 흉부 불편감과 함께 두통이나 어지럼증을 호소하는 경우에는 반하백출천마탕과 합방하여 처방하기도 한다.

⑥ 소청룡탕(보험한약)

찬바람 쐬거나 야외활동 후 혹은 그렇지 않은 경우에도, 맑은 콧물을 보이기 시작하고 때로는 간간히 기침을 동반하게 되는 경우, 소청룡탕 2-3일 처방이면 증상이 호전되거나 혹은 조금 더 진행되면서 누렇게 콧물 양상의 변화와 인후통 등의 증상이 나오게 되는 것 같다. 바로 호전되지 않고 누렇게 콧물양상의 변화가 오면 형개연교탕이나 연교패독산을 고려하여 함께 처방한 후 다시 맑은 콧물로 바뀌는 과정을 거치게 되면 소청룡탕으로 마무리한다. 특히 소아의 경우, 콧물감기가 꽤 진행되어 누런 콧물에서 (모세)기관지염 양상으로 기침 가래소리가 심하고 열이 어느 정도 동반되는 경우에도 소청룡탕과 형개연교탕, 연교패독산 등을 합방하여 꾸준히 복용하여 호전반응을 본 사례도 있다. 따뜻하거나 더운 날씨에 냉방 등의 찬바람을 쐬는 등의 자극이 있거나 할 때 빈번하게 나오는 기침과 콧물 등을 동반한 감기에 소시호탕과 합방하여 처방하면 효과적인 경우도 있었다.

⑦ 소시호탕(보험한약)

스트레스가 많은 상태로, 기울증을 주소증으로 하면서 허열(미열) 증상을 보이는 경우에 시호제의 의미로 소시호탕을 가장 먼저 선택한다. 함께 나타나는 증상에 따라서 대부분의 경우 합방을 하게 되는데, 스트레스가 심한 경우에는 뒷목 어깨 결림 뻣뻣함 등의 증상이 종종 수반되게 되어 특별히 호소하지 않아도 뒷목이나 어깨 근육을 촉진 해보아 압통을 호소하면 갈근탕과의 조합으로 증상 완화의 효과를 어느 정도 보는 것 같다. 봄 환절기나 더운 날씨에 냉방 등의 차가운 자극으로 인해 심해지거나 한번 나오면 끊이지 않는 기침과 콧물 등을 동반한 감기에 소청룡탕과 합방하며, 미열이나 기침과 같은 감기 증상과 함께 체기로 인한 복통 식욕부진 등을 호소할 때는 평위산이나 향사평위산을 함께 처방한다.

3. 기억에 남는 임상례

① 스트레스와 비염, 만성적인 어깨 결림에 소시호탕 합 갈근탕(보험한약)

2015년 10월경 직업 스트레스 인한 피로감, 무기력을 호소하는 40대 초반 남환이 내원하였다. 어릴 때부터 비염 체질이라 환절기에는 코를 훌쩍거리는 증상도 조금씩 보이며 스트레스로 인해 잠도 편하게 못 잔다고 했다. 당시 극심한 스트레스와 피로로 인한 이명증상도 양쪽 귀에서 있었고, 평소 대변은 1일 1회로 정상변이지만, 주 2~3회 음주 후 설사와 복부불쾌감이 심하고 숙취가 오래가는 양상을 보인다고 하였다. 과거력으로는 담낭제거술을 1년여 전에 받았고, 진료 당시 소화불량도 조금 호소하는 편이었다.

스트레스로 인한 고질적인 어깨 결림과 경추통 증상에 중점을 두고 보험한약 중에서 그 부분을 풀어줄 수 있는 처방으로 소시호탕과 갈근탕을 합방하여 4일분 처방하였고, 처방 복용 2일째부터 스트레스도 많이 덜하고 안정되는 느낌을 받으며 어깨 뒷목 부분도 가벼워진다고 이야기하였다. 같이 내원한 아내 분 설명으로는 "약을 먹으니 많이 착해져서 계속 먹였으면 좋겠다"고 얘기할 정도였다. 굉장히 반응을 빨리 보여준 케이스라 기억에 남는 사례이고, 이후에는 좀 더 약력이 강하도록 비슷한 약으로 탕약 복용을 원하여서 보험한약 대신 탕약으로 처방하였다.

② 복근 긴장과 압통 있는 복통에 평위산 합 소건중탕 (보험한약/비보험 연조엑스)

2017년 4월 20일에 이틀 전부터 명치 쪽 통증을 호소한다고 5세 남아가 내원하였다. 명치 쪽에서 시작된 통증은 아래쪽으로 내려가면서도 아프다고 했고, 평소 대변을 잘 보는 편인데 어제 변을 볼 때는 평소보다는 힘을 많이 주었다고 했다. 식사는 평소보다 조금 적게 먹으려하고 밥을 물에 말아 먹으려고 한다고 했다. 1월까지 이비인후과 약을 달고 있을 정도로 비염이 심했는데, 최근에 증상이 조금 덜해졌지만 코막힘, 코 씰룩거림은 심하게 호소하고 있었다.

복진상으로도 복직근은 살짝 긴장된 상태로, 구미혈 부근으로 심한 압통을 호소했고 가끔 트림 헛구역질 같은 증상을 보인다고 하여 반하사심탕과 비염 증상의 완화를 위해 소청룡탕을 합방하여 3일분 처방하였다. 3일 후 내원하여 복통 횟수는 줄었고 대변 양상도 괜찮았으나 코 씰룩거리는 증상은 비슷해서 다시 3일분을 더 처방하였다. 복통 호소 횟수도 많이 줄고 코 증상도 호전되었으며, 이후 3일분 복용 후에는 복통이 거의 없는 상태가 되었다.

1달 정도 내원하지 않다가 5월 20일에 다시 복통을 호소하면서 7살 형과 같이 내원하였다. 형제가 비슷한 양상으로 상복부가 아프다고 호소하며, 대변이나 식욕은 괜찮다고 하였다. 복진을 해보니 이번에는 중완부위에 압통을 호소하고 복근도 제법 긴장되어 있었다. 대변이나 식욕에는 변화가 없었지만 중완 부위 압통과 복근 긴장에 중점을 두어 평위산과 소건중탕을 합방하여 2일분 처방하였다. 복통은 처음보다는 조금 줄었으나 계속 호소하였다. 다시 5일분을 처방하면서 경과를 살폈고, 5월 31일 복통을 거의 호소하지 않고, 복부를 눌러보면 살짝 아프다고 하고, 대변 식욕도 역시 양호하여 3일분 더 처방하고 마무리하였다.

③ 감기 후 반복되는 구내염에 황련해독탕(보험한약)

2017년 4월 14일 구내염 증상을 심하게 호소하면서 18세 여고생 환자가 내원하였다. 올해 4월 초에도 인후통, 콧물, 기침, 코막힘 등의 증상으로 연교패독산, 갈근탕, 쌍화탕 등을 처방 받아가던 환자였는데, 감기증상이 거의 나을 무렵 입안이 헐고 구내염이 생겼다고 호소하면서 다시 내원한 것이었다.

최근 감기 증상도 있었고, 공연 위해 댄스 연습하느라 무리를 한 탓에 피로감도 극심한 상태였다. 입안을 살펴보니 3-4곳 정도 구강 점막이 헐어 있으면서 염증 소견을 보이고 있었다. 오래 전부터 간헐적으로 구내염이 생기면 그때마다 양약을 복용하곤 했는데 이번에는 한약으로 치료해 보고 싶다고 하였다.

환자가 기력이 많이 허한 상태이긴 했지만, 열독과 허열을 우선 풀어주어야 하겠다고 생각하여 황련해독탕 2봉씩 3일분 처방하였다. 3일간 복용하면서 조금 통증과 불편감이 줄었다고 하여서 다시 3일분을 처방했고, 24일까지 총 9일분 복용 후 염증상태가 많이 소실되었다. 하지만 증상이 조금 남았다고 하여 마지막으로 2일분 처방 후 마무리하였다.

④ 코막힘 위주의 콧물, 재채기 비염증상에 소청룡탕 합 형개연교탕(보험한약)

2017년 6월 중순경 우측발목 통증으로 내원하여 침치료를 받고 있던 50대 남환과 이런저런 얘기를 나누던 중, 평소 코막힘이 심해서 잠이 잘 안 오는데 "양약 비염약을 먹으면 잠이 잘 온다. 그래서 잠을 자기 위해서 비염약을 먹는다."는 이야기를 들었다. 그런 이유로 양약 비염약 대신으로 보험한약을 권하게 되었고, 코막힘 위주의 비염치료에 주로 이용하던 갈근탕 합 형개연교탕을 2일분 처방하였다.

2일 후 내원하여서는 별다른 증상 변화가 없었고 오히려 잠을 못 자서 불편했다고 호소하였다. 처방을 바꿔볼까 생각하였으나, 조금 더 복용해보겠다 하여서 2일분을 더 처방하였다. 다시 3일 후 내원하셨을 때 경과를 물어보니 잠은 그런대로 잤다고 얘기하고 증상이 조금 바뀌어서 콧물이 조금 있고 재채기가 가끔 나온다고 호소하여 소청룡탕 합 형개연교탕으로 2일분 처방하였다.

이전 처방에 비해서는 코 증상이 조금씩 편해진다고 하고 잠도 그런대로 잘 잔다고 하였다. 원래 우측 발목 통증 치료를 위해 내원하셨던 터라, 발목 증상이 호전되어 치료가 마무리 될 즈음 상비할 수 있게 처방을 원해서 소청룡탕 합 형개연교탕으로 5일분을 더 처방하였다.

⑤ 기관지염이 의심되는 기침, 가래, 발열 증상에 소청룡탕 합 형개연교탕 합 연교패독산(보험한약)

2017년 3월경 만 25개월 둘째딸이 콧물, 기침 증상을 심하게 보였다. 평소에 맑은 콧물로 증상이 시작되고, 소청룡탕 1-2일분을 복용시키면 회복되거나 혹은 기침 누런 콧물 가래 식욕저하 등의 증상을 함께 보이면서 심해지곤 하였다. 이번에도 처음에는 맑은 콧물을 보이기 시작해서 소청룡탕을 2일분 정도를 처방해서 복용시켰다. 하지만 미열감과 함께 기침 증상을 보이기 시작했고 가래음도 들리기 시작했다.

감기 3일째 정도에 누런 콧물로 바뀌고 기침 가래 증상이 갑작스럽게 심해져서, 기관지음을 청진해 보니 가래음이 꽤 들렸다. 식욕이 급격히 떨어져서 씹지 않고 넘기려고 하고, 그러다 보니 약 먹기도 많이 힘들어 하였다. 누런 콧물로 변한 상태라 소청룡탕 합 형개연교탕을 2일 정도 복용시켜 보았으나 증상의 차도는 거의 없었다. 열은 심하지는 않았으나 조금 높게 37.8도에서 38.5도 정도를 오르내렸고, 기침 가래증상이 심했으며, 가래를 뱉어 내지 못해 목에 걸려서 힘들어 하였다.

항상 감기만 걸리면 식욕부진이 함께 오고 콧물도 맑은 콧물과 누런 콧물이 섞여서 나오며, 발열과 기침가래가 계속 이어지고 청진 상 기관지염도 있다고 판단하여 소청룡탕 합 형개연교탕 합 연교패독산을 처방해서 복용시키기 시작했다. 1-2일 복용하고 나서, 오르내리던 열도 37.5도 정도로 내렸다. 기침 콧물의 횟수나 양상도 조금씩 줄기 시작했으나 가래음은 비슷했다. 다시 2-3일분을 하루 3회로 꾸준히 복용시켰더니 가래음도 조금씩 줄었으며, 그 후로 7-8일분 정도 꾸준히 복용시키고 나니 콧물 기침 가래 등의 대부분의 증상이 소실되었고, 왕성하던 식욕도 완전히 회복되었다.

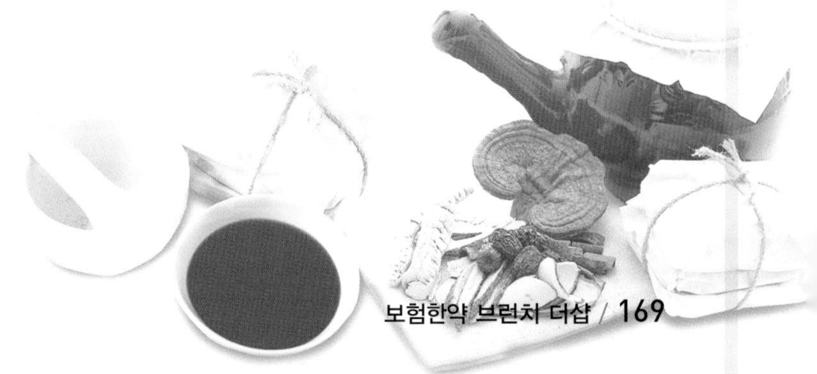

글 동의보감한의원
김지훈 원장

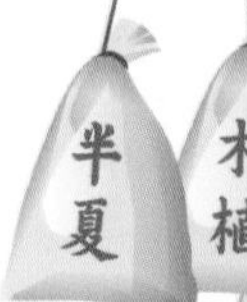

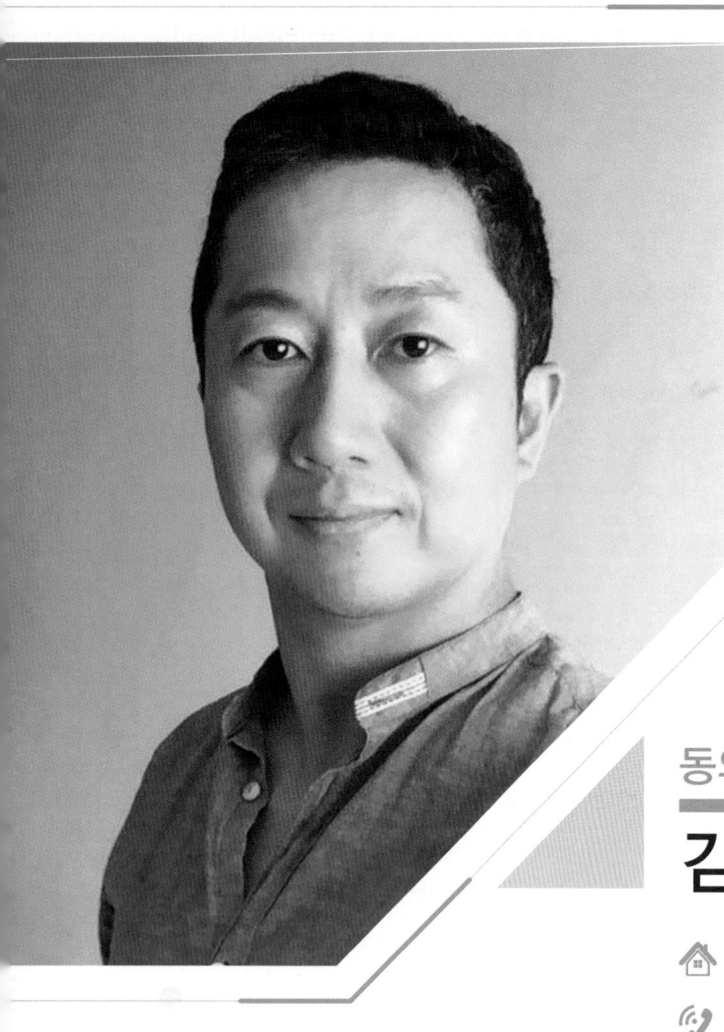

동의보감한의원

김지훈

인천시 중구 신포동 15-3번지, 2층

032-766-5169

- 동국대학교 한의학 박사
- 現) 동국대학교 한방이비인후과 외래교수
- 現) 인천시 중구 한의사회 회장

1. 한의원 소개

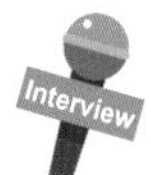

"보험한약, 한약에 대한 불신으로 자물쇠 채워진 두툼한 문 두드려줘"
환자는 '안심', 한의사는 '신뢰', 의학문화에는 '맞춤 한약 치료의 입문의 길'
건강한 삶이 퍼즐이라면, 보험한약–맞춤 탕약으로 조각 완성하고 싶어

진료를 위해 환자와 대화를 하다보면 한약에 대한 불신이 있는 사람들을 종종 보게 된다는 김지훈 원장(46·동의보감한의원). 침치료와 보험한약으로 한의사에 대한 신뢰를 쌓아 나갈수록 환자의 귀가 열리고 마음이 열린다고 한다.

보험한약을 사용하게 된 계기는 무엇인가.

14년 전 8월의 어느 토요일. 점심시간부터 으스스한 기분과 띵한 머리에 열도 오르고, 몸살도 심해지는 것 같았다. 감기 기운과 진료로 지친 한의원 원장을 돌봐줄 사람은 없었다. 더군다나 한약 감기약을 달여 놓은 것은 물론 보험한약은 미덥지 않다는 당시 생각에 갖고 있는 것도 없었다.
의원들도 다 문 닫았을 시간, 근처에 있는 대형약국이 아닌 조금 차로 이동해야 하는 작은 약국에 들어갔다. 몸에 안 좋아도, 그저 강한 약이라도 좋으니 그저 이 괴로운 증상을 몇 시간만이라도 멈춰 달라는 심정이었다.
약사에게 받아온 약 봉투에는 양약 복합성분 캡슐 몇 개와 복합 과립제 몇 포가 들어있었다. 과립제 성분을 보니, 한약재들의 이름이 쭉 적혀 있었다. 내가 아는 어떤 한약 처방이 아닌 섞여 있는 한약과립처방이었다. 마음이 심란했다.
한의원 원장은 감기 한약이 없어 약국에 가고 약사는 양약으로 낫든, 한약으로 낫든 뭐로도 나으라는 심정으로 넣어준 한약 과립제였다. 내 한의원에서 버림받고, 약국에서 끼워넣기로 팔려가는 과립제 한약에 대한 호기심으로 시작하여 점차 보험한약 강의도 듣고, 이런 저런 보험한약을 구비해놓고 사용해 보았다. 생존한 처방들은 현재의 나의 보험한약 리스트로 올라와서 현재에 이르는 계기가 됐다.

보험한약이 갖는 장점에 대해 말해 달라.

환자와 한약에 대한 대화를 해보면 환자가 생각하는 한약에 대한 입장을 알게 된다.
한약에 비판적인 환자군을 보면 역시 몇 가지 입장이 있는데, 하나는 한약은 못 믿을 것이니, 절대 나한테 말도 꺼내지 말라는 매스컴 절대 신봉주의와 둘째는 낫는다면 복용해 볼 생각은 있으나 가격과 성능 즉, 가성비가 있는지 물어보는 경우이다. 세 번째는 한 번도 한약을 복용해 본 적이 없거나 전에 한 번 복용했었는데, 효과도 없었거나, 설사와 소화불량 등이 있었다는 경우다.
한약에 비판적인 환자군을 어떻게 설득하느냐에 따라 우호적인 환자군으로 바뀔 수도 있기에 생각하기에 따라서는 기회라고 볼 수도 있는데, 경험상 비추어 보면 첫 번째처럼 단칼에 잘라서 거부하는 환자군은 어떻게 설명해도 납득하는 경우가 없어, 이제는 굳이 설득하려해서 상대감정 상하게 하고, 나는 설명하느라 정신력을 소모하지 않는다.
두 번째와 세 번째에 해당하는 경우는 충분한 설명으로 한약 치료를 유도하면 치료가 잘 될 뿐더러, 한의학에 대한 불신도 없앨 수 있다. 논리가 맞느냐, 틀리냐의 문제가 아니라 신뢰의 문제였다. 침 치료와 보험한약으로 원장에 대한 신뢰를 쌓아 나갈수록 환자의 귀가 열리고 마음이 열리는 것이다. 그래서 보험한약의 장점은 불신으로 자물

쇠 채워진 환자의 두툼한 문을 톡톡 두드려주는 노크와 같은 것이다.

환자들의 반응은 어떤가.

보통 보험한약을 환자에게 처방할 때, 3일분 정도 써보고, 반응을 보고, 처방을 바꾸거나 원처방을 유지하는 경우가 많은데, 비염처럼 증상이 심할 때도 써야 하지만 마치 상비약처럼 구비하고 있다가 약간 조짐이 보일 때 환자가 알아서 투약하고 싶어 하는 경우가 있다.
처음엔 그런 마음을 이해하지 못하고 있다가 3일분씩만 계속 주었더니, 어떤 환자가 말했다. "원장님은 너무 약을 아끼세요. 좀 많이 주시면 안 되나요? 막, 약이 너무 아까워요? 하하"
어쩌면 보험한약의 어떤 처방은 내가 기대했던 효과보다도 더 큰 효능을 나타내면서 내가 안 보는 저 밑바닥에서 내 한의원이라는 탑을 위해서 작은 틈새를 차분하게 메워가고 있는 지도 모를 일이다.

가장 많이 사용하는 처방은 무엇인가.

구두를 닦으러 구둣방에 갔다. 구둣방 안주인이 좁은 구두닦이 부스 안으로 들어오며 "배불러 죽겠다"고 하자 광을 내느라 집중하던 아저씨가 "배고파서 죽는 게 아니고 배불러서 죽는다니, 이 얼마나 살기 좋은 세상이여"라고 말했다.
요즘은 배고파서 죽는 사람보다 배불러서 죽을 거 같은 사람이 더 많은 한국 아닌가. 배불러 죽을 거 같은 기분은 어떤 것인가. 소화가 안 되어 윗배가 답답하고, 가득 찬 것 같으면서 배가 빵빵해지고, 가스가 부글거리고, 더부룩하고, 변비이거나 배변이 편하지 않다.
상체로는 숨이 차고, 어깨가 아프고, 뒷목이 뻣뻣하고, 두통이 있다. 그리고 이런 상황이면 전반적으로 몸이 피곤하고 무겁다. 기본 체형이 평균 이상의 체중을 유지한 항아리 체형이 많은 것은 물론이다.
과잉 영양상태다. 이런 상태에 나는 대시호탕으로 접근한다. 소화도 편해지고, 두통도 가라앉고 배가 편해지면서 몸이 가벼워진다. 탕약을 써서 개인 맞춤 한약의 기본방으로 써도 좋지만 한약 입문용이나 탕약 집중치료기간 후에 약간씩의 증상이 재발할 때, 보험한약 대시호탕 과립으로 평소 관리처방으로 써도 좋다. 이런 과잉 영양 상태는 당연히 식습관과 관련이 있는데, 이런 식습관은 평생에 걸쳐서 누적되어 그 사람 그 자체의 본질이기에 쉽게 고쳐지지 않으므로 쉽게 투약할 수 있는 대시호탕의 효용성은 더 높다.

향후 보험한약의 전망은 어떻게 바라보는가.

여행을 준비하면서 그 여행지 관련 글을 읽어보면 꼭 나오는 것 중에 '꼭 사와야 할 쇼핑 아이템'이란 항목이 있다. 일본 여행에서 꼭 사와야 할 품목으로 많이 나오는 것은 무엇일까. 그것은 '약'이다. 일본에 가면 약을 사와야만 한다고 추천하는 사람이 많다. 그렇게 해서 몇 번의 일본 여행에서 사온 상비약들이 우리 집 서랍에 있는데, 살펴보면 열날 때 이마에 붙이는 패치도 있고, 모기 물렸을 때 동전처럼 붙여 놓는 패치도 있다. 뿐만 아니라 소화제나 감기약이 있다. 외형도 보험한약 분포과립제제처럼 생겼고, 이름도 '태전위산'이라고 해 한약 이름이다. 얼마나 효과가 좋으면 이웃나라까지 입소문이 났을까. 복용해보니 효과도 좋다. 방향성 건위 소화제라는 별도의 설명과 자연 생약성분의 위장약이라고 크게 설명해 놓았다. 또한 영국의 'BOOTS' 라는 드럭 스토어에 가보니 감기약 코너에 많은 과립제제를 팔고 있었다. 비타민과 허브성분으로 이루어진 감기약들이 포장되어 팔리고 있었다. 한의학의 종주국을 자처하는 한국이지만 정작 한국 사람들은 일본에 가서 생약소화제를 필수 쇼핑하고 있는 상황인 것이다.

한국 사람이 일본 드럭스토어에서 '태전위산'을 찾기보다는 국내의 한의원에서 소화제 보험한약을 찾고, 다른 나라 관광객이 한국의 쇼핑 리스트에 보험한약을 올리는 상상을 해본다. 효과가 더 좋고, 간편하게 얻을 수 있고, 많이 사용되면 보험한약의 전망은 더 밝아지는 것이다. 그러기 위해서 보험한약이 한의원 원장이 먹으라니까 먹는 것이 아니라 좀 더 현대적이고, 효과 좋고, 지적인 치료문화체험이라는 인식을 넓혀나갈 수 있다면 보험한약의 전망은 밝아질 것이다.

보험한약 사용을 검토하는
회원들에게 전하고 싶은 메시지가 있다면.

영국 런던의 중심가 코벤트가든에서 가까운 닐스야드란 좁은 골목길에 찾아가면 닐스야드 레메디스란 아로마 가게가 있다. 매장 안에는 뭔지 모를 약초들이 이것저것 섞여 있었다. 상담을 통해서 손님의 증상에 맞춰 여러 약초, 꽃을 배합해 개인 맞춤 허브 아로마를 만들어 준다. 심지어 3층에는 마사지 코스가 있는데, 개인 맞춤 아로마 맛사지와 침 치료를 통해 미용과 피로를 풀어주는 프로그램도 있었다. 이런 것이 런던 사람들에게 통하는 한의원 모델이 아닐까라고 생각해보았다.

다른 예로, 며칠 전 서촌을 산책했다. 두 군데 정도 수제 비누 파는 가게를 보게 됐는데 그 곳에서도 취향대로 아로마를 이용한 나만의 비누를 만들 수도 있다. 마침 대학생처럼 보이는 일행이 가게를 나가면서 말하는 것을 듣게 되었다. "오늘 한 일중에 가장 보람된 일을 한 것 같다."

이렇게 닐스야드에서 서촌에 이르기까지 앞으로는 나만의 특성을 표현해 주고, 채워줄 수 있는 제품 또는 서비스를 원하는 욕구도 더 강해질 것이다. 하물며 무엇보다 자신의 질병치료와 건강 증진에 관한 문제에 관해서라면 그 욕구는 더 강하지 않겠는가.

보험한약과 개인 맞춤 탕약은 제로섬 게임일까? 그렇지 않기를 바란다. 보험한약이라는 기성품으로 환자에겐 안심을, 한의사에겐 신뢰를, 의학 문화에는 개인 맞춤한약 치료의 입문의 길이 된다. 이렇게 제로섬 게임이 아닌 시너지 게임이 되면, 한국의 문화로서 런던에 내보일 가치도 있는 것이 아닐까.

한약을 바라보는 개인적인 감정은 '아깝다'는 말 한마디로 표현할 수 있다. 한약이 우리 몸에 들어오기 전까지 땅속에서 물에 흙을 녹여 먹고, 알뜰히 햇빛을 모아 몸에 거두어, 몸을 키운 생물들을 이런 저럼 사람들의 노력으로 약장까지 도달시켜, 검증된 최상의 조합으로, 먹기 좋게까지 만들어 놨다. 또한 개인 맞춤 탕약은 거기에 다양한 정밀한 변주까지 가능하다. 그저 그런 청구용으로 써버리거나, 폄훼의 흑색선전에 희생당하게 내버려두기엔 너무 아까운 것이다.

만약 사람의 건강한 삶이 3만 피스 퍼즐이라면, 보험한약, 개인 맞춤 탕약으로 최적의 빈자리에 그 조각을 끼워놓아 퍼즐을 완성하고 싶다.

글 동의보감한의원
김지훈 원장

2. 나의 애용처방

보험한약 애용방

보험한약은 즉시 처방하고, 바로 집으로 가져가 복용할 수 있는 증상에 쓰게 되는데, 많이 접할 수 있는 것은 감기 증상이 되겠다. 감기 증상은 투약하고 즉시적인 완화 효과를 나타내야 한다는 기대감을 가지고 있기 때문에, 비교적 많이 보는 질환이면서도 마냥 쉽지만은 않은 질환이라고 할 수 있다.

일반적으로 한의원으로 감기 치료를 원하여 오는 환자는 두 가지 경우가 있는데, 하나는 체질적으로 양약 감기약을 먹으면 꼭 소화불량이 생기거나, 뭔가 몸에 이상한 증상을 느낀 경우가 많아서 양약에 거부감을 가지고 한의학으로 감기치료를 원하는 경우이고, 다른 경우는 초기 감기에 양약으로 심한 증상은 나았으나 2주 가까이 치료해도 완전히 낫지 않고, 기침, 콧물 등의 후유증상이 만성적으로 이어지면서 끊어질 듯 끊어지지 않는 감기 증상의 재발이 잦은 경우이다.

감기 증상은 흔하게 볼 수 있기도 하지만 그 증상이 모두 일반적 감기라고 볼 수도 없기에 항상 위험성이 있는, 쉽지 않은 치료이기도 하고, 반대로 말하자면 상대적으로 소수의 경우에 해당하는 독감이나 심각한 호흡기 또는 전신적 감염일 경우의 위험성을 염두에 두고 경과를 관찰해가면서, 위험한 경우를 배제해가면서 한약으로 치료해간다면 효과나 재발 방지 면에서 다른 치료 못지 않다고 할 것이다. 또한 감기의 진단과 치료는 환자의 증상 호소와 비강과 인후의 관찰이 기본이 되기에 한의원의 접근도 상대적으로 용이하다고 할 것이다.

감기의 증상은 일반인도 다 알고 있듯이 콧물, 기침, 인후통, 가래, 몸살, 발열, 두통 등이고, 여기에 콧속, 구강을 관찰하여 붉게 충혈되거나, 붓거나, 궤양처럼 헐은 정도로 감염의 경중을 판단한다. 즉 감염의 부위는 코, 입, 목구멍으로 시작된다고 볼 수 있고, 이것이 발전되어 전신적으로 파급되는 영향으로 몸살, 발열이라고 할 것이다. 그렇다면 코, 입, 목은 어떤 부위일까? 코, 입, 목은 한글에서 모두 구멍이라는 말을 붙일 수 있는 단어이다. 콧구멍, 입구멍, 목구멍. 구멍이란 말은 어딘가로 들어가는 좁은 통로를 의미한다. 즉 인체로 들어가는 출입구이며, 최초의 방어문이며, 인체내부와 외부세계의 물질이 교차하는 곳이란 뜻이며, 그러기에 외부물질에 의한 감염이나, 면역반응이 활발한 곳이다. 따라서 코, 입, 목의 증상을 관찰하면 감염의 정도나 단계를 판단할 수 있고, 단계별로 아래와 같이 보험한약으로 대처할 수 있다.

① 소청룡탕(보험한약)

한증체질로서 체형은 평균이거나 평균 이하의 마른 편, 흰색 피부, 추위를 많이 타고, 에어컨 바람, 찬바람, 찬 음식에 민감하여 증상이 발현, 악화되고, 환절기에 심해지는 사람에게 주로 적용한다.

초기 증상은 물처럼 맑은 콧물이 계속 흘러나오는 경우로서 쉴 새 없이 코를 풀게 되어, 코 밑이 벌겋게 헐 정도로 될 정도도 있고, 콧물이 목구멍으로도 계속 넘어가서 목이 구역질이 느껴지듯이 컥컥 기침을 하고, 3일 정도 지나면 약간 끈적한 점성을 띄면서 흰색 콧물로 변해가기 시작한다.

몸이 오싹 오싹 추운 듯 하며, 머리가 많이 아픈 것이 아니라 띵한 듯이 아프고, 몸살이 심하지는 않지만 기운이 없는 듯 무력하면서, 37도 중반 정도의 미열을 동반하기도 할 때 주로 쓴다. 이런 증상은 주로 환절기, 혹은 온도변화에 따른 비염 증상이나 콧물 기침감기 증상에 쓰게 된다.

위의 증상은 상기도 감염이나 알레르기 반응의 초기반응으로 발생된 것으로서 코, 입, 목의 점막의 병리적 체액의 과다 발생된 결과로 나타난 것이다. 이 병리적 체액이란 곧 한의학에서 "물"이며, "水氣"인데 , 이처럼 과다한 물 같은 물질이 코, 입, 목의 표면 즉 비강점막, 구강점막, 인후점막에 과다 발생되면서 나타나는 증상이 있을 때 소청룡탕을 적용한다.

② 형개연교탕(보험한약)

위에서 쓴 대로 소청룡탕을 쓸 만한 체질인 사람이지만 소청룡탕의 적용단계를 넘어서서 시기적으로도 1주일을 넘어가면서 상기도 감염상태가 심화되어 화농성을 보이는 경우에 적용한다. 또는 체질적으로 열성인 사람이면 상기도 감염이 초기라도 화농성을 보이는 경우가 많으므로 이 경우에도 적용한다.

화농성은 어떻게 판단하는가? 일단 물처럼 맑은 콧물이 점차 찐득한 점성을 띄면서 색이 점차 흰색에서 노란색으로 변해간다. 비강 점막, 인후 점막, 인후 편도 부위의 충혈이 초기보다 심해져서 붉게 보인다.

이런 상태는 상기도 감염으로 인한 코, 입, 목의 점막의 최일선 표면의 체액과다 분비와 그 부위에 고여 있던 "水氣"의 상태가 다소 줄어들지만 농축되면서 병리적 파급 부위가 좀 더 내부 깊은 곳으로 스며들고 있는 상태이다. 따라서 묽었던 콧물이 진득해지고, 색이 진해진다면 형개연교탕을 준비할 때이다.

③ 연교패독산(보험한약)

상기도 감염상태에서 감염의 부위는 인체의 심부를 향해서 좀 더 침입하고, 화농성의 상태는 더 발전된 상태에 쓴다. 따라서 코보다는 좀 더 인체 내부에 있는 목구멍 위주의 증상이 생긴다. 인후, 편도, 후두, 기관지의 감염 상태가 더 심화되기에 해당 부위의 발적, 부종이 심해져서 목구멍이 아프고, 따갑고, 목소리가 변하고, 컹컹 기침이 나고, 가래가 심해진다.

감염에 의한 화농성이 심해지므로 병리적 산물이 인체 내부로 흡수되어 혈액을 타고 전신에 영향을 본격적으로 영향을 미치기 시작한다. 따라서 발열, 몸살, 오한, 두통이 심해지거나 피부발진이 발생했을 때 적용할 수 있다. 하지만 이런 전신적 증상이 심해진다면 일반적 호흡기 감염이 아닐 수도 있다는 점을 좀 심각히 고려해 보아야 할 시기가 되었다는 말이기도 하여 임상 한의사로서 고민이 깊어지는 시기이기도 하면서, 이런 전신적 증상에 연교패독산의 소염작용이 어느 정도 작용하는지 경과관찰을 해보아야 하는 시기이다.

④ 소시호탕(보험한약)

상기도 감염상태가 초기를 지나서 콧물도 진득해지고, 색도 노랗게 변했고, 인체 내부와 심부로 파급되면서 화농성이 발전된 상태에 사용한다. 이 단계로 발전하면 병리적 물질은 "수기 水氣"라고 불리는 물 같은 물질이 아니라 "담 痰"이라는, 많이 끈적한 풀 같은 병리적 물질로 바뀐 상태이다.

따라서 코 증상도 다소 있을 수 있지만, 코보다는 주로 호소하는 증상이 인후, 후두, 기관지 증상으로 가래, 기침 증상이며, 발열, 몸살 등의 전신 증상이 주로 발현되고, 호흡기 증상 외에 토할 것 같은 구역감, 소화불량 등 소화기 증상이 나타날 때도 사용한다. 이런 단계는 감염상태로 인한 인체 기능의 저하, 혹은 감염 부위가 인체의 심부로 파급되면서 소화기까지도 영향을 미치고 있는 상태로 볼 수 있으며, 또는 평상시 소화기가 약하거나, 신경성 소화불량이나 몸살이 나는 체질, 다시 말하면 기분 나쁘면 소화가 안 되면서 몸살이 나는 증상을 가진 체질에서 감기에 걸리면서 평소 약한 상태에 있는 인체 기능계에 감염 상태가 쉽게 영향을 주는 것이다. 이런 체질이 감기에 걸리면 구역질, 더부룩함, 두통, 가래, 기침 등이 심해지고, 감염상태의 심화와 "담痰"이라는 병리적 생산물질이 호흡기와 소화기에 영향을 미치는 상황이라고 보고 소시호탕을 준비할 때이다.

⑤ 갈근탕(보험한약)

평소 뒷목이 뻣뻣하고, 어깨가 무겁고, 당기는 사람들은 감기에 걸리거나 피곤하면 해당 부위에 통증이나 몸살 위주의 감기 증상이 생기는데, 이런 경우에 갈근탕을 쓸 수 있다.

이런 체질은 주로 열증 체질로서 추위를 타지 않고, 스스로 열이 많다고 느끼며, 피부는 갈색 혹은 평균적이거나 붉은 편이며, 체형이 근육형이거나 평균 이상의 살집이 있는 편이며, 땀을 내면 피로함이 풀리는 것을 경험한적이 있다.
체표 부위의 체액순환부족의 경향을 지니고 있어서, 피로, 감기, 호흡기 감염 상태에서 피부나 근육에서 체액의 순환이 더욱 불량해지면서 감염으로 인한 병리적 산물을 땀을 통한 피부 발산 능력이 평소보다 감소되므로 증상들이 발생한다.
이런 체질은 코감기의 초기 증상에서도 콧물이 찐득하고, 노란색으로 나오는 경향이 많으며 열증 체질이기에 초기 증상에서도 증상 발현은 화농성 감기 증상과 몸살 위주의 증상이 생기므로 진득한 콧물, 노란색 콧물, 뒷목 통증, 등통증, 몸살 등이 생기기 쉽다. 이런 경우에는 갈근탕을 준비한다.
이처럼 같은 감기 증상이라도 평소에 관찰한 환자의 경향성이 냉성 체질이면서 콧물 감기 위주인지, 평소에 주로 신경성 소화기 질환이나 기관지, 몸살 위주로 증상이 나타나는 사람인지, 열성 체질이면서 평소에 근육통이 많은 사람의 열성 감기 증상 위주인지에 따라 다르게 처방하고 있다.

탕약 애용방

① 황련탕(비보험 탕약)

평소 자주 체하며, 자주 소화가 안 되어 더부룩하게 상복부 팽만감이 있고, 속쓰림, 가벼운 복부의 불편감을 호소한다. 이런 환자는 위염, 역류성 식도염, 위의 운동성 저하 혹은 소화효소의 분비 불량으로 파악할 수 있다. 이런 환자를 관찰해보면 소화가 안 돼서 나타나는 소화불량 증상 외에도 종종 수반되는 기타 증상이 있는데, 이런 증상의 감별을 통해서 처방을 선방할 수 있다.
이런 증상에는 메스꺼움, 구토, 신체의 무기력, 팔 다리의 저림, 흉추 7번을 중심으로 한 등통증 등이 있다. 그 중에서 평소에도 뒷목이 뻐근하고, 심리적으로 예민하여 신경 과민성 심리상태이면서, 특히 체하기만 하면 두통이 심하고, 심지어는 체할 것 같은 조짐만 있어도 일단 두통부터 시작된다는 주소증이 있으면 황련탕을 사용한다.
이런 환자군은 평소에도 신경과민으로 인해 신체 상부로 열과 압력 편중의 경향성이 있어서 경추의 상부 후두환추부에 경결부위가 있고, 이로 인하여 경추와 머리의 혈행 순환 장애로 인한 혈관성 두통의 소질을 가지고 있으며, 이런 신체적 상태 조건하에서 급만성 식체에 의한 압력 상승이 후두통, 측두통의 증상을 주소증으로 표현하게 된다.
황련탕은 위의 담적을 제거하면서, 특히 경추 이상의 압력 상승을 계지로 해결하여 신경성 위염, 신경성 소화불량으로 인한 두통에 많이 애용하고 있다.

② 대시호탕(비보험 탕약)

한의원을 찾는 환자 중에 가장 많이 호소하는 증상은 통증일 텐데, 통증을 있는 그대로 국소의 근육의 문제로 볼 수도 있겠지만, 경락 유주상의 연관성을 분석해 볼 수도 있고, 장부의 기능적 이상과 연관성을 분석해 볼 수도 있다. 따라서 쉽게 잡히지 않는 통증일수록 통증 이면의 연관성에 관심을 기울여야 한다.
대시호탕은 복부의 불편, 옆구리의 불편함이라는 통증 증상에 쓸 수도 있겠지만, 대체로 장과 간의 대사물질의 소통관계를 원활히 하여 적체를 제거하여 다양한 증상을 치료할 수 있다.
이 적응증의 사람은 대체로 영양 과잉의 상태로서 비만하거나 평균 이상의 체형인 경우가 많은데, 이런 영양 과잉은 소장의 영양흡수 작용, 대장의 진액 흡수작용의 피로를 유발하여 결국엔 과부하가 걸려서 이상을 일으키므로 장 부위의 노폐물의 과잉 상태를 초래하여 복부의 팽만 상태를 유발한다. 이러한 복부 팽만은 복압을 상승시키고, 허리 이하의 순환 부족 상태를 일으키고, 상복부 위쪽으로는 밑으로 빠지지 못한 압력이 상승하므로 호흡의 불편, 목 어깨 두부의 압력 상승으로 인한 목 어깨 결림, 두통이 발생한다.
또한 음식물 대사를 통한 영양물질과 노폐물질의 신체

내로의 과잉 유입은 신체의 염증 유발 물질로 작용하여 간의 대사능력에 과부하를 일으키기도 하고, 간과 장 사이의 소통 기능에 영향을 주므로 이것은 흉협부의 불편, 복부의 팽만감, 더부룩하게 소화가 안 되고, 조금만 먹어도 숨이 찰 정도로 배부른 창만증 증상도 일으킨다. 또한 이렇게 과도하거나 과잉 유입된 물질들은 전신적으로 약한 염증 상태를 유발하며, 여러 가지 전신적 증상인 피부병, 알레르기 질환, 피로, 비만 등의 증상을 일으키므로 명실상부한 성인 대사성 질환의 시작점이 될 수 있다.

대시호탕은 이런 영양대사의 과잉 상태에 의한 광범위한 증상에 응용 가능하다.

③ 시호가용골모려탕(비보험 탕약)

신경 과민성으로 인하여 소화불량 , 복부 팽만감 등의 소화기 장애 증상이 기본적으로 내재되어 있으며, 신경 과민이 심장의 흥분 상태를 유발하여 머리로의 압력 상승으로 목 어깨통증이 있고, 심장이 두근거리거나 불안 초조 상태가 있고, 건강에 대한 염려가 많고, 꿈을 거의 매일 꾸거나, 잠이 쉽게 들지 않으면서 이런 저런 생각이 꼬리에 꼬리를 물고, 잠이 들어도 쉽게 깨거나 아침에 일어나도 밤새도록 숙면을 취한 느낌이 없고 잠을 잤다는 느낌이 없는 신경과다 흥분으로 인한 만성적 상태로 결국엔 신경쇠약의 경향성으로 질병이 발전하는 사람에게 주로 처방한다.

즉 신경과민성으로 인한 심장의 만성 흥분상태로 맥도 빠르고, 더 빨라졌을 때는 본인도 가슴이 빨리 뛰는 것을 느끼며, 약간의 스트레스나, 반드시 나쁜 상황이 아니지만 어떤 사람을 만난다던지, 환경이 바뀌면서 생기는 약간의 정신적 자극에도 쉽게 심장과 마음이 번거롭게 고조 흥분하는 경향이 있다.

이런 사람은 보통은 마르거나 평균 이하의 체형을 지닌 사람이 많고, 질병이 없었을 때에도 감정의 기복이 많고, 질병의 시작은 사건, 사고로 인하여 시작되는 경우가 많다.

반대로 위, 장의 기능은 저하되어 영양물질의 소화, 대사 기능의 저하로 중완부에 적체되고, 장부위에도 적체되기 쉽다. 이러한 적체 물질을 소통시키고, 대변으로 빼내주어 심장의 압력을 낮추는 방향으로 치료하는 데 불면증, 목 어깨 통증, 피로 등에 응용한다.

④ 복령택사탕(비보험 탕약)

평소 감정 기복이 있는 편이고, 작은 일에도 마음을 쓰고, 쉽게 마음에서 잊혀지지 않으며, 마음을 쓰기 시작하면 몸에 기운도 없어지고, 몸살기도 생기고, 두통, 어지러움이 생기는 경우에 처방한다. 평소에 마음이 약하므로 두통, 어지러움이 자주 생기기 시작하면 덜컥 겁부터 나서 건강에 대한 과도한 염려를 하면서 더욱 마음이 작아지고 걱정이 태산처럼 불어나서 몸에 기운은 더 없어지고 우울해진다. 또한 소변이 원활하지 않아서 조금씩 자주보거나, 마음을 쓰기만 하면 소변을 보고 싶은 마음이 들지만 막상 보려면 나오는 것은 없다.

신경의 과민 상태로 심장과 위와 방광에 개입되어 있는 수분의 대사에 영향을 받는 상태로 원활히 순환되지 못한 수분이 심장에 영향을 주어 가슴이 이유 없이 두근거리고, 불안하고 초조하며, 항진된 심장의 압력이 머리에 영향을 주어 불면증 혹은 어지럽거나 두통이 나타나고, 구역질이 나타나고 간혹 구토가 나오기도 한다. 수분의 순환 불량 문제로 전신 부종이 나타나고, 몸이 무거워지고, 피로하며, 수분이 위에 적체되어 구역질, 어지러움, 소화불량 증세가 나타나서 환자는 소화불량이 오래가고, 체한 것이 없어지지 않는다며 내원하는 경우에 복령택사탕을 처방한다.

⑤ 청심연자탕(비보험 탕약)

태음인으로 판단되면서 피부는 흰 편이며, 연한 피부, 중후하고, 순하고 점잖게 보이지만 겉으로 표현을 하지 않을 뿐이며 속으로는 감정이 예민하고, 많은 일에 신경을 쓰면서 신경적 과민상태로 인한 신체적 영향을 많이 받는 경향이 있는 경우에 처방한다.

주로 신경을 많이 쓰고 나서 신체통이 발생하거나 원래 아프던 곳이 더 심해지고, 신장과 심장의 상호관계의 인체 혈액순환능력의 저하가 생겨서 고혈압, 심장병 등 성인 만성병의 시작점이 되고, 소변 이상이 생기면서 몸이 붓고 그래서 몸이 무겁다. 흥분성 신경상태를 보이면서 불면, 꿈을 자주 꾸면서 신경 쇠약 증상이 나타나 결국 만성 피로 상태에 이르게 된다.

같은 흥분성 신경쇠약 상태라 하더라도 조열성이나 번열처럼 겉으로 얼굴이 벌개지거나, 머리에서 땀이 많이 흐르거나, 인체 상부로 열이 달아오르거나 몸이 바짝 마르는 증상은 적다. 대신 속으로만 심장이 흥분상태이며 잘 참고 표현하지 않는 경향성이 있다.

3. 기억에 남는 임상례

① 차가운 사람은 차가운 기운에 병이 생긴다.

사람은 어느 정도 몸이 따뜻해야 하며, 그럴 때 신진대사가 원활히 기능하게 될 것이다. 몸이 갑자기 차가워지면, 각종 기능 이상에 의한 증상도 생기고, 그 이상이 지속되다보면 질병도 발생하는 것이겠다. 몸이 차가워지면서 증상이 생기는 인체의 부위는 다양할 것이나, 외견상 눈에 띄는 곳이 호흡기의 출입구인 코, 입이 되겠다. 인체 밖의 환경과 접하는 최일선, 국경으로 치면 출입국 수속, 건물로 치면 창문이나 출입문이 되겠다.

체질상 냉한 체질은, 특히 환절기처럼 온도변화가 많을 때 몸이 차가워지는 경우가 많고, 이런 계절에 비염환자가 많아지고, 심해져서 평소엔 그럭저럭 유지하다가 본격적으로 치료를 시작하는 경우가 많다.

55년생 신 모모 님은 피부가 창백하다 못해 투명하고 다소 레몬즙을 냉수에 섞은 것 같은 색감이 보여서 싸늘해 보이는 색이었고, 수척한 체형, 얼굴의 광대뼈가 드러나고, 볼살이 빠져서 움푹 파여 있는 모습이었고, 눈빛이 다소 무력해 보이기도하면서 말하는 것도 다소 피곤한 듯 자신의 증상을 자세히 설명하기보다는 그저 비염이 심하니 약을 지어달라고 말했다.

2013년 9월 23일이었다. 이즈음 발목을 접질려서 치료를 받으러 다니고 있던 차에 환절기를 맞이해서 비염이 심해지고 있었다. 이 분 말씀이 환절기, 기온이 조금만 떨어져도 비염이 바로 생겨서, 아침에 창문을 열기만 해도 재채기를 하고 콧물이 줄줄 흐르는 증상을 보여서 보통은 매번 3회 정도 이비인후과에서 치료하면 나았는데, 이번에는 몇 번을 다녔는데도 좀처럼 낫지 않아 한약을 드셔보시고자 한다고 했다.

전반적으로 손발이 차고 시리다고 느끼며, 추위를 많이 타며, 여름에도 양말을 신어야 좋다고 한다. 식욕이 없어서 소식하고, 찬 음식, 찬 공기에 쉽게 비염을 비롯한 호흡기 증상과 배가 사르르 아픈 증상을 보여서 양기를 강하게 보충할 수 있는 부자가 들어간 처방을 고려하였다. 물처럼 맑은 콧물이 다량 보여서 수기를 제거해줄 수 있는 세신, 마황이 같이 들어간 계강조초황신부탕을 선방하였다. 애초에 발목을 치료하러 오던 상황이라서 이후로 몇 번 발목과 함께 비염관련 침을 놓으며 5회 치료하였고, 발목이 나으며 내원하지 않았다.

2016년 10월 12일 3년만에 오셔서 진료실에 앉자마자 하시는 말씀이 "그때 그 비염 한약 좀 지어주세요." 한다. 반가워서 자세히 물어보니, 3년 전 그 약을 드시고, 매년 봄가을로 이비인후과에 다녀야만 지나갔던 환절기였지만, 비염이 이후로 3년 동안 이비인후과에 가지 않았을 정도로 증상이 재발하지 않았다는 것이다. 수족냉증도 다소 완화된 상태로 지내시다가 이번 가을을 맞이해서 며칠 전 창문을 여는데 한기가 코로 스며드는 듯하더니 바로 비염 증상이 생겨서 이비인후과보다는 한약을 복용하는 것이 낫겠다 싶었다고 말씀하신다.

3년 전보다 활기도 있어 보인다 싶은 생각도 얼핏 스치며, 같은 처방으로 지어드리겠다고 하였다. 역시 "양기가 부족한 사람은 양기를 보충하면 밖 기온에 대처하는 능력이 좋아지는구나"라고 느꼈다. 이 약으로 이 분의 양기가 더 보충되기를 기원하며 처방전을 적었다.

② 굳어진 몸은 말랑하게 풀어줘야 병이 낫는다.

한의원에서 한의사로 살다보면 내 나이와 다른 연령대의 사람들과 지속적으로 만나게 되고, 다양한 환경의 사람들과 접촉하게 되면서 간접 경험이 늘어나게 되어 문득 깨닫게 되는 것이 있다.

그 중 하나가 노화라는 것은 차가워지면서 굳어지는 것이며, 젊다는 것은 따듯하면서 말랑한 것이구나! 라는 깨달음이었다. 차가우면서 뻣뻣한 몸을 가진 어린이가 없다는 것이고, 장수 노인은 유난히 유연성을 유지하고 있는 사람이라는 것만 봐도 그렇다.

그렇다면 늙지 않으려면, 혹은 다시 젊어지려면 몸을 따듯하게 만들고, 말랑 말랑하게 만들면 된다는 뜻이겠다. 물론 체질적으로 각각의 적정한 따듯함과 차가움의 정도는 다 다를 수 있겠다.

42년생 최 모모님은 아담한 체구에 마른 몸매, 친절한 말투, 항상 다정한 눈웃음을 짓고 있는 듯한 표정이었다. 다혈질이고 열이 많아서 짜증이 나는 사람이 이렇게 눈웃음을 지으며 조근조근 자신을 표현하지는 않으리라.

2015년 6월 1일 내원하여 말하길 2달 전부터 양쪽 종아리에 쥐가 나서 뻣뻣해진다고 한다. 쥐가 나는 것이 어떤 것인지 모르는 젊은 사람은 그 고통을 모르겠지만 노인이 쥐가 자주 나기 시작하면 그 통증은 저절로 눈물을 머금게 하는 것이며, 대개 한밤중에 심해져 도움도 요청할 수 없이 깊은 어둠 속에서 나이 먹은 설움과 함께 지나간 세월을 회한 속에서 돌아보게 하는 증상인 것이다.

이 분은 2달 전부터 쥐가 나서 물리치료도 하고, 평소 혈압강하제와 혈당강하제를 처방받던 내과에서 징코민을 처방하여 드시는데도 낫지 않아서 한의원에 오셨다 했다. 이후로 3회 정도 침, 부항시술을 하여 매일 나던 쥐가 횟수가 절반 정도로는 줄었으나 여전히 난다하여 한약을 권유하게 되었다.

이분의 종아리를 만져보면 바짝 마른 종아리에 근육의 결이 세세하게 갈라져서 마치 플라스틱 빨대정도의 굵기의 근육줄기들이 쫙쫙 뻗어 있었다. 설명드리기를, "징코민은 혈액을 맑게 할 수는 있지만 그 맑아진 피를 근육 속으로 깊숙이 스며들게 할 수는 없어요." 라고 설명드렸다.

플라스틱처럼 굳어진 근육에 피가 원활히 스며들 수는 없는 것이다. 근육을 말랑말랑하게 만들 수 있는 작약의 처방과 긴장을 풀어주는 감초의 처방으로 기본을 삼았고, 이분이 평소 소변 빈뇨가 있고, 손발이 여름에도 얼음장처럼 차다고 하였으므로 따듯한 양기로 근육을 말랑하게 만드는 효과를 배가 시키는 작약감초부자탕을 처방하였다. 이후로 증상 소실되어 잊고 있었는데, 2017년 6월 2일, 정확히 2년여만에 다시 내원하여 그때 이후로 쥐나는 현상 없이 잘 지내시다가 며칠째 다시 쥐가 난다 하였다. 외모는 그때보다 약간 더 나이가 들어 속눈썹까지도 하얘졌는데, 친절한 눈웃음은 여전하다. 다시 같은 처방으로 지어주고 따듯한 기운으로 굳은 근육이 풀어지고, 혈액이 근육 깊숙이 스며들기를 기원하였다.

③ 분위기가 좋아야 음식 맛도 좋고, 소화도 잘된다.

'신경성'이란 원인은 온갖 병의 원인이 될 것이고, 일반적으로 스트레스란 말과도 같다. 일상생활에서 스트레스가 없이 사는 사람은 없고, 그렇다면 원인을 없앨 수 없다는 말인가 라는 반문도 가능하다. 스트레스가 없을 수는 없지만 그 스트레스에 얼마나 민감하게 반응하고, 오장육부 중에 어느 부위가 특히 민감하게 반응하느냐에 따라 그 사람의 체질적 특성이 있고, 병력의 특징이 있다고 하겠다.

신경성 위염으로 내원하는 사람들을 많이 보게 되는데, 이런 분들의 특징은 좋게 말해 섬세하고, 나쁘게 말하면 작은 일에도 안달복달하는 경향이 있다고 느껴진다. 차분하다기보다는 활력 있고, 재미 있고, 말이 많고, 감성이 풍부하고, 같이 있으면 즐겁다고 느낄 수 있는 유형이다. 아무래도 말 없고, 감정변화가 없거나 있어도 표현 안 하고, 무뚝뚝한 사람보다야 감정변화가 많고 그렇다 보니 그 감정변화가 오장육부에 영향을 깊숙이 미치는데, 특히 잘 영향을 받는 곳이 소화기, 그 중에서도 위장이 되겠다.

잘 체하고, 체하면 오목가슴이 막히고, 매달린 듯하고, 답답하고, 메스껍고, 구역질나고, 토하기도 한다. 머리가 아프고, 어지럽다. 대개 병원에서 위내시경을 한 번 이상 하고 오는 사람들이며, 안했다면 한번 해보라고 권하기도 하는데, 위염, 역류성 식도염이라는 병명을 받거나, 특별한 이상은 없다는 소견을 받기도 하여 건강에 대해 불안해하며 한의원을 찾는다.

이른바 담적병이다. 소화가 원활히 되어 흡수되어야 할 것은 흡수되고, 배설될 것은 배설되는 정상 소화기능 상태에서 벗어나 담이라는 완전히 흡수, 배설되지 못한 반고체, 반액체 상태의 덩어리가 상복부에 걸려 있는 것이고, 대개 인생의 거의 대부분을 관통하는 병력을 호소하는 경우가 많다.

62년생 권 모모씨는 인근의 직장을 다니면 항상 앉아서 일을 하고, 집에서도 집안일을 잘 꾸려나가는 똑부러지는 성격의 여성이다. 아담한 체구이고, 증상을 얘기할 때도 어찌나 논리적이고, 전후관계를 잘 설명하는지, 안개 속을 더듬더듬 걷는 것 같은 환자의 상황 설명과는 확연히 차이가 났다.

이 분은 학창시절부터 어떤 일이 있기만 하면 소화상태가 불량하고, 두통이 심하고, 눈썹과 안구가 아프고, 어지러워 했는데, 체형 진찰을 해보면 척추의 측만증도 있어서 골반은 좌측이 항상 아프고, 경추의 상부에서 두개골로 연결되는 선이 빳빳하게 굳어져 있었다. 요통과 경추로 인한 두통도 있음을 파악하고 침, 부항, 약침 치료로 치료, 관리하던 중에 소화기능 불량에 주목하게 되었다. 집안에 제사가 많아서 제사가 다가오면 벌써 신경이 쓰이고, 상복부가 답답하고, 두통이 생기는 것이 일 년에 수회 반복되었다.

담적을 없애는 반하의 처방으로 방향을 잡고, 심리적 상황이 속을 끓이게 하는 것으로 파악하여 황련으로 그 번열을 식혀주려 했으며, 소화기 증상으로 인해 머리로 압력이 상승하는 것을 계지로 소통시켜 하강시키기 위하여 황련탕을 처방하였고, 매우 효과가 좋았다. 하지만 환경을 바꿀 수 없으니, 원인이 계속 주어지는 것은 어쩔 수 없고, 원인이 주어져도 내 몸이 감당할 수 있는 역치를 올려주자고 설명드리고 2014년 초와 2015년 초까지 1년간 20일분씩 4회 황련탕을 복용하게 하였는데, 두통, 어지러움, 잘 체하는 것이 없어졌다.

이후로도 이 분은 몸 상태를 정밀하게 느끼고 있어서 제사가 다가온다던지, 혹은 흔히 말하는 "조짐"이 안 좋다고 느낄 때에는 미리 와서 침을 맞곤 했으며, 황련탕 복용 후 예전 같으면 심하게 왔을 증상이 살짝 느낌만 나고 무난히 지나간다고 매우 만족해 하였다. 2016년도에 한 번, 2017년도 2월에도 한 번 약 기운이 떨어져 간다면서 같은 약을 원하여 처방하고 무난하게 관리하며 지내고 있다. 이 과정에서 경추, 요추의 측만증을 치료하기 위하여 한 달에 2번씩 내원하여 약침 치료를 병행한 것은 물론이다.

이 환자를 치료하면서 이른바 만성적 위염이면서, 심리적 상태가 감성적이고, 소화기가 감정 상태에 쉽게 영향을 받으면서 머리로 압력이 오르는 환자들에게 황련탕을 주로 처방하였다. 그런 심리 상태가 외형으로 나타날 수 있는 특성도 느끼게 되었는데, 말이 빠르고, 말 수가 많으며, 목소리가 감정 표현이 풍부하므로 음정이 높고, 말을 하면서 점점 분위기가 고조되는 듯한 느낌을 받는 환자들이 이런 유형이라고 느끼게 되었고, 많은 경우 좋은 효과를 보았다. 쉽게 말해서 분위기가 좋아야 음식 맛도 좋고, 소화도 잘되는 것과 반대로 분위기가 살벌하고, 냉랭하면 체하기 쉬우므로, 밥 숟가락을 놓고 식어가는 음식을 바라보며 머리가 띵하게 되는 것을 느끼게 되는 것이다.

④ 속을 끓여서 머리가 어지럽다.

어떤 환자 유형군을 치료하여 좋은 효과를 보면 비슷한 환자를 모두 그런 잣대로만 보게 되는 경향이 있는 것이 사실인데, 황련탕은 신경성 위염으로 두통, 어지러움으로 표현되는 경우에 주로 썼던 처방이다.

마찬가지로 57년생 장 모모 님은 오랫동안 허리가 아프면 허리 침 맞으러, 어깨가 아프면 어깨에 침 맞으러 자주 오시던 환자였다. 5년여 전부터 어지러움증이 생기기 시작했는데, 심한 것은 아니었고, 약간 어지러운 듯한 정도였고, 가끔 소화가 안될 때, 침 치료를 받으러 내원하였다. 그렇게 소화가 안 된다, 머리가 어지럽다, 이런 표현으로 오시는 경우가 점점 많아지던 차에 한약을 권한 것도 사실이었다. 이 분은 말도 빠르고, 말도 많고, 하고 싶은 얘기는 다 하는 자신의 감정에 충실한 분이어서, 한약에 대한 불신감도 강하게 내비치어 한약을 쓸 기회가 없었는데, 대형 병원에서 검사 결과 고지혈증으로 진단받고, 양약을 몇 달 복용하더니 어지러움증도 없어졌다. 그렇게 한의원은 허리가 아플 때 침 맞고, 소화가 안 될 때 한 번씩 침으로 뚫어달라고 오는 곳에 머무르게 되었다.

그런데 어지러움이 없어진지 불과 1년만에 다시 어지러움, 두통, 소화불량이 다시 자주 발생하기 시작하였고, 1년이면 4-5번 정도 한 번에 1달 정도 증상이 불량한 상태가 반복되었다. 그러던 중, 2017년 3월에 내원하여 상담하였다.

이렇게 자주 어지러워지고 소화가 안 되어 검사를 해봤는데, 고지혈증도 있으나 심하지 않은 정도이며 위내시경 상으로도 위염이라고 하여 양약을 먹었는데 그때뿐이고 침을 맞아도 그때뿐이라 하여 한약을 권하게 되었다. 요즘에는 건강에 대한 염려 때문에 잠을 자려고 해도 정신이 말똥말똥하고, 새벽 기도를 위해 새벽 4시에 일어나면 속이 메스껍고, 구역질이 나고, 어질어질하고, 소화가 다 될 때쯤 되면 쓴 것을 먹은 것 마냥 속이 쓰리다고 하며, 급기야는 2월 27일 자다가 일어나서 여러 번 구토해서 응급실에 가서 처치를 받고 다시 검사를 하고 왔다고 한다.

마음이 불안하고 감정 기복이 있고, 사소한 걱정에 마음을 졸이는 심리 상태에 신경성 위염으로 파악하고 황련탕을 처방하였다. 그러나 5일 정도 복용 후에 한약이 탁하고, 너무 먹기 싫고, 변비가 생겼다고 전화가 왔으나 잘 설득하여 다 복용케 하였더니 메스껍고 어질어질한 것은 없어졌다고 하였다. 여러 증상이 다 없어진 것은 아니니 한약을 더 먹고자 했다.

5월 18일에 진찰을 해보니, 소화기 증상은 거의 소실되었지만 마음이 불안정하고, 건강에 대한 염려 때문에 우울하고, 작은 고민거리를 눈덩이를 굴려 눈사람을 만들고, 눈사태를 만들고 하면서 큰 걱정으로 부풀려서 생각하는 것을 지속적으로 한다고 하였다.

이런 경우는 원인이 되는 불안감이 안정이 안 되어 그 심리적 불안정에 의한 악영향이 소화기에 누적되어 소화기 병이 생기는 것이다. 원인은 마음이 만들고, 그 불안한 마음의 조각들은 위장에 쌓인다고 할까. 황련탕으로 그 조각들을 청소해도 어두운 밤사이 불안한 마음의 틈새로 몰래 몰래 위장에 다시 쌓일 것이다.

심리적 불안정을 치료하기 위하여 복령의 처방으로 방향을 잡았고, 구토, 어지러움에 사용할 수 있는 복령택사탕을 처방하였다. 처방을 다 복용하고 내원하여 전하는 말이 아주 약이 먹기도 좋고, 마음도 안정되고, 어지럽지도 않다고 하면서 얼굴에 때마침 창문으로 스며드는 오렌지 빛 석양까지 머금고 행복감에 젖어 자신감 있게 말하였다.

초기엔 소소한 소화불량 증세가 반복되다가, 어지러움, 두통이 점점 자주 섞이더니, 그런 증상에 마음을 많이 쓰고, 온갖 검사를 다 하면서 불안감을 증폭시킬 때에는 환자가 말하는 것도 짜증 섞인 말투에 히스테리컬하게 표현하던 것이 한 달만에 부드러운 미소에 차분해보이고, 마치 맛있는 차 한 잔을 음미하는 듯한 표정에 한의사로서 보람을 느끼게 되는 시간이 되었다.

글 해님달님한의원
장중엽 원장

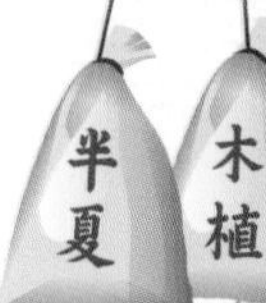

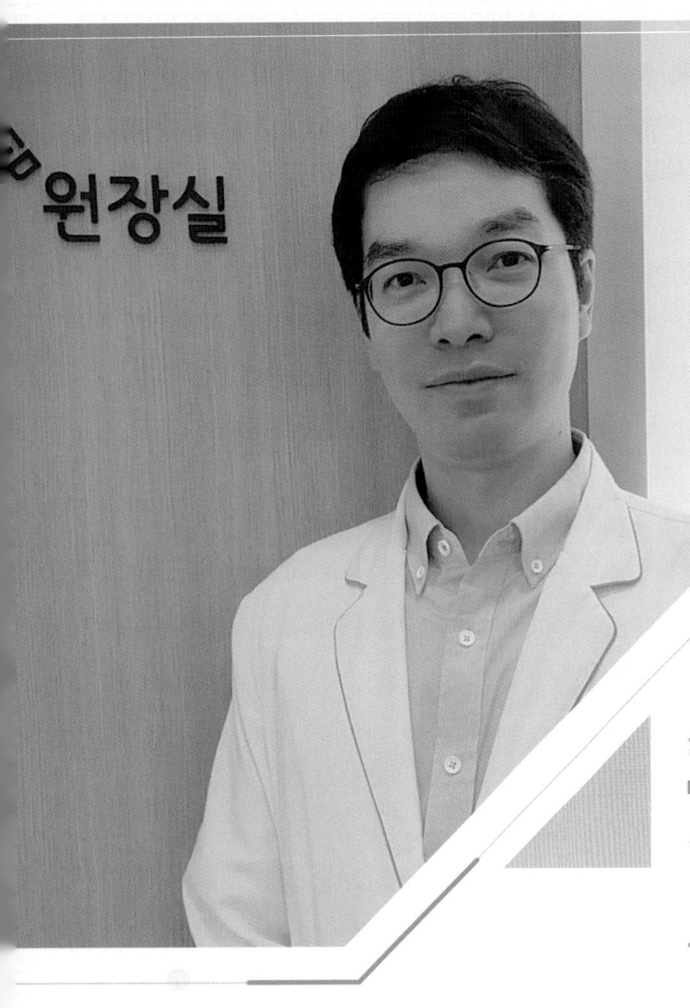

해님달님한의원

장중엽

인천광역시 남동구 서창남순환로216번길 17,
스카이플러스 302호

032-461-1110

- 서울대학교 생물학과 졸업
- 동국대학교 한의과대학 졸업
- 前) 인천 의료사회적협동조합 평화한의원 원장
- 前) 인천 송도 함소아한의원 원장
- 동의보감학회 동국대 회장 역임
- 생태약초학교 '그루' 학술담당
- 임상8체질연구회 정회원
- 대한한방소아과학회 정회원

1. 한의원 소개

개원 당시 어떤 한의원을 만들려고 꿈을 꾸었고, 만들어왔는가.

몸은 스스로를 치유하는 힘이 있다고 생각한다. 내가 한의원에서 추구하는 방향은 비침습적 치료를 통해 자연적 치유 과정을 도와주며, 한편으로는 이를 방해하는 요인을 제거해주는 것이다. 몸의 자연적 치유를 방해하는 요인에는 기후나 환경, 식습관, 몸의 자세, 심리적 요인 등이 있을 것이다. 진료를 하면서 환자들의 나이가 들어갈수록 이런 요인의 변화 가능성이 적다는 것을 알게 되었고, 조금이라도 나이가 어릴 때 내가 해줄 수 있는 것이 더 많다는 생각을 했다. 그래서 아이들과 청소년들에게 좀 더 도움을 줄 수 있는 한의원으로 개원을 했고, 지금도 만들어 나가고 있는 중이다.

보험한약을 사용한 계기가 무엇이었나.

의료의 공공적 측면에 대한 관심이 있다. 몸이 아파서 치료를 받는 질환에 있어서 비용부담을 줄이고 싶었고, 따라서 초기부터 진료비 부담이 적은 보험한약에 관심이 많았다. 과거에 비해 요즘은 보험한약의 경우 조제 및 관리의 측면에서 수준이 상당히 올라가서 약의 효과도 좋아 환자분들의 만족도도 높은 편이다.

어느 질환에 많이 처방하나.

감기·비염·중이염·소화기 질환에 주로 처방한다. 감기·비염·중이염은 환자의 상태에 따라 3일 내외로 확인을 하며 한약을 단기간 처방하여 경과를 살핀다. 이외에도 아이들의 경우에는 잦은 복통, 음식을 먹고 체한 경우, 장염 등으로 내원하는 경우도 있다.

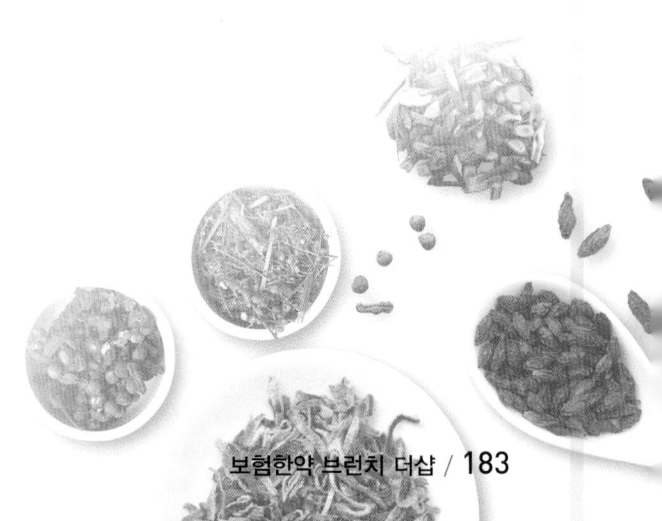

2. 나의 애용처방

① 소청룡탕(보험한약)
감기, 비염, 기관지염 등에 다빈도로 처방하고 있다. 아직 비강 내부의 염증이 심하지 않을 때 주로 쓴다. 맑은 콧물, 코막힘, 재채기 등의 증상을 완화시켜주며 며칠 내로 효과를 나타내기도 하는 속효성이 좋은 보험한약이다. 종종 식욕이 저하되어 있고 기운이 쳐진 아이들에게는 보중익기탕을 함께 처방하고, 탁한 콧물과 맑은 콧물이 섞여 있을 때에는 형개연교탕과 함께 처방하기도 한다.

② 형개연교탕(보험한약)
감기, 비염, 부비동염 등에 두루 활용하고 있다. 점막에 염증이 발생하는 상황이라고 판단되면 투여한다. 성인보다는 소아들에게 처방하는 빈도가 훨씬 많다. 중이염에 걸린 소아들에게 자주 투여하는데, 배농산급탕을 함께 처방하기도 한다.

③ 은교산 합 마행감석탕(비보험 과립제)
목이 붓고 고열이 나는 아이들의 감기 초반 또는 독감이 의심되는 증상에도 투여한다. 복용 후에 곧바로 해열 효과가 나타난 케이스는 드물지만 발열기간을 단축시키려는 의도로 처방한다. 해열 이후에는 남은 증상은 완화시키는 한약을 투여해 몸이 스스로 잘 이겨낼 수 있도록 도와준다.

④ 평위산(보험한약)
아이들의 다양한 소화질환에 자주 활용한다. 장운동이 저하된 아이들의 경우에는 복용 후 얼마 지나지 않아 장이 움직이며 꾸루룩 소리가 나며 대변이나 방귀가 잦아지며 찌꺼기를 배설한다. 속이 편해져서일까, 평위산을 복용하면 잠을 편하게 자는 아이들도 있다. 그래서 종종 신경이 예민해서 장운동이 저하된 아이들에게 평위산을 처방하여 장운동을 활성화시켜 밤잠을 편히 자게 유도하기도 한다.

⑤ 불환금정기산(보험한약)
평위산만큼 소화기 질환에 많이 처방하는 편이다. 대장이 과민하거나 설사가 있을 때 평위산보다 우선 처방한다.

⑥ 소시호탕 합 평위산(보험한약)
어린 아이들의 경우 소화기 질환을 함께 가지고 있는 경우가 많다. 소시호탕 합 평위산의 경우 소화기 문제가 결부된 열성 질환에 활용하고 있다. 음식으로 인한 두드러기나 체기를 동반한 감기증상 등에 투여한다.

⑦ 소건중탕(비보험 연조시럽)
복부가 유연하지 않고 긴장되어 있으며 복통이 잦은 아이들에게 처방하고 있다. 대변이 바나나처럼 매끈하게 나오지 않고 동글동글 끊어지고 단단하게 나오는 아이들에게도 도움이 된다.

3. 기억에 남는 임상례

① 삼출성 중이염에 소청룡탕 합 형개연교탕 호전례

아주 활달하고 체력도 약해보이지 않는 만 5세 남아가 1월에 내원했다. 부비동염에 항생제로 치료를 받다가 한의학적 치료를 원해서 3개월 이상 꾸준히 치료를 한 사례이다. 항생제를 복용하면 콧물이 감소하는데, 중단하면 누런 콧물이 흐른다고 했다. 처음 진료에서 찐득하고 탁한 콧물과 함께 양측의 삼출성중이염이 관찰되었다. 우선 중이염 및 부비동염과 탁한 콧물을 고려하여 형개연교탕과 배농산급탕을 한 달 정도 꾸준히 투약하였다. 중간에 우측 삼출성중이염이 화농성중이염으로 악화되었다가 다시 가라앉기도 했다. 하지만 좌측 삼출성중이염은 크게 호전이나 악화되지 않고 삼출액이 빠지지 않고 있었다. 이에 우측 화농성중이염이 가라앉을 무렵 형개연교탕에 소청룡탕을 합하여 투여하였고, 일주일 후 내원하여 고막상태를 확인해 보니 양측 중이염이 모두 소실되었다(그림. 1 참고). 이때까지 약 한 달 반 정도의 시간이 걸렸고 이후 주 1회 정도 내원하여 관리 차원의 치료를 이어갔다. 환아는 4월 중순까지 양쪽 귀 모두 중이염이 재발하지 않고 양호한 상태로 유지되었다.

② 열감기에 마행감석탕 합 은교산

4월 말 토요일에 만 4세 여아가 내원했다. 이틀 전부터 콧물, 기침이 있다가 오늘 아침부터 미열이 나타났다고 했다. 부모가 모두 한방치료를 선호하는 분들이었고 열감기에 해열제를 먹이지 않고 내원한 케이스였다.

내원 시 체온은 38.2도에 인후부의 발적은 심하지 않았으나 인후통이 있었다. 은교산 합 마행감석탕을 처방하였다. 이후 월요일에 내원하여 상태를 점검하였는데, 토요일 오후까지 발열이 39도까지 있다가 저녁부터 열이 떨어졌다고 한다. 이후 기침가래와 누런 콧물이 약간 있어서 마행감석탕과 형개연교탕을 며칠 더 투여하고 치료를 종료하였다.

그림. 1
중이염의 치료경과

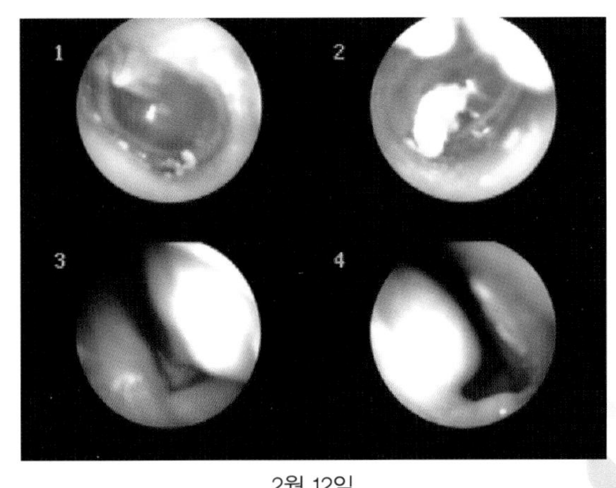

2월 12일

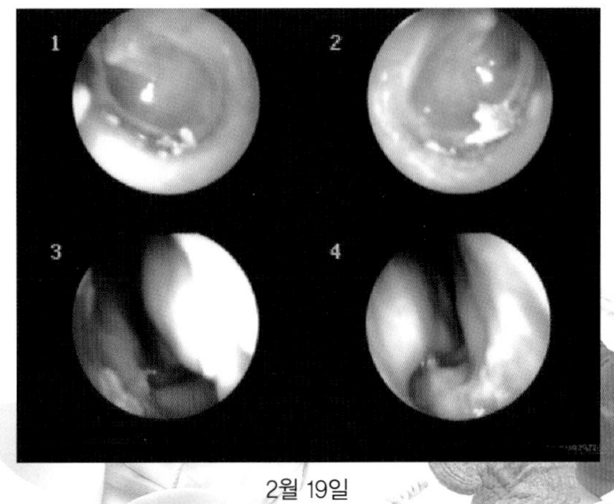

2월 19일

③ 불환금정기산(보험한약)

11월쯤 30대 중반의 남성 환자가 속이 불편하고 하루에도 여러 번 배변을 하며 대변의 양상이 불규칙한 증상으로 내원했다. 양방에서는 내시경상 역류성식도염 및 위장관계에 염증이 관찰되며 크론병을 조심해야 한다고 주의를 줬다 한다. 평소 늘 체기가 있고, 음식에 따라 설사를 자주하였다. 복진상 거궐·중완·천추의 경결 및 압통이 심했다. 사암침의 위정격과 대장정격 등을 시술하고 복부 핫팩을 길게 한 후 불환금정기산을 3일간 투여했다. 또한 기름진 음식(밀가루 음식 포함), 자극적인 음식 등에 대한 주의사항을 알려주었다. 환자는 3일 후 내원하였는데 속이 편해지고 대변 횟수도 줄었다고 하였다. 복진 상 아직 경결 및 압통이 있어서 이후에도 꾸준히 치료를 했고, 3개월 동안 주 1-2회 치료 후에는 복진 상 경결 및 통증이 완화되고, 소화 및 대변이 이전보다 안정되었다. 다만 기름진 음식이나 자극성 있는 음식에 대해서 민감함은 여전해서 음식에 대한 주의사항을 잘 지키지 않을 때에는 체하거나 설사를 하는 증상이 나타났다. 하지만 소화불량의 발생빈도는 점점 줄고 있으며 현재는 증상이 있을 때마다 내원하여 관리를 받고 있다.

④ 음식상으로 인한 두드러기에 소시호탕 합 평위산(보험한약)

봄철에 피부가 희고 마른 남자 고등학생이 엄마와 함께 내원한 적이 있다. 기숙사생활을 하는데 얼마 전부터 팔과 몸통에 두드러기가 나서 가려워한다는 것이다. 피부과에서 두드러기 약을 처방 받아 복용하면 두드러기가 가라앉았다가 약을 끊으면 다시 올라와서 한방치료를 받고자 했다. 복진을 해보니 복부가 가늘고 좁은 체형이며 소화 기능이 강건해 보이지 않았다. 또한 복진 상 거궐·중완·천추 등의 압통과 함께 흉협 부위가 뻑뻑하고 부드럽지 않았다. 문진을 자세히 해 보니 기숙 생활을 하면서 패스트푸드를 많이 먹고 군것질도 자주 하고 있었다. 환자가 체질적으로 소화기가 예민하고 약한데, 기름지고 자극적인 음식이 들어간 것이 원인이 된 것이라 판단하고 시평탕의 개념으로 소시호탕과 평위산을 처방하며 섞어서 복용하라고 했다. 일주일 후 다시 내원하였고, 두드러기 양약을 복용하지 않았음에도 거의 사라졌고 가려움도 완화되었다고 했다. 하지만 두드러기가 아직 남아있어서 추가로 소시호탕과 평위산을 처방하였고, 일주일 후에 다시 내원해서 확인해보니 두드러기는 거의 소실되었다. 하지만 복진 시 복부 경결과 압통은 여전해서 음식 주의를 재차 당부한 후 가루 한약은 이제부터 매일 복용하지 말고 두드러기가 다시 올라올 때에만 복용하라고 했다. 일주일 후 다시 내원 시 가루 한약을 중단해도 처음에는 두드러기가 없었는데, 이후에 햄버거 등을 먹고 다시 두드러기가 올라왔다고 했다. 이에 추가로 소시호탕과 평위산 보험한약을 처방해주며 음식의 중요성을 다시 한 번 강조하고 치료를 종료했다.

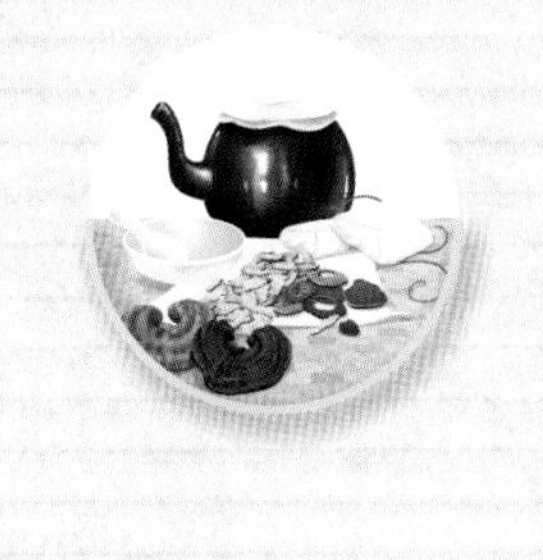

글 둔산튼튼한의원
허제신 원장

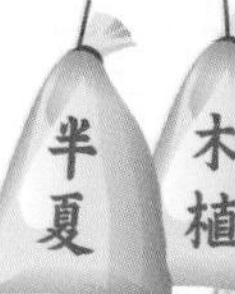

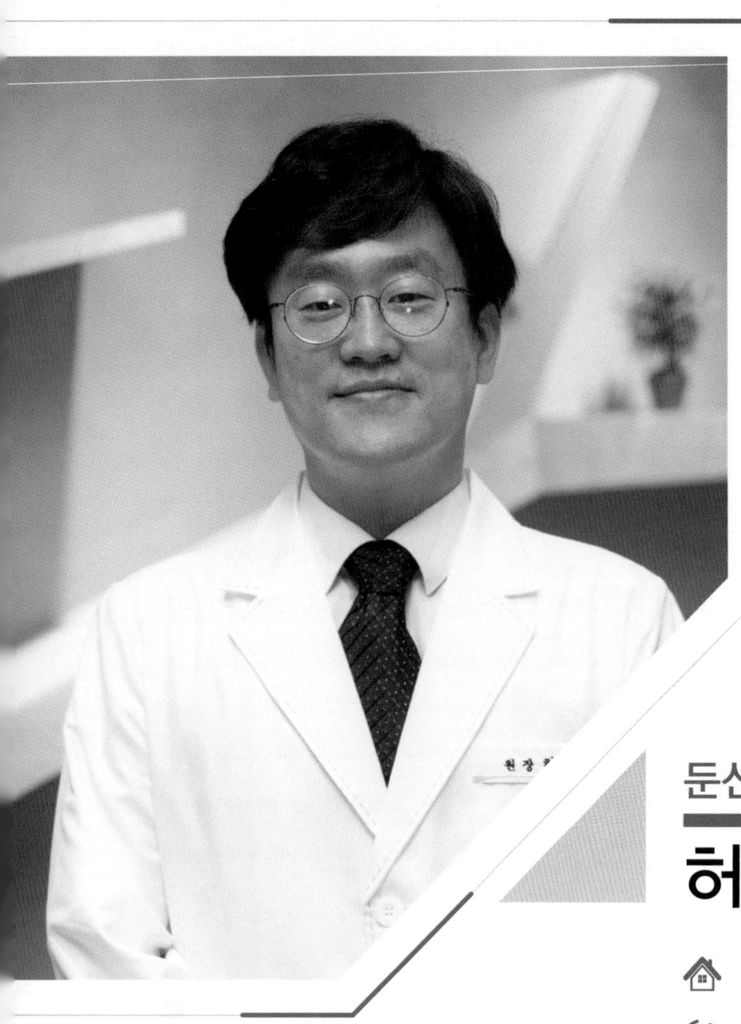

둔산튼튼한의원

허제신

대전광역시 서구 대덕대로 179, 5층

042-483-6565

- 대전대학교 한의과대학 졸업
- 한방소아과학회 정회원
- 동승당한의원 원장
- 대전 함소아한의원 원장
- 둔산튼튼한의원 원장(現)

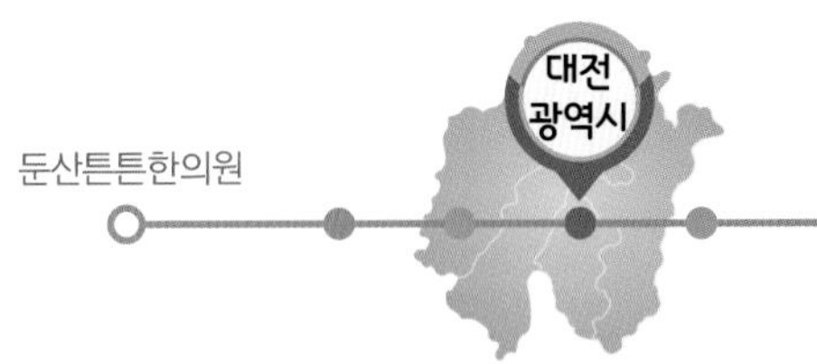

1. 한의원 소개

보험한약, 임상에서 생각하는 것보다 효과 우수… 진료범위 확장에 도움

허제신 한의사(둔산튼튼한의원)는 보험한약을 적극적으로 활용하는 한의사 중 한 명이다. 특히, 최근에는 영어 논문을 발표할 정도로 감기 치료에 관심이 있다. 감기 치료에 있어 침 치료와 보험한약을 병행하는 것이 효과적일 것이라는 그를 만나 자세한 이야기를 들어보았다.

보험한약을 사용하게 된 계기는 무엇인가.

임상을 시작한지 17년째인데 침 치료와 달리 한약은 제도와 사회적 분위기로 인해 점점 위축되고 있는 것 같다. 이러한 상황을 극복하려면 한약 처방을 투약할 경우 어느 정도 효과를 낼 수 있는지에 대한 정보와 경험이 쌓여야 하는데 현실은 이런 난관을 극복하기가 어려운 부분이 많다. 그러한 와중에 십여 년 전부터 생각보다 다양한 종류의 한약제제가 과립의 형태로 시장에 출시되어 있는 것을 알게 되었고, 비보험 과립제 위주로 처방을 해보며 과립형태의 한약제제가 갖는 효과를 확인하게 되었다. 이후 점차 보험한약의 사용도 늘려왔고 현재는 30여 종의 보험한약 처방과 10여 종의 비보험 과립한약제제를 처방하고 있다.

한약의 감기치료를 주제로 영어논문을 썼다

일차 의료 기관으로서 한의원이 담당해야할 가장 보편적인 주제가 감기라 생각했다. 한의원에서 감기가 침 치료만으로 호전될 수 있는가, 그것이 가능하다면 어느 정도의 효과가 있는가, 그 결과가 궁금해서 진행한 논문이었다. 침 치료와 보험한약을 병행하면 감기 치료에 시너지 효과가 날 것으로 생각하며 이 부분에 대한 연구가 더 있었으면 좋겠다.

감기치료에 자주 활용하는 처방은 무엇인가.

감기 치료에 처방 빈도가 높은 보험한약은 갈근탕 소청룡탕, 삼소음, 형개연교탕, 연교패독산, 갈근해기탕, 소시호탕 정도이며 비보험 과립제로는 마행감석탕, 맥문동탕, 길경석고탕, 청폐탕 등이 있다. 일반적으로 기침 콧물감기에는 갈근탕과 소청룡탕을 주로 처방하고, 가래가 주소증인 경우에는 삼소음을, 비염이나 중이염에는 형개연교탕, 인후염에는 연교패독산을 주로 처방한다. 또한 발열이 심한 경우 갈근해기탕이나 소시호탕을 처방하고 인후의 염증이 심한 경우 길경석고탕 과립제를 병행 처방한다. 기관지염으로 진행되거나 기침이 심해 구역질을 동반하는 경우에는 마행감석탕의 효과가 우수하고, 오래된 기침에는 청폐탕 과립제를 처방한다.

소아진료를 많이 하고 있는데 소아에게도 보험한약을 많이 처방하는가.

소아과 전문의는 아니지만 소아 한의원에서 8년간 임상을 하면서 소화기 질환이나 감기, 비염, 중이염, 기관지염 등은 과립제로 치료의 상당부분을 다뤄왔다. 현재도 보약처방이나 탕약을 처방해야 하는 상황 외에는 거의 대부분의 소아과 환자에게 보험한약을 처방하고 있다. 소아는 침 치료가 쉽지 않고 다양한 질환에 자주 노출 되기 때문에 과립 형태의 한약을 사용하는 것이 진료에 도움이 되며, 감기 치료를 위해서는 다양한 증상에 대응할 수 있도록 여러 종류의 보험한약을 구비하고 처방하는 것이 좋을 것 같다. 요즘에는 복용이 편리한 연조 형태의 보험한약 처방도 나오고 있어서 진료가 더 수월해지고 있다.

특별히 기억에 남는
처방 사례가 있는가.

천식으로 진단받고 근 1년을 소아 병원에서 치료받다가 온 어린이 환자가 있었다. 기침이 호전되지 않아 점점 복용하는 약의 종류가 늘어나고 흡입식 기관지 확장제도 처방받아 치료해오던 환자였다. 일반적인 기침약으로 호전되지 않아 천식으로 진단받고 치료를 하던 환자였고, 마행감석탕과 맥문동탕 과립제를 함께 처방하여 4주 치료로 기침과 호흡의 불편함을 완치한 케이스가 기억에 남는다. 그 동안 많은 치료 경험을 통해 느낀 것은 감기나 기관지염과 같은 호흡기 질환에는 과립형태의 한약이 접근성도 좋고 효과도 우수하여 국민보건에 기여할 수 있다는 것이다.

새로 출시되었으면 하는
보험한약이 있다면 무엇인가.

우선, 감기와 같은 상기도 감염에 처방할 수 있는 처방의 종류가 더 늘었으면 좋겠다. 기관지염으로 진행된 기침, 연속적이고 발작적으로 나타나는 기침에 맥문동탕이나 마행감석탕이 매우 훌륭한 효과를 나타내고 처방해본 한의사들도 아마 대부분 그 효과에 대해 공감할 것이라고 본다. 이 두 처방이 추가되었으면 좋겠고, 구토 설사 발열에 유효한 오령산도 꼭 보험한약에 등재가 되었으면 하는 바람이다.

보험한약이 개선돼야 할 점은
무엇이라 생각하는가.

보험한약은 병의원에 직접적인 경제적 이득을 주지 않기 때문에 사용 확대가 잘 안되고 사용을 유도할 동기도 부족한 편이다. 반면에 보험한약은 임상에서 생각하는 것보다 효과가 훌륭하고 진료 범위를 확장하는데 매우 도움이 되는 진료의 한 형태이다. 따라서 이러한 모순적인 현실을 극복하기 위해서는 기성 처방의 보험한약 등재가 획기적으로 확대되고, 효과가 인정된 중약(中藥)도 보험한약으로 등재되어 한의원에 내원하는 환자를 늘리는 발판이 되어야 한다고 생각한다. 이를 통해 임상에서 제제형태의 보험한약 사용이 확대될 수 있고, 한의학의 저변을 공고히 하고 넓힐 수 있는 한 축이 될 수 있을 것이다. 아울러 보험한약의 품질을 높여 한의사들의 보험한약에 대한 신뢰를 높이는 것도 함께 추진되어야 할 과제라고 생각된다.

2. 나의 애용처방

① 마행감석탕(비보험과립제)
기관지염에 처방하면 효과적이다. 주야로 연속적인 기침과 가래, 황체를 동반하는 증상에 처방하면 효과가 신속하고 치료가 안정적으로 이루어진다. 기침이 연속적, 발작적으로 나오는 경우 외에도 천식으로 인해 호흡이 부족하고 기침이 나오는 증상에도 효과적이다.

② 마행감석탕 + 맥문동탕(비보험과립제)
임상에서 마행감석탕은 기관지염이나 천식에 많이 처방하는데 맥문동탕과 마찬가지로 연속적인 발작적인 기침이 그 특징이며, 청진시 천명음이나 가래소리가 동반되는 경우가 많고 주야 구분없이 기침을 심하게 하며 콧물과 같은 외감 증상이 동반될 때 자주 처방한다. 기침이

심할 때는 마행감석탕에 맥문동탕을 같이 처방하면 효과가 더욱 좋다.
맥문동탕은 마행감석탕처럼 연속적인 발작성 해수에 처방하는데 보통은 야간에 기침이 집중되는 경우가 많고, 콧물 등의 외감증상과 청진 시 천명음이나 가래 소리가 없는 경우가 많다. 맥문동탕은 대역상기에 사용하므로 심한 기침에 자주 사용하는데 맑은 콧물이 있으면 소청룡탕과 합방하기도 한다.

③ 시호계지탕(보험한약)
급만성 두통을 호소하는 환자로서 두판상근의 긴장을 확인할 수 있는 환자에게 침치료와 함께 시호계지탕을 처방하는데 누시누험이다. 두통엔 시호계지탕이다.

3. 기억에 남는 임상례

① 불환금정기산(보험한약) + 팔미환 (비보험 환제) 치험례
장염으로 구토 설사가 극심하여 수입즉토하는 환자에게 오령산을 처방하여 구토는 치료가 되었는데 설사가 매일 3–5회 이어지고 복통이 발생하여 불환금정기산을 처방하였다. 복통은 완화가 되나 설사가 멎지 않고 증상이 5일째 이어지는 冷성 환자에게 팔미환을 2일분 추가 처방하여 불환금정기산과 함께 복용시킨 후에 증상이 쾌차하였다.

② 팔미환(비보험 환제)
피곤하고 발바닥에 땀이 나는 40대 환자에게 팔미환을 5일분 처방하고 경과를 관찰하였는데, 팔미환 복용 후 발바닥에 땀이 나는 증상이 없어졌다. 양기를 강화하는 작용이 우수함을 확인한 임상례였다.

③ 마행감석탕 + 맥문동탕(비보험과립제)
소아병원에서 천식으로 4개월간 치료를 받다가 점점 증상이 심해져서 벤토린 등의 약재 사용량이 늘어가서 내원한 경우이다. 내원 당시 환자는 과호흡 양상의 호흡음과 함께 심한 기침을 하고 있으며, 마행감석탕과 맥문동탕을 함께 처방하고 침 치료를 시행하였다. 치료 당일부터 기침이 줄고 편하게 잠들 수 있었고, 처방한지 2–3일이 지나면서 증상이 호전되어 2주간의 치료로 증상의 대부분이 호전되었다. 그래서 부모와 아이가 너무 좋아하던 기억이 있다.

④ 오령산(비보험과립제) 치험례
장염으로 구토가 심해서 내원한 아기 환자이다. 물만 먹어도 토하고 소아과 약도 넘기면 바로 토해버려서 한의원에서 치료가 될지 물어보려 내원한 경우인데, 오령산을 처방하고 원내에서 조금씩 나누어 먹게 하니 구토 없이 약을 받아들이고 발열도 서서히 내려서 귀가하도록 하였는데 임상에서 오령산의 효과는 정말 크다고 할 수 있다. 보험한약에 등재가 되어 좀 더 적은 비용으로 환자들이 혜택을 봤으면 한다.

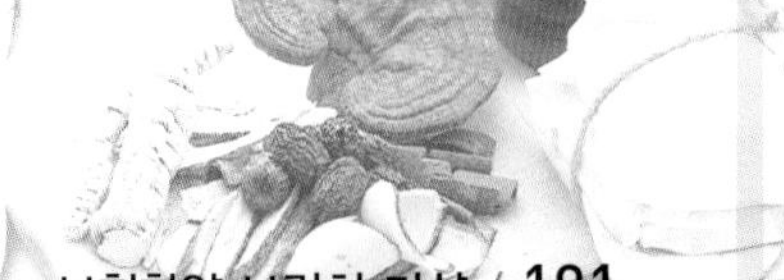

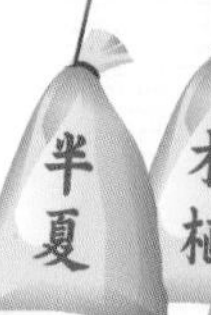

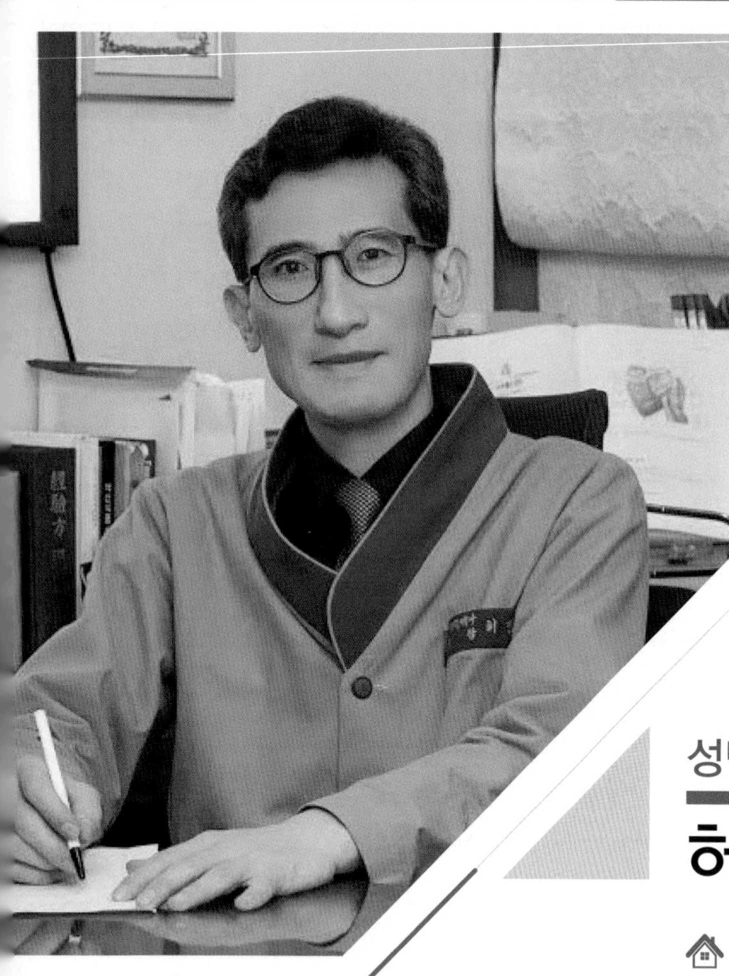

성민한의원

허민

대전광역시 중구 대둔산로 389-1 4층

042-586-7767

- 대전대학교 한의과대학 졸업
- 한의학 박사
- 네이버지식인 상담한의사 (2017년 2월)
- 우석대학교 외래교수 역임
- 대전극동방송국 의료상담위원 역임
- 척추신경추나의학회 정회원
- 약침제형연구회 정회원
- 통합자세의학회 정회원
- 동의체형교정학회 정회원
- 대한 홍채유전체질의학회 정회원

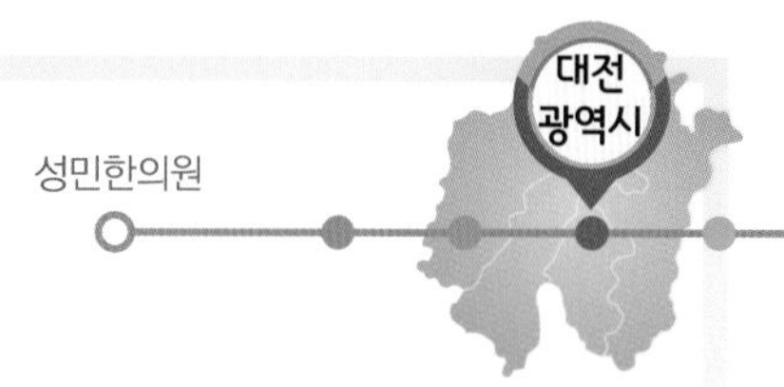

1. 한의원 소개

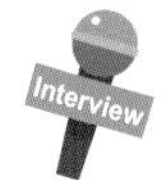

"보험한약, 간독성 등 한약에 대한 불안감 해소해줘"

임상가에서 쉽게 활용할 수 있는 매뉴얼이 충분하지 않은 것이 늘 아쉽다

보험한약으로 간 질환을 치료하는 허민 원장(47·성민한의원). 간독성에 대해 트집 잡는 경우도 있지만, 대부분 한약은 양약에 비해 부드럽고 안전하게 간의 기능을 조절해주는 작용이 탁월하다는 그를 만나보았다.

보험한약을 사용하게 된 계기는 무엇인가.

2013년 출간된 이준우 원장의 저서 〈보험한약입문〉을 읽으면서 보험한약에 대한 인식이 바뀌는 계기가 됐다. 보험한약을 적절히 활용하면 환자들에게 한의원 문턱을 낮추어줄 뿐 아니라 첩약 매출에도 도움이 되리라는 생각이 들어 보험한약 사용을 확대했다.

그러면서 자연스럽게 56가지 보험한약에 대해 관심을 갖게 됐다. 보험한약은 한의학이 건강보험에 처음 진입하던 1987년 당시 26개로 정했다가, 1990년에 56개로 늘렸던 바가 있다. 수많은 처방들 중에서 임상적인 기준을 가지고 엄선했을 텐데, 그 배경과 선별기준에 대해 남아있는 자료가 없었다. 당시 간계내과 강의시간을 통해 우석대 한의대 본과 3학년 학생들에게 〈보험한약입문〉을 소개하고 보험한약부터 공부해 보도록 격려했던 기억이 난다.

간질환에 보험한약을 어떻게 활용하는지, 또 어떤 강점을 갖고 있는지 궁금하다.

간장질환의 흔한 원인은 급성 A형간염, 만성 B형간염, 간경화, 알코올성(비알코올성) 지방간, 과음, 스트레스, 대상포진 등 간 기능을 손상시키는 질환, 약인성 간손상(결핵약, 무좀약, 비만치료제, 아세트아미노펜) 등 다양하다. 주소증으로 소화장애, 변비, 만성피로, 안구 건조증, 몸살감기 증상 등을 호소한다. 간장 질환 환자들에게 보험한약은 본인 부담금만으로 부담 없이 처방하기가 편할 뿐 아니라 효과가 좋아 한약의 이미지를 개선시키는 데에도 매우 유용하다.

간의 작용은 크게 소설작용(疎泄作用)과 장혈작용(藏血作用)으로 나눌 수 있다. 간기능이 실조(失調)되면 두통(頭痛), 어지럼증, 협통(脇痛), 소복통(少腹痛), 정지변화(情志變化), 출혈(出血), 안목증상(眼目症狀), 이롱이명(耳聾耳鳴), 월경부조(月經不調), 황달(黃疸), 피로(疲勞) 등 다양한 증상이 나타난다. 황달(黃疸)이 없더라도 이런 증상들이 급성간염, 만성간염이나 간경변, 지방간 등과 관련되어 있다는 것을 염두에 두고 병력 청취와 간기능 검사를 시행하는 습관이 필요하다. 무엇보다 ALT(간기능검사)는 간의 염증과 관련된 특이적인 효소이므로 간장 질환 진단과 처방에 기본적인 검사항목이며 처방할 때 기준이 된다.

무엇보다 요즘 20-30대에서 유병률이 높아져 주목을 받고 있는 급성A형 간염은 간기능 검사를 시행하지 않으면 소화불량, 감기 등으로 오진하여 낭패를 보는 경우가 발생한다. 간의 염증에 특이적인 수치라 할 수 있는 ALT가 정상보다 현저하게 상승한 경우 습열형(濕熱型)에 인진호탕, 기허습체형(氣虛濕滯型)에 소시호탕 등을 사용한다.

간기울결(肝氣鬱結), 간혈부족(肝血不足), 간담습열증(肝膽濕熱證) 등 여러 가지 증상의 변증유형에 ALT가 40IU 이하인 경우에는 가미소요산(加味逍遙散), 팔물탕(八物湯), 황련해독탕(黃連解毒湯) 등 보험한약을 투여하면 간

의 소설작용(疎泄作用)과 장혈작용(藏血作用)이 개선되어 증상이 개선됨을 느끼게 된다. 그런가하면 간경화, 알코올성 간질환, 약인성 간 손상 등으로 간세포의 괴사가 발생하면 특이적으로 ALT가 적어도 100IU 이상 수천까지 상승하게 된다. ALT수치가 수만 이상 올라간다는 것은 그만큼 광범위한 간세포 괴사를 의미하므로 전격성 간염으로 인한 간부전이 올 수 있으므로 주의를 요한다. 간경변 말기에는 ALT가 높이 올라가지 않더라도 간부전이 올 수 있다. 예후에 따라 현재 56종 보험한약 중에 소시호탕, 대시호탕, 인진호탕, 시호소간탕 등 간장 질환에 쓸 수 있는 보험한약을 처방한다. 타이레놀이나 항진균제 등으로 발생한 간손상은 물론이고 알코올성 간질환에도 ALT가 정상보다 높은 경우는 평위산(대금음자 대용), 황련해독탕을 투여하기 전에 소시호탕, 대시호탕, 인진호탕, 시호소간탕 등의 보험한약을 우선 처방한다.

진료에 있어서 사용하기
전과 후의 차이가 있다면.

급성간염, 만성간염 환자들이 황달기에 한의원을 찾는 일은 거의 없다. 황달이 개선되더라도 잦은 소화 장애와 만성피로 등으로 한의원에 내원하는 경우가 대부분이다. 일단 인진호, 시호가 들어간 소시호탕, 대시호탕, 인진호탕, 시호소간탕 등의 보험한약을 통해 증상이 개선되는 것을 경험하면 한약과 한의학에 대한 인식이 바뀌면서 진료하는 한의사에 대한 깊은 신뢰로 이어지게 된다.

그런가 하면 ALT가 정상이라도 B형간염바이러스 보균자와 저혈압, 유전적으로 약물을 대사하는 효소를 잘 만들지 못하여 감기약도 복용을 꺼리는 환자들, 심지어 한약도 전혀 복용하지 못한다는 속수무책의 환자들에게 소시호탕, 대시호탕, 인진호탕, 시호소간탕 등의 보험한약이나 생간건비탕, 인진청간탕 등 첩약은 유일한 대안이 되는 경우가 종종 있다.

만성 B형간염 예방접종이 처음 시행된 1980년대 이전에 출생한 경우에는 수직감염으로 가족들 전체가 보균자 혹은 만성간염으로 평생 고통을 받는 분들이 많다.

보험한약 인진호탕을 투여한 정**씨는 46세(2013년 당시) 태음인 여성으로 2013년 3월에 만성피로, 변비 및 소화 장애를 주소증으로 처음 내원하셨던 분이다. 돌아가신 어머니께서 간경변, 간암으로 간성혼수가 온 적이 있으며, 본인과 형제들이 모두 B형간염 보균자라고 하셨던 분이다. 내원 당시 수 년째 고혈압, 고지혈증 약을 복용하고 있었고, 1년여 기간 발톱무좀으로 항진균제를 복용하면서 AST, ALT 각 40으로 정상이었으나 만성 피로와 함께 유난히 자주 체하고, 체하면 꼭 변비가 온다고 했다. 간세포에 B형간염 바이러스가 존재하면 소화기능이 약하고, 무엇보다 항진균제 복용과 관련되어 간손상의 위험성이 있음에 대해 설명했다. 그럼에도 2015년 여름까지 발톱무좀약을 복용하다가 중지하였고, 이후에는 월 1~2회 내원하여 간혹 AST, ALT를 체크하면서 최근에도 침구요법과 인진호탕을 복용하고 있다. 보균자들은 자칫 간 경변 없이 간암으로 진행되기도 하는데 여기에는 간 섬유화 기전이 관련돼 있다. 이때, 인진호탕이나 생간건비탕 등을 처방하면 간 보호, 섬유화 억제에 효과가 있는 것으로 밝혀져 있다.

알코올성 간질환에서 중요한 검사는 감마GTP로 알코올을 섭취한 양과 비례하여 수치가 올라가므로 감마GTP는 알코올 섭취 여부를 판가름 할 수 있는 가장 유효한 검사이다. 하지만 정작 알코올성 간질환에 처방을 선택할 때에는 ALT의 상승 여부를 기준으로 해야 한다. ALT상 100IU 이상 현저히 상승한 경우 인진호탕, 생간건비탕 등을 처방해야 하겠지만, ALT가 정상인 경우는 황련해독탕, 대금음자 등을 처방하도록 되어 있다.

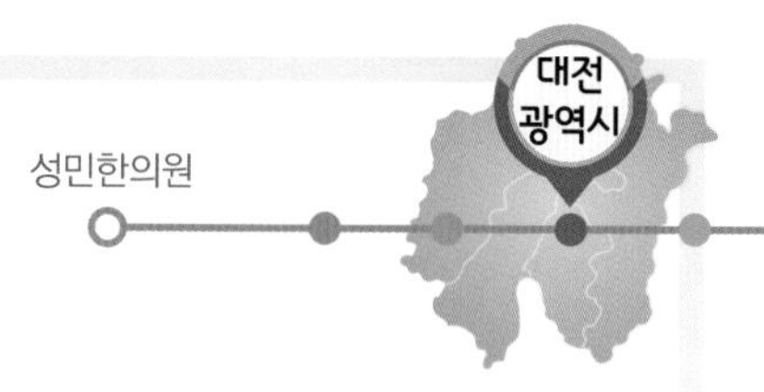

보험한약의 활용빈도는
어느 정도 되며 적다면
그 이유는 무엇인가.

65세 이하 환자들 중에 보험한약을 처방하는 비율은 20%가 못되는데 반해, 65세 이상 전체 환자 중 50% 정도는 보험한약을 처방한다. 진료 현장에서 보험한약 활용빈도는 심사평가원의 정액, 정률제 등 수가에 따라 크게 좌우된다. 65세 이하의 경우 침 치료와 함께 보험한약을 처방하면 별도의 수익이 발생하지 않기 때문에 세금부담만 커지게 된다. 게다가 보험한약의 품질에 대한 확신의 결여, 가루약 복용의 불편함 등 보험한약 사용에 대해 한의사들의 부정적인 인식이 많았다. 그럼에도 불구하고 각 한의원마다 애용하는 보험한약이 있다는 사실은 적응증에 따라 보험한약 매뉴얼이 필요하다는 것을 반증한다. 최근 정제나 연조엑기스 형태로 제형의 다양화가 이루어진 점은 다행스런 일이지만, 임상가에서 쉽게 활용할 수 있는 매뉴얼이 충분하기 않은 것이 늘 아쉽다.

환자들의 반응은 어떤가.

간장 질환 환자들은 누구보다 첩약을 기피하면서도 일단 보험한약을 통해 증상이 개선되는 것을 경험하면 한의학에 대한 인식이 바뀌면서 진료하는 한의사에 대한 깊은 신뢰로 이어진다. 한약의 간독성 등 네거티브 공세로 인해 가지게 된 막연한 한약에 대한 불안감이 말끔히 해소되는 것이다.

보험한약 사용 확산을 위해
개선돼야 할 점은
무엇이라 생각되는가.

현재 한의학에 대한 정부 방침은 한의 표준 임상진료지침을 개발, 보급하여 국민들에게 한의 의료 서비스에 대한 건강보험 보장성을 강화하는 것을 통해 한방 병의원에 대한 접근성을 높이고, 더 나아가 한의약 사업 육성과 국제적인 경쟁력을 높이는 것으로 알고 있다. 이런 배경에서 추나의 급여화를 위한 시범사업도 이루어지고 있다.

보험한약 사용의 확산을 위해 시급한 것은 효과적인 단미제 및 보험한약이 추가되는 것이라고 생각한다. 간장 질환에 적용할 수 있는 보험한약으로는 현재 56종 보험한약 외에 만성 간염에 검증된 인진청간탕(茵蔯淸肝湯)과 인진사령산(茵蔯四苓散, 茵蔯五苓散에서 肉桂를 뺀 처방), 단미제로 후박, 나복자 지유 등이 추가된다면 충분하리라고 생각한다. 다음으로 한의사들의 보험한약 사용을 위한 동기 부여를 위해 무엇보다 침 치료 병행 시에도 보험한약 조제료 및 처방료가 현실화되도록 협회 차원에서 노력해야 한다고 생각한다.

향후 보험한약의 전망은
어떻게 바라보는가.

보험한약이 보장성 강화의 측면에서 하나의 대안이라면 처방 조제료의 현실화, 근거에 기반한 각 질환별 매뉴얼 확립, 효과가 좋은 보험한약 추가 등이 선행될 필요가 있다. 이를 통해 각 질환별 한의원 접근성을 높일 수 있을 것이다. 또한, 건강 기능 식품과 차별화 된 치료약으로서의 한약으로 국민들에게 새롭게 다가가야 한다. 그래야만 한의학의 세계화를 앞당길 수 있다고 생각한다.

글 성민한의원
허민 원장

보험한약 사용을 검토하는 회원들에게 전하고 싶은 메시지가 있다면.

양방에서 간독성에 대한 트집을 잡고 있지만, 아이러니하게도 대부분의 한약은 양약에 비해 부드럽고 안전하게 간의 기능을 조절해주는 작용이 탁월하다. 일례로 스타틴 계열의 약물이 간기능을 손상시키는 것 등을 고려하면 간단한 검사를 통해 고지혈증 환자에게 황련해독탕, 인진호탕 등을 처방할 수 있다면 환자들에게 더욱 도움이 될 것이다. 환자들의 인식을 바꾸는 것이 쉽지는 않지만, 이미 많은 한의원들이 접근해 온 것으로 알고 있다.
만성간염이나 간경화의 경우도 항바이러스제 복용과 더불어 인진사령산, 생간건비탕, 인진청간탕 등 검증된 처방을 통해 환자들의 삶의 질을 높일 수 있다. 물론, 이를 위해서는 혈액검사, 초음파 등 현대적인 의료기기 사용을 위한 여건들을 개선해야 한다.

2. 나의 애용처방

① 인진호탕(보험한약)

茵蔯蒿湯은 茵蔯蒿, 梔子, 大黃으로 이루어진 약물로 傷寒論, 金櫃要略에서 陽明病의 瘀熱在裏, 實證性 黃疸, 穀疸 등에 사용하는 것으로 기록되어 있으며 경험적으로 식중독에 의한 두드러기 및 소양증에 탁월한 효과가 있는 처방으로 알려져 있다. 국내에서도 여러 임상례에서 혈청Total cholesterol, Triglyceride, AST, ALT, LDH, ALP, total bilirubin을 유의성 있게 감소시키는 것으로 보고되었다. 이뿐 아니라 CCl4(사염화탄소), acetaminophen (타이레놀) 등 중독성 약물로 인한 간세포 손상을 치료하는 치료제로 연구되었으며 알코올성, 비알코올성 지방간 치료제로 연구된 바 있다. 병리적으로는 간세포의 염증이 반복되면서 간경변, 간암으로 발전되는 핵심적인 기전인 간 섬유화를 억제하는 작용이 있는 것으로 보고되어 변증유형에 따라 적절하게 선택할 경우 인진오령산, 생간건비탕과 함께 급성간염, 만성간염, 간경변 환자들에게 사용해 볼 수 있는 보험한약이다.
급만성 간염이나 습열증으로 인한 변비, 소화 장애, 피부질환, 알코올성(비알코올성) 지방간 등에 ALT가 상승한 태음인은 인진호탕을 2,3일분씩 투여하고, ALT가 정상범위일 경우 황련해독탕을 투여한다. 함께 투여해서 효과적인 경우도 있다.
B형 간염 건강보균자, 만성간염환자들이 만성피로 등으로 내원한 경우 ALT상승여부에 상관없이 변증유형에 따라 생간건비탕에 향사평위산, 황련해독탕 등을 합방하여 처방한다.

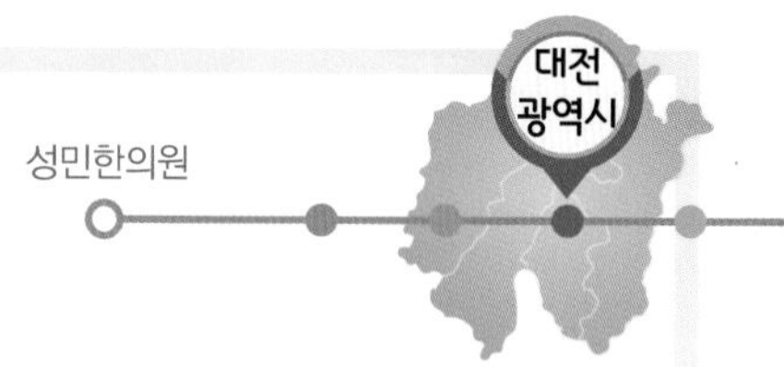

② 황련해독탕(보험한약)

알코올로 인한 숙취와 알코올 남용환자들에게 효과적이다. 해독을 통한 피부질환 완화에도 효과가 좋아 두드러기 환자에게도 처방할 수 있다. ALT 수치가 정상치에 가깝다면 황련해독탕을 쓰는 것이 좋고, 적어도 200 이상 ALT 상승이 뚜렷하다면 인진호탕을 사용한다.

③ 온청음(비보험 과립제)

혈허(血虛)로 건조한 체질의 아토피 등 피부질환에 처방한다면 가려움증 개선에 매우 효과적이다.

④ 팔물탕(보험한약)

팔다리가 가늘고 길면서 근육양이 적은 기혈양허증의 소음인 여자 환자들의 생리통에 주로 사용한다. 반면에 열이 많은 실증형에는 계지복령환, 도인승기탕 등을 활용한다.

생리통 환자들 중 월 1,2회 꾸준히 팔물탕만을 처방받는 환자가 간혹 있으며, 침뜸 치료를 병행할 경우에는 합곡, 태충, 족삼리, 삼음교 등 침 치료 및 관원혈 왕뜸 요법을 시행한다.

⑤ 계지가용골모려탕, 시호가용골모려탕 (비보험 과립제), 가미소요산(보험한약)

신경증과 불면에 활용한다. 침치료(경추협척혈, 후두하 및 경항견배부의 자침)와 병행하여 불면증 치료에 응용한다. 필요한 경우 추나 요법을 활용한다. 비기질성 불면증의 큰 원인 중 하나는 경추의 문제인 경우가 많으며, 이런 경우에는 보험한약이나 첩약은 보조적으로 사용한다.

⑥ 소청룡탕, 형개연교탕, 갈근탕, 갈근해기탕

부비동염으로 진단되는 경우가 많은 비류탁체(鼻流濁滯)에는 갈근해기탕, 발열 및 비색(鼻塞)에 갈근탕, 만성 비염 및 부비동염이 혈허증(血虛證)에 해당될 때 형개연교탕, 비류청체(鼻流淸滯)에 소청룡탕 등을 응용한다.

3. 기억에 남는 임상례

① 생간건비탕(첩약)을 매년 복용한 만성B형간염 김**씨의 사례

현재 56세 소음인 남성, 선배의 남편이며 연구 단지 연구원으로 수직감염에 의한 B형간염 보균자이다. 2010년 8월 7일 내원했는데, 2010년 1월 협심증으로 스텐트 시술을 받고, 해외출장 등 계속되는 업무상 스트레스로 인해 같은 해 만성 B형 간염 바이러스가 재활성화되어 그해 봄 황달과 함께 ALT가 500 정도까지 올랐었다가 항바이러스제 바라쿠르드를 복용하면서 AST, ALT는 거의 정상을 회복했다고 한다. 그런데 그 이후에 만성 피로가 심한데 한약을 써도 되겠냐는 질문을 하여, 생간건비탕 20첩에 가감하여 약을 보내드렸다.

이후로 업무상 스트레스로 만성 피로를 호소할 때마다 매년 두세 차례 생간건비탕에 녹용을 가하여 처방해드리곤 한다. 본 케이스는 오랫동안 정상을 유지하던 B형간염 바이러스가 재활성화 되어 항바이러스제를 복용한 이후에 지속된 만성 피로에 생간건비탕 탕약을 복용했던 사례로 한약이 간에 안 좋다는 잘못된 소문을 불식시키고 오히려 간이 안 좋은 환자에게 한약이 도움이 될 수 있음을 보여주는 사례라고 생각된다.

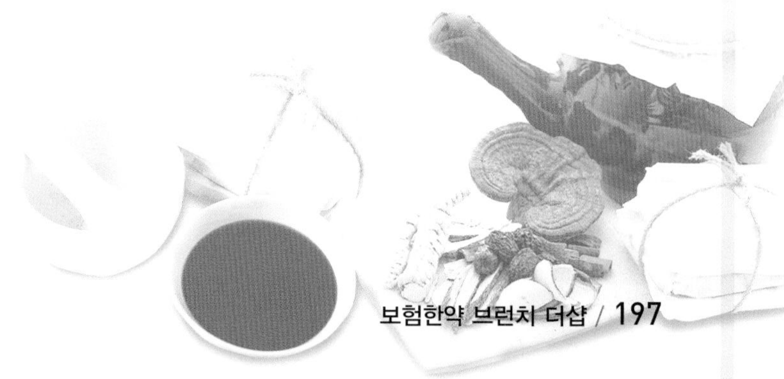

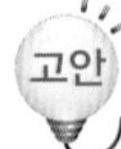

만성B형간염은 3개월에서 6개월마다 간 초음파, 간기능검사 및 AFP(간세포암 표지자)검사를 받도록 한다. 만성간염의 치료 목표는 반복되는 만성 염증으로 인해 간 섬유화가 진행되고, 간경변증으로 발전하는 것을 막는데 있다. 이미 대전대한방병원, 경희대한방병원 등에서 만성 간염 환자들이 수년간 지속적으로 한약 복용을 한 케이스들에서 긍정적인 측면이 많은 것으로 알려져 있다. 생간건비탕, 인진청간탕을 수년간 복용했을 때 약물의 안정성도 검증이 되었다고 볼 수 있으며, 간혹 표피항체가 검출되어 완치가 되는 사례도 드물게 있는 것으로 보아 만성간염 환자들에게 생간건비탕, 인진청간탕을 투여하여 양한방 병용으로 치료하는 것은 간경변, 간암의 진행을 막는데 도움이 되는 것으로 판단된다.

② 알코올성 간질환에 황련해독탕을 투여했던 정**씨 사례

알코올성 간질환에서 중요한 검사는 감마 GTP로, 알코올을 섭취한 양과 비례하여 수치가 올라가므로 감마 GTP는 알코올 섭취 여부를 판가름 하는 데에 가장 유효한 검사이다. 하지만 정작 알코올성 간질환에 처방을 선택할 때에는 ALT의 상승 여부를 기준으로 해야 한다. ALT상 100IU 이상 현저히 상승한 경우 인진호탕, 생간건비탕 등을 처방해야 하겠지만, ALT가 정상인 경우는 황련해독탕, 대금음자, 갈화해성탕 등을 처방하도록 한다.

46세 강**씨는 알코올 의존증으로 2016년 6월부터 내원하기 시작했다. 고혈압, 고지혈증, 당뇨로 복약 중인 태음인형의 남성으로 굴곡진 인생을 살아왔으나 순진하기도 하고, 해맑은 인상도 있는 분이었다. ALT에서 간의 염증 소견은 보이지 않아 침구 요법과 왕뜸 요법, 황련해독탕 투여로 컨디션을 바로 회복하곤 했다. 7월까지는 매일 소주 2,3병에 걸핏하면 폭음으로 진전이 없는 듯했지만, 가을에서 겨울로 접어들면서는 의지도 강해지고, 매일 마시던 술을 주 1,2회(일주일에 소주 3,4병)까지 줄일 정도로 변화가 일어났다.

③ 20대부터 만성 B형 간염으로 IgA신증이 합병된 김**에게 생간건비탕

우리나라 만성B형간염 환자들은 수직감염에 의한 경우가 대부분이며, 출생 후 청소년시기까지는 면역관용(Immune tolerance)에 의해 간염이 발병하지 않다가, 성인이 되어 만성간염으로 발병하는 경과를 보인다.

김**씨는 필자의 고등학교 학창 시절 단짝으로 한양대학교 공과대학 졸업 후 미국에서 박사 학위를 받고 현재 미국에 거주하고 있다. 미국 아리조나에서 항공기 부품 회사의 중역으로 근무 중인데 평소 무료 국제전화로 통화도 자주하고, 1년에 한 차례씩 한국에 올 때마다 가족들과 함께 만나곤 한다.

김씨는 B형간염 예방접종이 처음 실시된 1990년대 고등학생 시절에 B형 간염 바이러스 보균자로 진단을 받았고, 20대 초 만성 B형 간염이 발병했으며, 20대 중반에 본인의 모교인 한양대 병원에서 자가면역질환인 IgA신증이 합병된 것으로 진단을 받았다. 현재 미국에서 항바이러스제(바라쿠르드)를 복용하면서, 6개월마다 초음파 등 정기적으로 검진을 받고 있다. 간혹 무리하거나 감기라도 걸리면 국제전화로 극심한 피로감과 관절부종과 통증, 혈뇨 등을 호소하곤 한다.

2015년 여름 한국에 왔을 때 몇 번의 권고 끝에 생간건비탕을 20첩 지어주었다. 아예 첩지에 싸서 냉장보관 했다가, 현지에 가서 필요할 때 복용하도록 알려주었다. 이후로 2016년 가을에도 출국 전 약을 싸 보냈는데, 약을 복용할 때마다 한결 피로감도 가시고, 소화나 컨디션이 좋다고 한다. 간신동원(肝腎同源)이라는 이론이나 간 섬유화 억제기전 등에 비추어 한약을 장기간 복용하는 것이 IgA신증의 악화나 간경변, 간암으로 진행되는 것을 막는 좋은 방법이라 확신하고 있지만, 개인한의원에서 첩약을 미국으로 계속 보내는데도 한계가 있고, 이럴 때 보험한약으로 생간건비탕, 인진사령산 등이 있다면 얼마나 좋았을까 싶어 아쉬울 때가 있다.

④ 생간건비탕 복용 후 저혈압 등으로 인한 간기능이 호전된 56세 정**씨

요통과 어깨관절 통증을 주소증으로 2011년 4월19일 처음 내원한 50대 후반 여성인 정**씨는 다소 살결이 하얗고 두툼한 몸집의 태음인형임에도 혈압이 90/60mmHg 정도로 쇽이 자주 온다고 고충을 털어놓았다. 당시 정씨는 내성적인 카톨릭 신자로 외모만 보아도 고결한 인품이 느껴지는 중년 여성이었다. 본인은 입맛이 없어 소식(小食)을 해야 속이 편하며, 양보다 조금만 더 먹으면 심하비(心下痞)와 함께 소변량이 줄면서 부종이 생긴다고 했다. 여러 군데 멍도 잘 생기고, 수면이 예민하며, 무기력과 피곤은 물론 젊었을 때는 저혈압이 더 심했었다고 했다.

혈허생풍(血虛生風) 이라기보다는 간의 한습증(寒濕證)으로 변증하여 생간건비탕을 20첩 처방했는데, 한약 복용하는 동안 침구치료를 받으면서 "밥맛이 좋아지면서 소화가 잘되고, 부종이 안 생긴다", "더이상 멍이 안 생긴다", "혈압이 정상이 되었고 쇽이 안 온다" 등 5월 18일까지 본인도 놀랄 정도로 불편한 증상들이 크게 개선되었다. 심지어 한약 복용 전후로 검사상 고지혈증 수치가 정상이 되고, 자궁 내 물혹의 크기가 줄었다고 하는데, 한의원에서 직접 검사한 데이터는 없다. 이후로 생간건비탕 20첩을 한 번 더 복용하였고, 이후로 요즘도 1년에 한두 번 내원을 하곤 한다. 이로 인해 실혈(失血)등으로 인한 혈허생풍(血虛生風)의 저혈압과 간의 한습정체(寒濕停滯)로 인해 소설기능의 실조로 발생하는 저혈압을 구별하게 된 계기가 되었다.

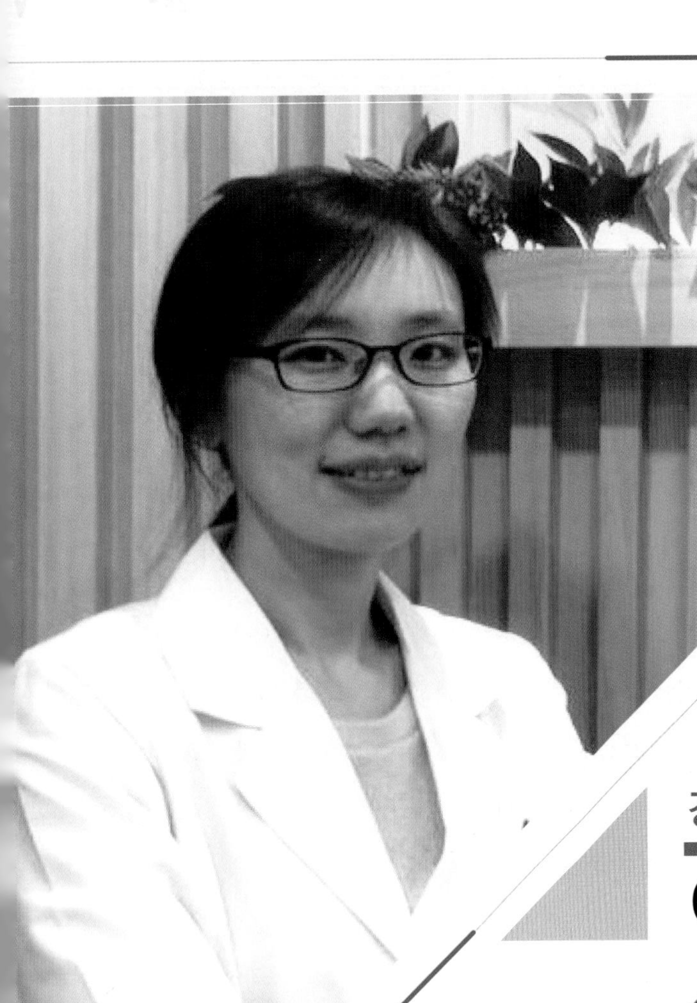

경희가족한의원

이선영

대전 유성구 관평2로 52 리앤정 201호
042-721-1075

- 경희대학교 한의과대학 졸업
- 경희대학교 대학원 한의학 석사
- 경희대학교 대학원 한의학 박사
- 대한한의사협회 정회원
- 한방비만학회 정회원
- 한국의사학회 정회원
- 국제수유상담가 (IBCLC)
  Neuro-Linguistic Programming Practitioner
- 前) 경희한의원 진료원장
- 前) 해율한의원 진료원장
- 前) 발머스한의원 진료원장

1. 한의원 소개

개원 당시 어떤 한의원을 만들겠다는 꿈을 꾸었고, 만들어 왔는가.

친근한 한의원이 되고자 하고 그래서 가족 한의원이 되고자 한다. 한의원은 1차 의료기관으로서 큰 강점이 있다. 다만 대다수의 사람들에게 한의학 치료가 많이 익숙하지 않은 것 같다. 해열제, 소염제 말고 다른 대안을 찾고 싶을 때, 쉽게 찾아올 수 있는 한의원이 되고 싶다. 통증 치료 환자분이 많지만 통증 치료하러 왔다가 감기, 위장 장애 치료도 하고, 비염, 식욕부진, 생리통, 두통, 불면, 피부 질환 등 다양한 치료가 가능하다는 것이 한의원 치료의 장점인 것 같다. 한의학이 전체적인 인체 균형을 보는 것에 능해서 그렇다고 본다. 한의원에서 침 치료만 하고 보약만 짓는 외에 다양한 치료 혹은 관리 차원에서 다가갈 수 있는 의료기관임을 더 많은 사람들이 경험하고 알았으면 좋겠다.

보험한약을 사용한 계기가 무엇이었나.

한약이 정말 좋다고 생각한다. 침 치료도 정말 좋지만 내과적으로 접근해야 할 부분은 한약이 병행 혹은 주력이 되어야 하는 경우가 많다. 한약이 보약 외의 치료약으로서 비교적 빠른 효과들을 내는 경우들도 많다. 그래서 다양한 질환에 한약을 활용하면 좋은데 보험한약 사용이 도움이 된다. 비록 종류가 한정되어 있어서 아쉬움이 있지만 특히 감기나 소화불량에는 보험한약 중 다양한 처방이 있어서 좋다. 개원 전에 보험한약을 다양하게 갖춘 한의원이 적어서 늘 아쉬운 마음이 있던 터라 개원하면서는 비교적 다양한 보험한약을 준비해서 활용하고 있다. 예전에는 보험한약이 효과도 별로 없고 부형물만 많다고 알고 있었는데 요즘 직접 먹어보고 활용해보니 효과가 잘 나고 있어서 좋다. 게다가 가루약만 있던 제형에서 벗어나 요즘은 시럽약, 알약의 형태로도 나와서 복용이 더 편리하다.

어느 질환에 많이 처방하나.

처음에 보험한약은 감기 치료제로 쓰기 시작했는데 요즘은 위염, 식도염, 식체, 비염, 통증, 갱년기장애, 두드러기, 불면 등에 다양하게 활용한다. 통증 환자분들께는 침 치료 외에 작약감초탕, 오적산을 병행할 때 훨씬 좋은 경우들이 있다. 감기나 비염으로 연교패독산, 구미강활탕, 소시호탕, 소청룡탕, 형개연교탕 등의 처방을 사용하고, 소화기 질환으로 반하사심탕, 불환금정기산, 평위산이 빈용 된다. 반하사심탕은 식체 증상이나 위염, 식도염 뿐 아니라 소화불량을 끼고 있는 어깨나 등통증에도 활용되는 등 범위가 넓다.

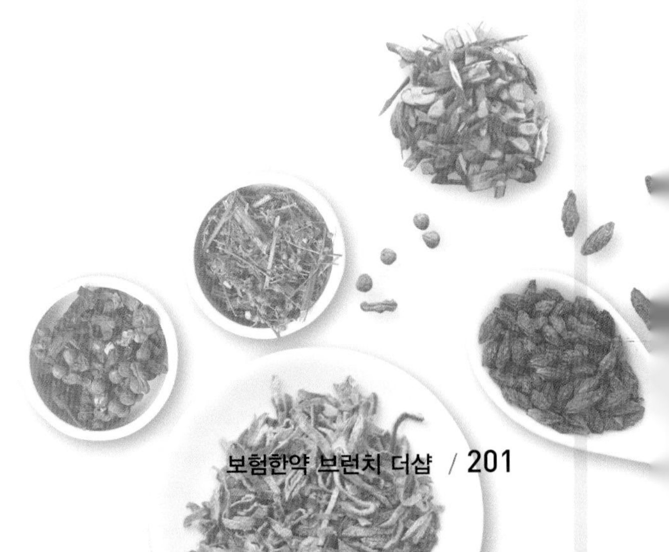

2. 나의 애용처방

① 작약감초탕(보험한약)

염좌로 인한 요통이나 종아리에 쥐가 날 때 가장 많이 사용한다. 허리를 삐끗해서 허리 근육이 단단하게 굳어 있을 때 풀어주기에 좋고, 오래 서서 일해서 다리가 부어서 취침 중 특히 다리가 불편하다고 하는 분들에게 고려되는 보험한약이다. 만성 요통이 있는 분들 중에서 다리에 쥐가 난다고 할 때 한 번씩 사용되는 경우도 있다.

② 반하사심탕(보험한약)

역류성 식도염과 소화불량, 체기 등 위장장애 질환에 가장 많이 활용하는 처방이다. 역류성 식도염, 위염으로 속쓰림, 속 더부룩함이 있을 때 사용한다. 어깨나 목의 통증, 두통에 사용되는 경우도 생각보다 많다. 목이나 어깨결림 등으로 침 치료를 받으러 왔을 때 심하의 문제가 동반되어 있다고 보이는 경우(위장의 문제, 소화불량 등) 보험한약 처방을 같이하면 치료효과가 배가 된다.

③ 소시호탕(보험한약)

소시호탕은 갱년기 장애, 소화 장애로 인한 열증, 복통 등에 사용한다. 갱년기 장애를 비롯해 상열감이 있는 경우 소시호탕이 빈용된다. 열감이 얼굴, 손바닥, 목덜미 등 등으로 간헐적으로 오르는 증상이 있을 때 효과가 좋다.

④ 불환금정기산(보험한약)

불환금정기산은 기후와 풍토에 맞지 않아(不伏水土) 음식 먹고 탈났을때 사용하는 대표적인 처방 중의 하나이다. 음식을 잘못먹고 구토하고 복통이 있다고 할 때 가장 먼저 떠오르는 처방이다. 약이 잘 들으면 트름이 시원하게 나오거나 배에 가스가 나가면서 시원해진다고 하는 경우가 많다.

⑤ 갈근탕(보험한약)

項背强几几이라는 상한론 조문처럼 목, 어깨, 등 결림이 심할 때 사용한다. 어깨 경결이 심해서 승모근이나 견갑주위로 많이 굳어 있는 경우에 심하부가 원인이 되는 것 같으면 반하사심탕을 사용하고 그렇지 않을 경우 갈근탕을 고려한다. 어깨 결림으로 침 치료받으러 내원하시는 분들이 많기 때문에 침 치료와 병행해서 처방하기에 좋다.

⑥ 오적산(보험한약)

한습의 관절통에 잘 듣는다. 요통, 슬통, 손가락 관절통 등에 두루 사용한다. 비오는 날 더 심해진다, 날이 추우면 더 뻣뻣하다 등 한습의 요건을 호소하는 경우가 많다. 한의원에는 아무래도 통증 위주의 환자분들이 많이 오시다보니 오적산을 사용할 기회가 많다.

3. 기억에 남는 임상례

① 오적산(보험한약)

60대 여성. 체격은 보통에서 약간 살집이 있는 편이며 흰 피부이다. 요통과 손가락 관절통이 주소증이었다. 요통과 함께 무릎 내측으로 시큰거림이 있으며 손가락 관절의 뻣뻣한 느낌은 아침에 가장 심하며 따뜻한 물에 담그면 부드러워진다고 했다. 한습을 치료하는 보험한약 오적산을 처방했고 손가락 관절이 부드럽다고 허리치료와 함께 종종 처방받아 가신다.

② 소시호탕과 황련해독탕(보험한약)

50대 여성. 어깨 결림을 주소로 내원했으며 자다가 더워서 깨곤 하는 일이 주 2회 정도 있다고 했다. 이분은 피부가 약간 붉고 체격은 중간이며 더위를 많이 타서 찜질은 덥다고 안 하시는 분이었다. 소시호탕을 먹으면서 3-4일이 지나니 자다가 생기는 열감은 없어졌다. 이후에도 한동안 소시호탕을 꾸준히 복용했다. 이 분이 야외에서 걷기 운동을 시작했는데 얼굴 따가운 증상이 생겼다고 했다. 봄이면 꽃가루 알러지가 있어서 얼굴이 볼 쪽으로 따갑고 잘 때 가려우며, 심하면 피부가 딱딱해진다고 했다(당시 5월 중순). 번열에 사용할 수 있는 약 중에 보험약 황련해독탕이 있어서 며칠 분씩 드리니 볼 한쪽이 조금 덜 가렵다고 했고 총 보름 정도 복용하고 나서는 안면 따가움이나 가려움증이 없다고 해서 종료했다.

③ 반하사심탕(보험한약)

어깨 통증을 주소증으로 온 40대 여성. 체격은 큰 편. 어깨 승모근 쪽이 불편해서 이전에도 침 치료를 종종 받았다고 했다. 복진 상 심하에 저항감이 있었고 평소 소화가 잘 안 된다고 했다. 침 치료를 하고 나서 보험한약 반하사심탕을 처방했다. 다음 날 내원해서 어제 어깨가 너무 가볍고 좋았다고, 침 치료와 약 처방을 그대로 다시 해달라고 요청하셨다. 반하사심탕은 소화가 편하지 않은 경우를 주목적으로 사용해 왔는데, 어깨나 목의 경결이 반하사심탕으로 심하가 풀리면서 가벼워질 수 있음을 확인했고 그 이후로 자주 활용하고 있다.

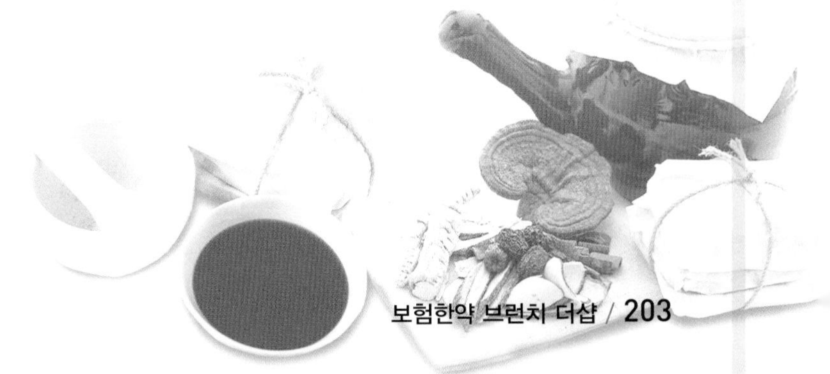

글 호연한의원
김희대 원장

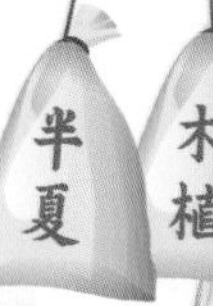

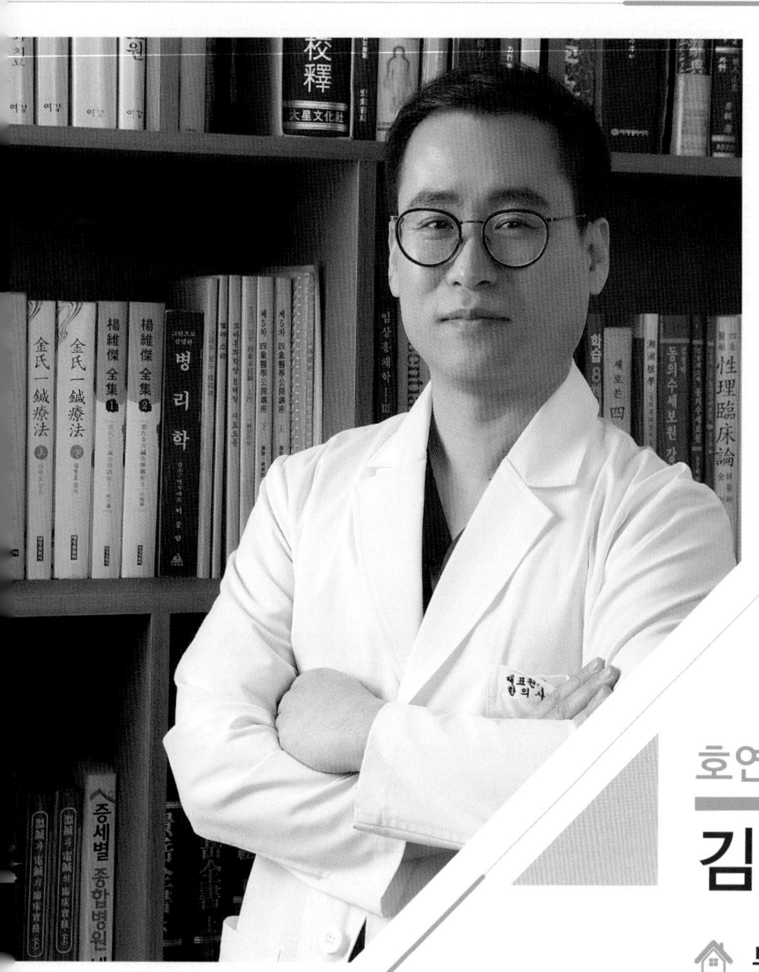

호연한의원

김희대

부산광역시 사상구 낙동대로 754

051-328-1275

- 내성고등학교 졸업
- 동의대학교 한의과대학 졸업
- 성진한의원 침구과장
- 통증전문 노인한의원 원장
- 비만전문 생생한의원 원장
- 체질전문 백두한의원 원장
- 대한약침학회 정회원
- 대한아토피학회 준이사 회원
- 대한한의통증제형확회 정회원

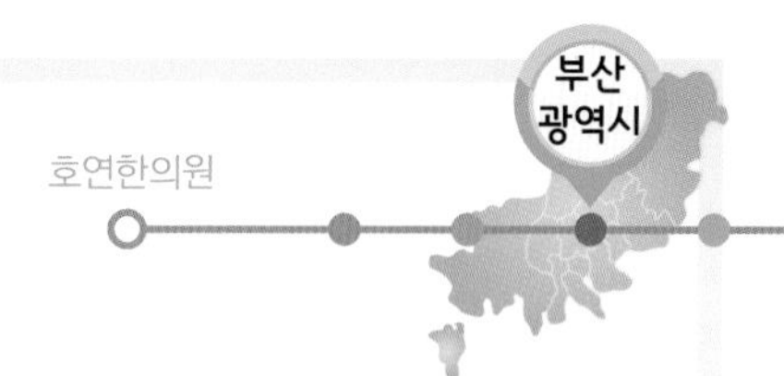

1. 한의원 소개

개원당시 어떤 한의원을 만들겠다는 꿈을 꾸었고, 만들어 왔는가?

개원 당시부터 지금까지 한의원을 하는 소임이라고 생각하는 것은 오직 한 가지이다. 한의원 홈페이지의 원장 인사말에도 있는 내용이지만, 고객의 꿈을 지켜주고 싶다는 것이다. 스스로에게도 꿈이 있고 그 꿈을 소중히 여기듯이 고객 한 분, 한 분에게도 소중한 꿈이 있을 것이고 그 꿈을 잘 이룰 수 있도록 건강을 지켜드리는 것이 내 인생의 소임이자 내가 한의원을 하는 이유라고 할 수 있다.

보험한약을 사용한 계기가 무엇이었나?

개원 초기에는 보험한약을 그리 크게 생각하지 않았다. 하지만 시간이 지나고 임상의 횟수가 쌓이면서 초라해 보이는 이 가루약 한 봉지에 동양의학 수 천 년의 지혜가 담겨있다는 것을 점차 알게 되었다. 한의원의 치료 도구 중에서 가성비가 높은 순으로 따진다면 첫 번째가 침일 것이고 두 번째가 보험한약이겠다는 생각이 들었고, 그 이후로 점차 보험한약의 처방을 늘려왔다.

어느 질환에 많이 처방하나?

초반에는 주로 감기, 비염 등의 호흡기 질환에 많이 사용했다. 몸살감기, 코감기, 비염, 기침감기, 인후염 등에 대한 치료 효과가 기대했던 것보다 더 좋았던 때가 많은 것을 확인해나가면서 점차 다른 질환에 대해서 사용을 넓혀가고 있다. 지금은 소화불량, 식체, 위염, 장염 등의 내과 질환에서부터 불면, 화병 등의 신경증, 정신과적인 증상까지 처방의 범위를 넓혀 가고 있는 중이다.

2. 나의 애용처방

① 평위산(보험한약)

평위산은 음식상(飮食傷)에 처방하고 음식상은 관격과 식욕저하 두 가지를 보고 진단한다.

우선 관격(關格)은 상하불통을 의미하고 구미혈(鳩尾穴)을 눌러서 심한 압통을 보이면 관격이라고 진단한다. 통증의 양상은 자통(刺痛)이다. 복진 시 뾰족한 걸로 꾹 찌르는 느낌이 나죠? 라고 물어봐서 확인한다. 관격의 진단은 내과 질환뿐 아니라 대부분의 통증질환에도 기본적으로 하는 진단이다.

음식상의 양상은 아주 다양해서 엄청난 통증을 호소하는 분도 있고, 조금 더부룩하다고 하시는 분도 있다. 진료일 당일 점심을 먹고 체해서 오는 사람이 있는 반면 언제 체했는지 본인도 인식하지 못하고 다만 속이 좀 불편한지 한 달쯤 되었다면서 오시는 분도 있다.

식욕저하의 양상도 각양각색이다. 체한 후 삼사일 정도 전혀 음식을 먹지 못하는 분도 있는 반면 밥 때가 되니 그냥 먹는다, 배는 고픈데 맛있게 먹지는 않는다, 많이 먹으면 체한다, 소식해서 잘 안 체한다는 정도까지 다양하다. 대체로 다음 질문으로 식욕저하 양상을 구분한다. 밥 때가 지나도 별로 배고픈 느낌이 없죠? 그렇다면 식

글 호연한의원
김희대 원장

욕저하라고 보고 처방한다.

원래는 음식상에는 향사평위산을 써야 하나 평위산을 써보니 효과면에서 크게 차이가 나지는 않는 듯한데 이에 대해선 좀 더 많은 연구가 필요할 것으로 보인다.

음식상과는 조금 다른 것으로 식적(食積)이 있다. 식적은 관격이 오래되어 실제로 상완, 중완, 하완의 부위에 덩어리가 잡히는 것으로 관격의 통증이 없어지기도 한다. 그리고 혹은 중완 부위의 압통이 더 심하기도 하다. 식적에도 평위산을 처방한다.

식적과 습의 증상은 비슷하다. 이 때에도 평위산을 처방한다. 항상 몸이 무겁고 붓는 느낌, 그래서 소변이 불편한 느낌, 관절이 항상 뻐근하며 날씨가 흐리면 더욱 심해지는 날궂이가 습의 증상들이다.

위에 밝혔듯이 거의 대부분의 환자에게 관격을 진단한다. 근골격계 환자분들께도 관격과 식욕저하가 제법 많다. 외부적인 치료를 하면서 평위산을 써보면 예상하지 못한 치료효과를 경험하기도 한다.

② 반하사심탕(보험한약)

반하사심탕은 관격이 있으면서 중상초 부위의 질병이 있을 때 주로 쓰인다. 양방식 병명으로는 식도염, 후두염과 같은 질병이 되겠다. 관격을 꼭 확인한다. 관격을 확인하고 식도염 증상을 물어본다. 식도부위가 따갑다는 분, 가슴이 갑갑하다는 분, 목에 걸린 느낌을 호소하는 분도 다 반하사심탕을 쓴다.

③ 반하후박탕(보험한약)

식도염 증상 중 매핵기(梅核氣) 증상이 특별할 때에는 반하사심탕 대신 반하후박탕을 쓴다. 요즈음은 식도염에서 기인한 기침 증상이 많다. 식도염으로 인해서 오는 기침은 감기가 오지 않았는데 마른기침만 하는 경우도 있고, 감기 뒤 끝에 딱 낫지 않고 질질 끌면서 기침만 하는 경우도 있다. 둘 다 목이 칼칼하거나 간질거리면서 가래가 거의 나오지 않는 특징이 있고, 누워 있거나 찬바람, 찬 음식에 심해지는 특징도 있다.

매핵기만 있을 때는 반하후박탕 단독으로 기침이 있을 때에는 삼소음과 합방한다. 매핵기도 있고 식도염 증상도 심하다면 반하사심탕과 삼소음을 합방하기도 한다.

④ 불환금정기산(보험한약)

불환금정기산은 관격(關格)없이 중하초 부위의 소화기 쪽 불편함이 있을 때 주로 쓰인다. 특히 가스 교환의 문제가 있을 때 잘 듣는다. 식후 트림이 자꾸 나온다, 식후 방귀가 자꾸 나오고 가스가 잘 차고 부글거린다 하면 불환금정기산을 이용한다. 약 이름에 "기"자가 있어서 그런 것 같다.

그리고 불환금정기산은 식체유상한(食滯類傷寒). 음식과 관련해서 생기는 감기 증상에 좋은 효과를 가지고 있다. 체하고 나서 머리가 아프다, 속이 안 좋고 감기 증세가 같이 있다 할 때 바로 처방한다.

⑤ 작약감초탕(보험약 임의조제, 비보험 캡슐약)

쥐가 난다고 할 때, 경직이 있을 때 일반적으로 처방하는 약이다. 보험한약으로 임의조제 형식으로 처방할 수 있고, 비보험약으로 캡슐형으로 나오기도 한다.

임상에서 쥐 난다고 하면 경직이 아니라 저림 증상을 쥐 난다고 표현하시는 환자분이 종종 있다. 고정된 자세를 오래하고 있을 때 전기가 오는 듯 저릿한 느낌이나 팔다리에서 신경 눌림으로 저릿한 증상이 나타나는데 이것을 쥐난다고 표현하곤 하신다. 그래서 쥐가 난다고 하면 저림인지 경직인지 다시 한 번 확인해야 한다. 그리고 경직이라고 확인이 되면 침치료를 하면서 작약감초탕을 병행한다. 거의 십중팔구이다. 다만 완전 치료가 되는 방법은 아니고 대증적 방법이라는 것을 미리 밝혀둔다. 경직은 혈허를 기반으로 하고 순환의 불리로 인한 것이므로 단시간에 해결되지 않는 경우도 많다. 그래서 환자의 만족도를 올리면서 다소 긴 치료를 잘 따라오게 하고자 하거나 혹은 다른 치료를 하고 있는데 쥐도 잘난다고 하시면 그 때 이용할 수 있는 처방이 된다.

이 방법으로 했을 때 환자의 만족도는 높은 편이다. 단시간에 거의 해결이 되고 상비로 며칠 분 더 드리고 다음에 이런 증상이 오면 바로 복용한 후 한의원에 침 치료를 받으러 오시라고 말씀드린다.

⑥ 형개연교탕(보험한약)

막힌 코, 누런 코에는 형개연교탕이다. 감기 증상에 보험한약을 많이 쓰게 된다. 그 중 대부분의 처방이 형개연교탕이다. 만성비염에도 응용한다.

후비루로 코가 넘어가면서 기침할 때, 누런 가래가 뱉어질 때도 형개연교탕이 잘 듣는다. 감기가 오려고 할 때 으슬으슬한 몸살 증상은 없이 목이 아프지는 않고 칼칼하다고 할 때도 형개연교탕을 처방한다.

⑦ 연교패독산(보험한약)

목감기가 오는데 목이 아프다고 하면 연교패독산이다. 보통 인후염, 후두염 등 염증이 같이 오면서 생기는 감기에 쓰게 된다. 이때에는 열도 제법 나고 목이 아프다고 한다.

임상에서 목이 아프다고 하는 것도 다양하다. 목이 컬컬하기만 하고 통증이 없는데도 목이 아프다고 하거나, 목감기라고 본인이 이야기하는 경우가 많다. 이때에는 자! 침 삼켜 보세요. 지금 목이 아프시나요? 예. 하면 연교패독산을 처방한다.

⑧ 황련해독탕(보험한약)

각종 염증 증상에 응용한다. 피부, 소화기, 호흡기, 관절 계통에 염증적 소견이 보이고 열감, 가려움, 통증이 느껴질 때 응용할 수 있다. 한의원에서 염증질환에 쉽게 접근할 수 있는 방법이 된다고 본다.

위의 증상에 단독으로 처방하기도 하고 부위와 증상에 따라 다른 처방과 합방해서 쓰기도 한다. 감기인데 인후염이 있으면 연교패독산과 같이 처방하고 축농증에 형개연교탕과 같이 처방할 수도 있다.

⑨ 이진탕(보험한약)

담음증에는 이진탕이다. 현훈(眩暈), 정충(怔忡), 단기(短氣)(계단에서 숨차다) 증상이 나오면 이진탕을 처방한다. 그 외에 배에서 꾸륵꾸륵 소리나는 것, 속쓰림, 미식거림에 이진탕이 잘 듣는다.

⑩ 시호소간탕

간기울결증, 간비불화증에 시호소간탕을 처방한다. 성격이 조급하고 신경질적인 분이 많다. 화나 짜증을 잘 낸다는 특징을 가지고 계신 분이 호소하시는 두통, 어지러움, 소화불량, 가슴 답답함 등 각종의 증상에 시호소간탕이 잘 듣는다.

⑪ 소청룡탕

맑은 콧물에는 소청룡탕이다. 알레르기성 비염, 콧물 감기, 각종 비염에 응용할 수 있다. 콧물이 나는데 맑은 콧물이면 소청룡탕, 누렇거나 끈적거리면 형개연교탕 이런 식으로 보면 좋을 것 같다.

콧물이 나지 않더라도 비염으로 인해 코 주위와 눈 주위가 간질거린다고 하면 소청룡탕이 잘 듣는다.

⑫ 삼출건비탕

식욕 저하인데 관격이 뚜렷하지 않거나 기운이 쇠약한 사람에게는 삼출건비탕이 잘 맞는다. 음식상 중에 실증에는 평위산, 허증에는 삼출건비탕이라고 볼 수도 있다. 이런 경우에는 관격의 통증이 그리 강하지 않거나 아예 없기도 하다.

⑬ 복령보심탕

심비양허증에 쓴다. 비기허증과 심혈허증에도 같이 쓸 수 있다. 소화불량, 식욕저하, 변이 무르거나 설사가 많다. 그러면서 심계, 정충, 불안증상이 있다. 잘 놀라고 꿈이 많을 수도 있다.

3. 기억에 남는 임상례

① 백자양심탕(출전: 새로 쓴 사상의학-류주열. 비보험 탕약)

백자인8, 맥문동8, 천문동4, 자노아4, 목통4, 원지(법)4, 용안육4, 산조인(원)4

새로 쓴 사상의학에 나오는 새로운 사상체질 처방들을 주로 임상에 사용하고 있다. 기존의 동의수세보원 처방에 비해 폭넓은 증상과 질병에 대처할 수 있고, 실제 임상에서 만날 수 있는 외감과 내상 질환에 쓸 수 있도록 처방이 구비되어 있어 임상에서의 활용에 많은 도움을 받고 있다.

백자양심탕은 태음인 심음허 증상에 쓰는 처방으로 심음허란 변증명은 심계 불안 불면 다몽 등의 심의 증상이 있으면서 구갈, 다음수, 대변건조, 도한 등의 음허의 양상을 띠는 사람에게 내리는 변증명이다.

34세 남성 환자분으로 내원 당시 심한 어지럼증으로 운전하기가 힘든 상황이었고 심계와 공황장애 증상이 있었다. 그러면서 어깨통증과 경추의 증상 및 원형탈모를 같이 가지고 있었다. 어깨와 원형탈모, 경추의 증상 등은 약침 요법으로 치료를 해나가고 심음허의 증상인 심계와 공황장애는 백자양심탕으로 치료를 하기로 하고 치료를 시작하였다. 주 증상인 어지러움은 최초 증상이 시작이 될 때 두려움의 감정을 심하게 느끼면서 시작된 것으로 보였다.

약과 침 치료를 하면서 2달 정도 지나면서 어지러움과 경추의 증상과 심계와 불안증상은 많이 호전되어 가고 있었는데, 우연히 실시한 초음파 검사에서 신장의 종양이 발견되었고 다행히 악성은 아닌 것으로 밝혀져 가벼운 수술 후 다시 치료를 시작하기로 하였다. 그래서 치료를 40일 정도 쉬고 다시 치료를 시작하게 되었다. 수술을 받고 중간에 쉬는 과정에도 특별히 증상이 나빠지지 않아서 이후에는 침 치료 3회, 한약치료 1달로 치료를 종결하였다.

이후 생업이 바빠서 치료를 받지는 못하였고 2달 정도 후에 다시 연락을 해본 결과 컨디션 유지를 잘하고 있다고 하였다. 공황장애로 대중교통을 전혀 이용하지 못하였는데, 아직 지하철은 타지 못하지만 버스는 편하게 이용하게 되었다는 말씀까지 전해 들었고 이후로는 연락을 더 하지 못하였다.

② 별갑지골피탕(출전: 새로 쓴 사상의학-류주열. 비보험 탕약)

지황(건)12, 지골피8, 귀판(교)_膠6, 별갑6, 황백4, 목단피4, 지모4, 백복령4

별갑지골피탕은 소양인 음허화왕증에 쓰는 처방이다. 58세의 마른 체형의 여성분으로 2-3개월 전부터 목 안이 따갑고 아프고 심할 때는 귀까지 아프다고 호소하셨다.

입안에 이물감이 있으면서, 숨참 가슴 답답함을 6개월 전부터 느꼈다고 하셨다. 자각과 타각으로 몸이 뜨거운 느낌이 있으면서 구건, 설열, 대변건조, 구내염이 자주 생기면서 잘 안 낫고, 소화가 좋지 않으셨다. 한동안 쉬지 않고 밤늦게까지 활동하면서 과로하셨다고 하시면서 음주도 자주하셨다고 하셨다.

이 분은 탕약만으로 치료하신 분으로 15일분 1차약을 드시면서 이삼일만에 소화불량을 이야기하셨는데 과식을 하셨고 다른 불편한 점이 없으셔서 2-3일 약을 쉬었다가 다시 드시라고 하니 괜찮다고 하셨다. 1차약을 드시는 중에 대부분의 증상들이 호전을 보이고 2차약 15일분을 다 드셨을 무렵에는 대부분의 증상이 70%가량 호전되어 있었다. 3개월가량의 치료를 계획했기에 3차약 15일분까지는 편하게 증상위주의 처방을 하였다. 4차약부터는 음허와왕에서 화왕은 줄이고 음허증 위주로 처방을 다소 수정하였다.

4차약부터는 소양인 신음허 처방인 구판보음탕으로 전환하여 처방하였고 증상의 개선은 물론 어느 정도까지 몸을 무리해도 별다른 불편한 점을 느끼지 않는 정도로까지 개선되셨다.

5차약부터는 구판보음탕 처방을 그대로 유지하면서 복용량을 평소의 절반으로 줄여서 길게 드시도록 유도하였다. 결국 5차약, 6차약 15일분을 각각 30일로 드셔서 3

개월분의 약을 총 4개월에 걸쳐 복용하게 하였다. 이렇게 길게 드시게 하는 것은 약효를 길게 유지하면서 복용일수를 늘리려는 목적이다.

③ 가감양격산화탕(출전: 새로 쓴 사상의학-류주열. 비보험 탕약)

인동8, 연교8, 생지황8, 황련4, 백화사설초4, 석고4, 박하4, 치자4, 지모4

33세 보통체격의 남자로 궤양성구내염으로 내원하셨다. 한 달 전까지 타 한의원에서 치료하였고 치료할 때만 낫다가 다시 재발하곤 한다고 하셨다. 구내염이 있으면서 상열, 심계 증상이 있고 입안이 마르고 입안이 껄쭉한 느낌이 있다고 하셨다. 소양인 심비적열증에 쓰는 가감양격산화탕을 처방하였다.

약침치료와 병행하였는데 약침은 경락약침으로 지황위주로 상열을 다스리는 화성경락, 조락 위주로 치료하였다.

15일분 1차약을 드실 때쯤 많이 호전되었다고 하셨고 2차약을 다 드셔갈 때 쯤에는 증상과 컨디션이 다 좋은 상태였다. 치료 후 한 달이 되었고 아직 별다른 증세가 없다고 하셨다.

④ 방풍보폐탕(출전: 새로 쓴 사상의학-류주열. 비보험 탕약)

방풍4, 맥이당4, 토사자(주증)4, 전호(백화전호)4, 백복령8, 창출(삽주)4, 홍맥4

60세 보통 체격의 여자 환자로 2달 동안 감기로 양방 감기약을 장복하셨고 감기가 재발을 반복하고 이후 설사를 시작으로 자한, 상열, 외한이 지속되었다고 한다. 이러면서 기력이 떨어져 손발에 힘이 없고 심계, 흉민, 비염, 기침가래와 속쓰림을 호소하셨다. 문진과 복진 상 구미, 중완 압통을 착안하여 폐비양허증을 진단하였고 소양인 방풍보폐탕을 가감하여 처방하였다.

1차약 15일분을 드시면서 일주일 경과 후 기침과 가래가 줄어들었고 1차약을 다 드실 때 쯤에는 감기와 비염 증세는 많은 호전이 있었고, 2차약 15일분을 다 드셔갈 즈음에는 비위 증상과 기력저하 증상도 많은 호전을 보이셨다.

⑤ 구자온신탕 + 강활홍오탕(출전 : 새로 쓴 사상의학-류주열. 비보험 탕약)

구자온신탕 : 구기자8, 택사8, 복령8, 산수유6, 저령6, 목단피4, 구자4, 선모4

강활홍오탕 : 방풍8, 남강활6, 독활6, 홍모오가피4, 선모4, 대맥근4, 사과락2, 인동2, 백복령4, 창출(삽주)4

47세 마른 체격의 여자 환자로 바람 드는 느낌을 호소하셨다. 손발이 원래 찬 편이고 어릴 때부터 허기지는 느낌이 있다고 하셨다. 하체가 잘 붓고 피로감을 호소하셨다. 차멀미를 잘하고 구토감과 미식거림이 많았다. 두통, 어지러움이 많고 설진 상 담무태하였고, 부정맥, 심계증상이 스트레스 상황에서 심했다. 흉민, 편두통이 오면서 4년 전부터 냉증이 심해지는데 한 달에 한두 번 4일간 지속된다고 하셨다. 그리고, 이 시기에 구토가 발생한다고 하였다. 또한 평소 땀이 많은 편이었다. 굉장히 복잡한 증상을 호소하셨는데 전반적으로 심신양허증에 심화로 인한 담열로 진단되어 소양인 구자온신탕을 처방하였다.

15일분 1차 처방에 과루피를 가하였다. 약 먹은 후 입맛이 호전되고 바람 드는 것은 비슷했으나 허기짐, 메스꺼움, 두통, 어지러움, 부종의 증상이 덜하고 피로감도 덜하다고 하셨다.

상동으로 15일분 2차 처방을 드린 후 확인하니 속 불편함은 덜하지만 팔이 시리고 한기는 여전하며 두통은 조금 덜하지만 아직 남아있다고 하셨다. 약 한 달 더 드시고 싶다고 하셨다. 담음과 심신 증상은 호전되어 가는 것으로 보아서 다음 약은 한기를 줄여주는 쪽으로 방향을 잡고 소양인 강활홍오탕을 처방하였다.

3차 처방 15일분을 드시고는 이때까지 좋았던 컨디션이 유지가 잘 되는 상황에서 손발의 시림이 줄어들고 있으나 아직 냉기는 약간 있다고 하셨다. 4차 처방과 5차 처방 15일분은 역시 강활홍오탕에 어혈약인 목단피, 대계를 가하여서 처방하였다. 이후 손발 냉기는 더욱 좋아졌고 이전까지는 따뜻한 곳에 가도 손발의 냉기를 느낀다고 하였는데 이번 약을 드시면서는 따뜻한 곳에 가면 이제 시리지 않다고 하셨다.

글 원재한의원
정재우 원장

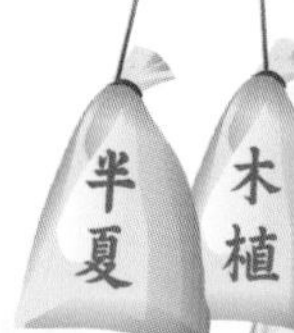

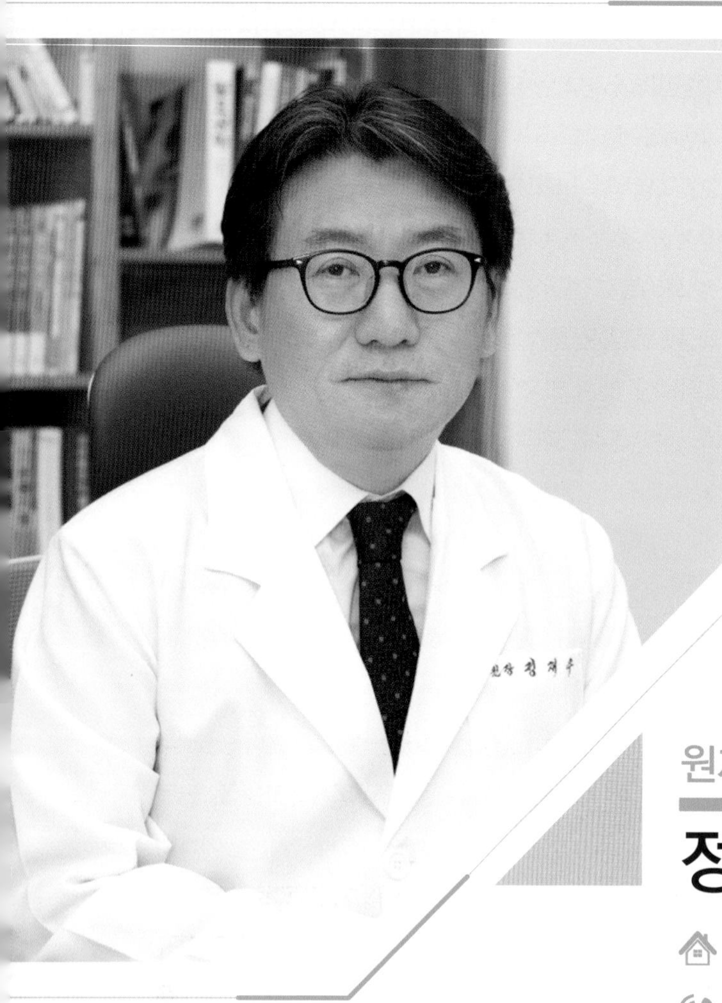

원재한의원

정재우

경북 칠곡군 왜관읍 중앙로 159

054-972-6611

- 現) 원재한의원 원장
- 한의학박사
- 비플러스원외탕전 대표

1. 한의원 소개

"보험한약은 부담 없이 한의진료 이용할 수 있는 징검다리"
장기간 복용에도 부작용 거의 없다는 것이 대표 장점

보험한약 확대사용이 한의진료에 필수 조건이라는 의견이 제시되는 가운데 56종 단미제가 한의의료보험으로 적용됨과 동시에 '보험한약'을 적극적으로 사용해 왔다는 정재우 원장(58·원재한의원 원장). 더 많은 한의사들이 보험한약을 사용하게 되면 보험한약의 품질개선 및 종류 확대가 더 빨라질 것이라고 주장하는 정 원장을 통해 자세한 이야기를 들어봤다.

보험한약을 사용하게 된 계기는 무엇인가.

한의 진료가 국가의료보장체계에 진입하는 것 자체가 중요한 의미를 갖는 일이라 생각했다. 그래서 1987년, 일부 침술이 의료보험에 적용되기 시작할 때부터 적극적으로 의료보험환자를 진료해 왔다. 같은 이유로 56종 단미제가 한방 의료보험으로 적용됨과 동시에 '보험한약'을 적극적으로 사용해 왔다. '보험한약'의 초창기에는 조제의 불편함이라든지, 부형제로 인한 설사 같은 부작용으로 많은 불편함이 있었다. 하지만 환자를 설득해 가면서 '보험한약'이 환자에게 낯설지 않도록 꾸준히 적용해 왔다. 지금도 첩약과 함께 '보험한약'은 환자 진료의 중요한 일부분을 차지하고 있으며 특히 최근에는 보험한약 네트워크에 가입하여 네트워크 한의사 선생님들과 보험한약 처방 근거를 공유하면서 보험한약 확대에 같이 노력하고 있다.

보험한약이 갖는 장점에 대해 말해 달라.

보험한약의 장점은 무엇보다도 복용의 편의성, 효율적인 가성비로 환자들의 부담을 덜어줄 수 있다는 점이다. 보험한약의 이러한 장점은 퇴행성 질환, 만성 질환, 난치 질환 등 장기 치료가 불가피한 경우 환자에게 가장 중요한 요소라 생각한다. 또 치료가 길어질 경우 약물의 장기 복용으로 많은 부작용을 감수해야 하는 양약에 비해 장기간 복용에도 부작용이 거의 없다는 것도 '보험한약'의 대표적인 장점이라 생각한다.

보험한약을 사용하기 전과 후의 차이가 있다면.

보험한약 사용 전에는 만성 질환을 치료할 경우 경제적인 이유, 탕약 복용의 번거로움 등의 문제로 장기간 진료를 끌고 나가기 어려웠다.
보험한약과 탕약을 병용하는 지금은 탕약으로 일정 기간 치료 후 보험한약으로 3개월이든 6개월이든 꾸준히 진료를 이어나갈 수 있다. 자연히 치료율도 높아지고 환자의 부담도 덜어 줄 수 있어서 반응이 좋은 편이다. 또 양약의 부작용으로 양방 치료에 거부감이 있는 환자들에게 '보험한약'은 부담 없이 한의진료를 이용할 수 있는 징검다리 역할을 해준다. 그러므로 내원 환자 수도 많아지고 한의원 경영에도 많은 도움이 되고 있다.

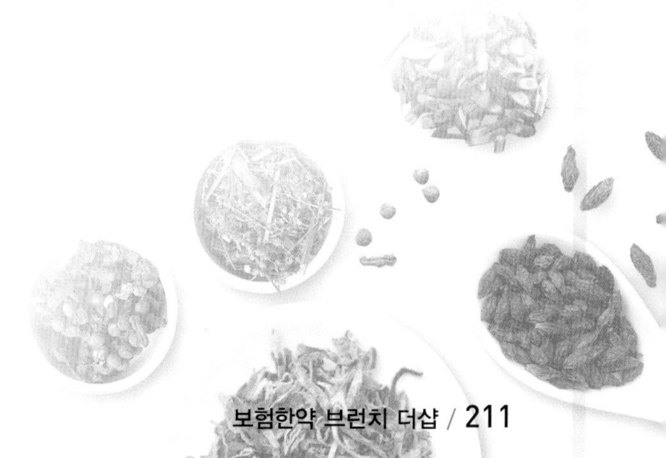

환자들의 반응은 어떤가.

부작용 및 경제적인 부담이 거의 없고, 복용도 간편하기 때문에 환자들의 반응은 아주 좋다. 다만 보험한약의 종류가 제한적이어서 폭 넓게 처방하지 못하고 있는 현실이 안타까울 따름이다.

가장 많이 사용하는 처방은 무엇인가.

가장 많이 사용하는 처방은 역시 오적산, 소청룡탕, 반하사심탕, 평위산, 보중익기탕, 형개연교탕, 황련해독탕 등을 들 수 있다. 특히 소청룡탕, 반하사심탕, 황련해독탕(사심탕), 대시호탕 과 같이 상한방의 경우 효과가 빠르게 나타나기 때문에 즐겨 처방하는 편이다.

지자체와 협력해 봉침을 이용해 진료를 하고 있다.

저는 전국 유일의 양봉 특구이며 아까시나무 최대 군락지가 있는 칠곡군에서 진료해 왔기 때문에 봉독에 관해 매우 친숙한 환경에서 지내왔다. 우리나라에 나고 자라는 꽃과 풀에 근거하는 본초 역시 10여 년 이상 연구해 왔다. 한의학의 핵심 중 하나인 한약은 본초에서 판가름나고 본초의 성상이나 약효, 재배, 포제, 원산지 등의 요소가 매우 중요하다고 생각했기 때문이다. 봉독약침치료를 진료에 적용하면서 이와 같은 중요성을 또 한 번 생각하게 됐고 혼자만이 아니라 한의계 전체에 이익이 될 수 있는 봉독사업방안을 구상하게 됐다. 그래서 칠곡군 농업기술센터와 협력해 '봉독치유농업모델화사업단'을 창설하고 이를 기반으로 '비플러스 원외탕전(beeplus.kr)'을 설립하여 원산지가 명확한 봉독 약침을 공급하고 있다. 봉독의 뛰어난 효과를 일관성 있게 유지하기 위해 건조밀봉독 상태로 공급되며 한의사의 목적에 맞는 시술 편이성을 위해 다양한 농도로 봉독약침조제가 가능하다. 이를 기반으로 근·골격계 질환뿐만 아니라 난치성 피부질환, 자가면역질환, 만성 간질환, 순환기계 질환 등 치료영역을 확장할 수 있었으며 즉각적으로 나타나는 봉독의 효과로 환자의 치료순응도 또한 높일 수 있었다.

보험한약 사용 확산을 위해 개선돼야 할 점은 무엇이라 생각되는가.

'보험한약'에서 나타나고 있는 제형의 다양화는 매우 긍정적인 변화라 생각한다. 상한금궤 및 다빈도 처방중심으로 보험한약 종류의 다양화도 진행된다면 보험한약 사용 확대에 많은 도움이 될 것이다. 무엇보다도 '보험한약'의 효능을 검증하고 품질을 관리할 수 있는 납품체계가 개선돼야 한다.

제도적으로 '보험한약'의 한약재가 재배되고 생산, 유통, 조제되는 모든 단계에서 품질을 검증할 수 있는 장치가 마련돼야 하고, '보험한약'의 효능을 검증하는 연구 및 실험결과보고가 끊임없이 발표돼야 한다. 이로써 '보험한약'은 안전하다, 효과가 뛰어나다는 인식이 공고해져서 '보험한약'이 한의진료체계에 큰 범주로 자리 잡길 소망한다.

향후 보험한약의 전망은 어떻게 바라보는가.

보험한약의 확대사용은 한의 진료에 필수 조건이라고 생각한다. 모든 국민들이 안전하고 편리하며 경제적인 보험한약을 질병 치료와 건강 증진에 활용할 수 있도록 한의계 역시 다양한 노력을 기울여야 한다. 한의의료의 보장성 확대는 국민과 한의계 모두에게 도움이 되는 일이기 때문에 보험한약의 사용도 점차 확대되고, 제형이나 처방도 다양화될 것이다. 향후에는 탕약을 대체하는 수준까지 발전하지 않을까 하는 생각이 든다.

보험한약 사용을 검토하는 회원들에게 전하고 싶은 메시지가 있다면.

보험한약은 복용의 편의성, 환자의 경제적 부담 경감 등의 장점 이외에도 한의진료의 보장성 확대라는 측면에서 한의사 회원들의 적극 사용이 필요하다. 또 더 많은 한의사들이 보험한약을 사용한다면 보험한약의 품질개선 및 종류 확대가 더 빨라질 것이다.

지금도 다양한 제형의 보험한약은 임상 진료에 중요한 동반자가 되고 있다. 만성 비출혈 환자에게 황련해독탕을 투여해서 깨끗하게 치료된 경우, 고질적인 구내염이 반하사심탕연조엑스제로 치료된 경우, 만성 두드러기로 고생한 환자가 인진호탕을 복용하고 완치된 경우, 환절기만 되면 알레르기성 비염으로 고생하던 환자가 소청룡탕을 복용하고 좋아진 경우, 고지혈증으로 양약을 계속 복용하던 환자가 대시호탕 장기복용으로 양약을 완전히 끊은 경우… 보험한약, 많이 사용할수록 국민도 한의계도 더욱 건강해진다.

2. 나의 애용처방

① 소청룡탕(보험한약)

맑은 콧물, 재채기, 코막힘 등 알러지성 비염 증상에 주로 처방한다. 일반적으로 초기의 콧물, 기침 감기에 무난하게 처방할 수 있는 보험한약이다. 감기, 비염 증상 이외에 천명음을 나타내는 천식에도 사용할 수 있는데, 특히 소아 천식에 잘 들으며, 성인의 경우도 경증의 천식에 처방할 수 있다. 소청룡탕의 구성 중 마황은 좁아진 기관지의 기도를 열어주어 호흡을 편안하게 해주고 반하, 세신 등은 거담시켜서 기도의 염증으로 발생하는 분비물을 제거하여 빠르게 증상을 완화시켜준다. 소청룡탕은 소아의 삼출성 중이염에도 효과가 있다.

② 반하사심탕(보험한약)

반하사심탕은 가슴이 그득하게 막힌 것 같은 느낌으로 소화가 잘 안되고, 복중명(腹中鳴), 설사경향을 나타내는 위장증상에 주로 사용한다. 현대인의 스트레스성으로 나타나는 과민성대장염으로 설사 경향인 경우에 효과적이다. 구내염과 만성구강궤양에도 효과가 있으며, 구취 제거에도 일정한 효과를 발휘한다. 신경성으로 소화불량을 겸하고 가슴이 답답한 경우의 불면증에도 잘 반응한다.

③ 반하백출천마탕(보험한약)

반하백출천마탕은 비위 기능이 허약한 사람에게서 담음이 발생하고 그 담음에 의해 발생하는 현훈, 두통, 身重, 구토 등에 사용한다. 소화 기능이 약한 노인에게서 두통, 어지러움 증상이 나타났을 때 1차적으로 처방할 수 있는 보험한약이다. 담음이 원인으로 나타나는 현기증에도 응용할 수 있다.

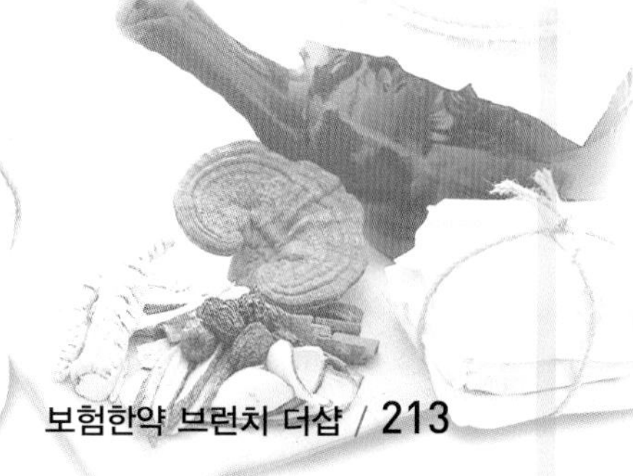

④ 평위산(보험한약)

급성 위염, 급체, 소화불량 등 위장에 발생할 수 있는 일체의 실증 증상에 사용할 수 있다. 예전에는 신경성 요인을 두루 다스릴 수 있는 '향사평위산'을 보험한약으로 많이 사용하였다. 하지만 '평위산'자체의 약성도 뛰어나고 최소한의 꼭 필요한 약만을 사용하여 치료를 해야겠다는 처방방침이 바뀌고 난 뒤부터는 '평위산'을 주로 처방하고 있다.

⑤ 황련해독탕(보험한약)

몸에서 발생하는 내열을 빠르게 꺼주어야 할 필요성을 느낄 때 1차적으로 선택하는 처방이다. 고혈압, 안면홍조 등의 피부증상, 충혈 등 열로 나타나는 모든 증상에 처방한다. 고혈압, 상기증 등으로 인한 코피(뉵혈)에도 잘 반응하지만 허실을 막론하고 코피에 일차적으로 처방하면 비교적 잘 듣는 처방이다. 이외에도 주사비, 두드리기와 같은 피부질환에도 응용한다.

⑥ 인진호탕(보험한약)

인진호탕은 습열로 인한 간염 등으로 발생하는 황달증상에 우선적으로 선택하는 보험한약이다. 실증의 변비 경향으로 고지혈증, 복부비만, 고혈압 등에 두루 처방하며, 두드러기에도 많이 처방하며, 진물이 나는 습진과 같은 피부질환에도 응용한다.

⑦ 갈근탕(보험한약)

초기 감기에 몸살 경향이 있으며 목이 뻣뻣하며, 어깨 근육이 뭉쳐있으면서 통증을 호소하면서 기침도 하는 경우, 콧물, 코막힘 등의 비염 증상에도 응용한다.

⑧ 가미소요산(보험한약)

스트레스성으로 나타나는 심계항진, 불안, 불면 등 신경성 질환에 자주 응용하며, 여성의 갱년기 장애, 생리불순, 안면홍조 등의 질환에 응용한다.

3. 기억에 남는 임상례

① 삼물황금탕 피부소양증 치험례

2014년 11월 18일, 81세 여환이 간헐적으로 반복되는 피부 소양감을 주소로 한의원에 내원하였다. 이전에도 피부소양감은 환절기 때에 발생하였다가 없어지고, 다시 발생하는 등 반복되었다고 한다. 하지만 이번 증상은 지속 기간이 길고 정도가 심해서 한의원에 내원하게 되었다. 전신 피부 소양감을 주증으로 하였으며 가려움 정도가 심해서 밤에는 잠도 잘 자지 못한다고 불편함을 호소하였다. 특히 등 부위에 증상이 가장 심하였는데, 군데군데 긁어서 난 생채기와 약간의 발진들이 관찰되었다. 기타 증상은 없었으나 피부가 건조한 점, 부분적으로 각질이 올라와 있는 점, 연로(年老)한 점을 고려하여 음허(陰虛)에 의한 피부소양증으로 진단하였다.

삼물황금탕 한 제를 처방하였으며 침·뜸 치료는 병행하지 않았다. 한 달 뒤 내원했을 때 확인해본 결과 한약복용 후 소양감이 80% 정도 감소하였다. 예전에 긁어서 생긴 생채기가 가피로 형성된 것 이외에 외관상 긁은 흔적은 없었으며 건조함, 각질 등이 보이지 않았다. 남아 있는 소양감을 치료하기 위해 2014년 12월 12일 삼물황금탕 한제를 더 처방하였다.

삼물황금탕의 주 처방 포인트는 허열(虛熱)에 의한 피부증상이다. 건지황, 고삼, 황금으로 구성되는데 건지황은 심열을 꺼주므로 피부를 촉촉하게 해주고, 황금과 함께 음허(陰虛)로 인한 열을 식혀준다. 고삼은 피부의 성약으로 가려움증을 잡아준다. 따라서 건조하고 음허(陰虛)한 피부증상에 삼물황금탕을 처방하여 치료를 한다.

그림. 1
환부 사진

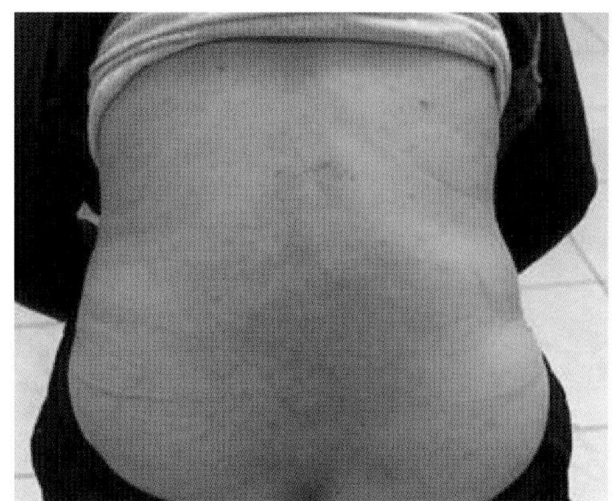
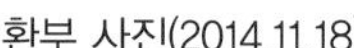
환부 사진(2014.11.18)

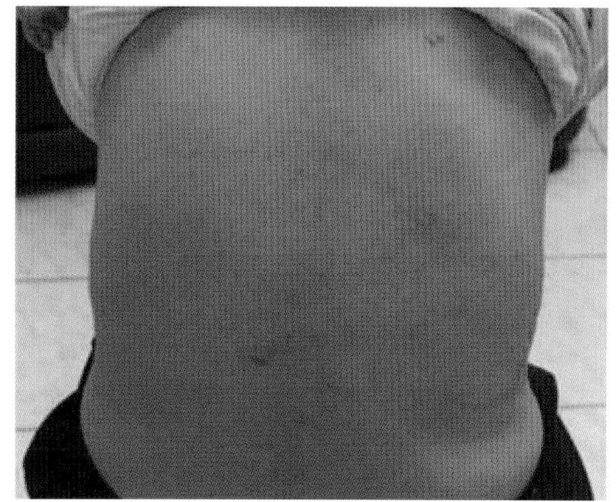
환부 사진(2014.12.12)

② 삼물황금탕 접촉성피부염 치험례

2015년 03월 14일, 55세 여환이 접촉성피부염을 주소증으로 한의원에 내원하였다. 본병은 평소 미용사로서 일하면서 화학적 제품을 많이 접촉하는 생활을 해오던 중 2012년 4월 경 아랫입술 가운데 아래 오목한 곳(승장혈, CV24) 부위와 양측 손목 부위에 홍반점이 발생하여 ◎◎피부과에서 알레르기성 접촉피부염으로 진단받고 두 달 간 약물치료를 받았지만 상태가 여전하여 ◇◇피부과로 옮겨 수개월간 약물치료 받았으며, 더운 환경에서 얼굴전체가 붉어지는 증상 외에는 호전되었다. 피부과에서 처방한 내복약은 그 후 중단하였으나 피부과에서 처방받은 바르는 스테로이드 연고는 심할 때마다 간헐적으로 환부에 도포하였다.

2014년 12월경 증상이 다시 재발하여 ㅁㅁ피부과에서 두 달 간 치료하였지만 상태가 여전하여 2015년 1월경 다시 ◇◇피부과에서 연고와 내복약을 처방받아 복용하였는데, 코를 중심으로 세로형태의 매우 붉은 홍조가 발생하여 복용을 중단하였다. 2015년 2월 14일경 △△피부과에 방문하여 연고와 약물치료를 받고 홍반과 부종은 완화되었지만, 2015년 3월 14일경 증상이 재발하였고 미용사 일을 그만두지 않는 한 피부과 약물과 스테로이드 연고 장기사용을 염려하여 근본적인 한방치료를 받고자 상기 주소의 상태로 본원에 내원하였다.

3/14일에 치자감초시탕을 한제 처방하고 침·뜸 치료와 면역조정을 위해 봉독치료를 주 2-3회 시술하였다. 양방 내복약은 치료와 동시에 중단하였고, 스테로이드 연고는 점차 줄여가도록 지도하였다. 한제 복용 후 예상했던 반응의 피부증상완화가 나타나지 않아 삼물황금탕으로 바꿔서 처방하였다.

치료 도중에, 양방 내복약과 스테로이드 연고의 중단으로 약물에 가려져 있던 증상이 나타나는 리바운딩 현상이 있었다. 리바운딩 증상은 안면부, 손 부위에 집중적으로 나타났으며 치료 효과를 평가하기 위해, PASI를 이용해 홍반, 경결, 인설 등을 수치로 기록하였다. 그리고 피부에 분명한 변화가 생길 때마다 사진을 찍어두었다. 환자는 PASI 점수 3.8점에서 0점으로 개선되었고, 이러한 피부의 변화는 사진상으로도 확인 할 수 있다. 06/12일에 통원치료를 종결하였으며, 그 이후 3차례 더 탕약을 처방하였고, 2016년, 2017년 추적 관찰 결과 재발하지 않고 안정적으로 치료되었음을 확인하였다.

글 원재한의원
정재우 원장

Psoriasis Area Severity Index(PASI) 건선면적 및 중증도 지수

전체 피부를 두부 10%, 구간 30%, 상지 20%, 하지 40%로 배분하고

침범범위는 1=〈10%, 2=10-〈30%, 3=30-〈50%, 4=50-〈70%, 5=70-〈90%, 6=90-100%의 6단계로 나누었다.
홍반, 인설, 침윤도는 0=없는 경우, 1=가벼운 정도, 2=중증도, 3=심한 정도, 4=극심한 정도의 4단계로 나누고 이를 종합하여 PASI 산출법에 따라 점수를 계산한다.

표 1. PASI로 도출한 접촉성피부염 환자의 피부증상점수

	Head	Trunk	Upper E.	Lower E.	PASI Score
처음	1×(1+1+1)×0.1=0.3	0×(0+0+0)×0.3=0	1×(1+0+0)×0.2=0.2	0×(0+0+0)×0.4=0	0.5
가장 심할 때	1×(1+1+0)×0.1=0.2	0×(0+0+0)×0.3=0	2×(3+3+3)×0.2=3.6	0×(0+0+0)×0.4=0	3.8
끝	0×(0+0+0)×0.1=0	0×(0+0+0)×0.3=0	0×(0+0+0)×0.2=0	0×(0+0+0)×0.4=0	0

그림. 2
환부 사진

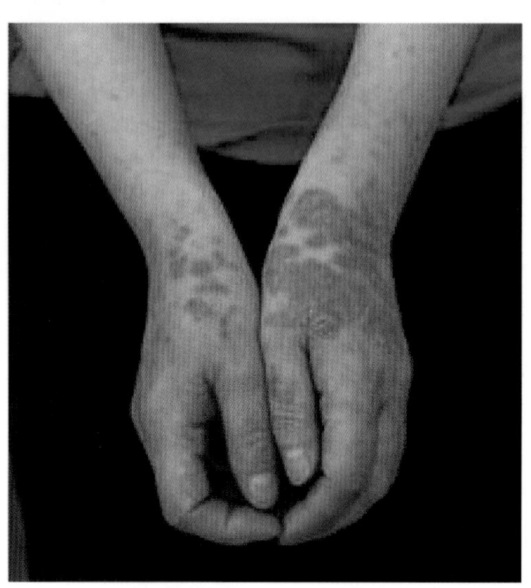

2015.05.01.(가장 심할 때 환부사진)

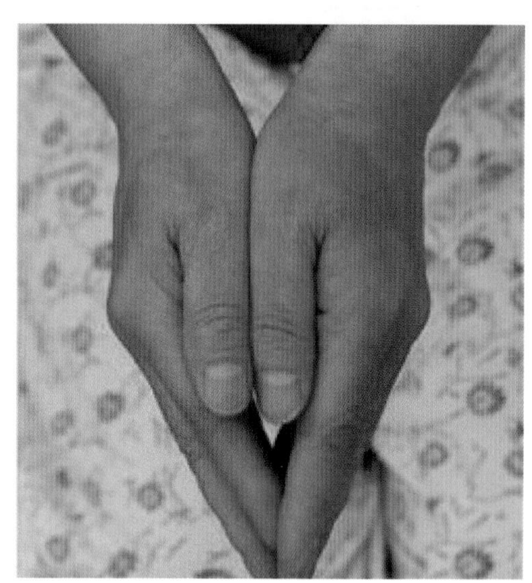

2015.06.12.(완치 후 환부사진)

③ 보중익기탕 난임 첫 번째 치험례

2013년 01월 19일 34세 여환이 한의원에 내원하였다. 3주 전 과로에 의해 유산을 하였으며, 심신이 불안정하였으며 불편한 증상을 안정시키고 재임신을 희망하였다. 과로 및 유산에 의해 소화불량, 두통을 호소하였으며 평소에 수족냉증이 있는 편이며 월경은 규칙적이다. 이 환자의 경우 기허증상으로 보고 보기를 통해 신진대사를 활성화시켜주기 위해 보중익기탕가 녹용을 처방하였다. 한제 복용 후 임신 소식이 들려왔으며 호소했던 불편한 증상은 모두 호전되었다.

④ 보중익기탕 난임 두 번째 치험례

2015년 01월 14일 33세 여환이 안면마비로 내원하였다. 결혼 후 난임으로 시험관 아기 시술을 2회에 걸쳐 시도하였으나 한 번은 무태임신, 한 번은 유산으로 모두 실패하였고, 연이은 실패 후에 안면마비가 발생하였다. 평소 수족냉증이 있는 편이었으며 기허(氣虛)증상을 보였기 때문에 보중익기탕과 옻이 주성분인 건칠환을 한 제 처방하였으며, 안면마비치료를 위해 침·뜸 치료를 한 달간 병행하였다. 2015년 02월 17일까지 침·뜸 치료를 매일 시행하였으며 안면마비는 외관상 병증 및 신경증상이 모두 정상으로 치료되었다. 2015년 03월 26일에 이 환자로부터 자연 임신소식을 접하였으며, 임신오조가 심하여 한약을 한 제 더 처방하였다.

⑤ 보중익기탕 수족냉증 치험례

2014년 10월 29일 29세 여환이 한의원에 수족냉증으로 내원하였다. 평소 감기에 잘 걸리고 추위를 많이 타며, 수족냉증을 주소증으로 호소하였다. 평소 소증에는 비염과 변비경향이 있으며 마르고 키가 작은 편이었다. 기허(氣虛)증으로 보고 보중익기탕과 옻이 주성분인 건칠환을 한제 처방하였다. 2014년 12월 2일 내원하였을 때 확인한 결과, 수족냉증은 50% 개선되었으며, 변비증상도 함께 호전되었다. 동일 처방으로 한제 더 처방하였다.

⑥ 마행의감탕 사마귀 치험례

2015년 01월 15일 7세 남아가 물사마귀를 주소증으로 한의원에 내원하였다. 2개월 전 양방병원에서 피부 물사마귀를 주소증으로 레이저 치료를 2차례 하였다. 레이저 치료 후에는 물사마귀가 없어졌으나 다시 반복하여 재발하였다. 목, 팔, 등에 군데군데 물사마귀가 분포되어 있었으며 소화, 대변은 정상이었으며 물사마귀 증상 이외에 기타 증상은 없었다. 마행의감탕을 10일분과 봉독미스트를 처방하였다. 약 복용 후 발진 및 물사마귀가 작아졌으며 호전되는 소견을 보였다. 2015년 01월 26일 동일처방과 봉독미스트를 처방하여 1일 3회 환부에 도포하도록 하였다. 2015년 05월 21일 성장 한약 상담을 위해 내원했을 때 확인결과 2회 한약 복용 후 물사마귀가 모두 사라졌으며 재발도 없었다고 확인하였다.

⑦ 보험약 황련해독탕(정)과 가미소요산으로 완치한 접촉성피부염

61세 여성으로 6개월 전 화장품을 바꾸고 나서부터 안면부 트러블로 피부염이 생겨 피부과 치료(내복약과 연고)를 반복해서 받았으나, 치료를 받을 때만 좋아졌다가 치료를 중단하면 악화되기를 반복한다. 시간이 지날수록 안면홍조도 심해지고 소양감으로 잠을 잘 수 없을 정도가 되니 피부과 치료가 정답이 아니라는 것을 느끼면서 한의치료를 받기를 원해서 내원했다.

보험약 가미소요산 합 황련해독탕(정)을 15일분 복용하고는 안면홍조와 소양증이 30% 개선되었으며, 다시 같은 처방으로 15일분 복용하고는 전체적으로 50% 정도 증상의 개선이 보인다. 다시 같은 처방을 30일분 더 복용한 뒤에는 상안검 주위에 작은 홍반만 남고 안면부 다른 부위의 홍반은 거의 진정되었다.

이 환자는 안면부 전체에 홍조와 심한 소양감으로 피부과 치료에도 불구하고 반복적으로 재발하여 피부과 치료는 정답이 아니라고 스스로 판단하여 내원한 환자로 한약 치료에도 상당한 거부감을 보여서 보험한약으로만 치료하기로 하고 안면홍조, 상열감, 소양감을 목표로 보험

약 가미소요산과 황련해독탕(정)을 2개월 복용하여 안면 홍조, 소양감 등 제반 증상이 거의 호전된 환자이다. 이 환자는 향후 2개월 정도 추가적인 처방이 필요한 상태이나 본인 스스로 완치되었다고 판단하여 현재는 더 이상 투여하지 않고 있으나 재발의 위험성이 높은 환자이다.
갱년기 전후 여성들 중에서 상열감을 동반한 안면홍조를 호소하는 환자들이 상당히 많이 보게 되는데, 이런 환자들을 진료할 때 염두에 두어야 사항들이 있다. 피부에 좋다고 생각하는 화장품류(선크림 포함)를 지나치게 많이 사용해서 피부가 과민해지고 접촉성 피부염으로 진행되어 오랫동안 고생을 하는 경우를 종종 보게 된다. 이 환자의 경우도 아주 순한 기초화장품 이외에 일체의 다른 화장품의 사용을 자제하도록 하고 심지어는 선크림, 폼클린징 등의 사용도 하지 말도록 지시하여 피부의 자생력을 길러주도록 했다.
장기간 동안 반복적으로 피부과 연고(스테로이드)를 사용하여 피부가 얇아지고 얇아진 피부는 자극에 더 민감해지고, 여성호르몬 등의 영향으로 안면홍조가 더 심해지는 악순환이 반복된다. 건강한 피부로 되돌아오기 위해서는 최소한 3-6개월간의 섭생과 치료 기간이 필요하다. 피부 질환은 보는 관점에 따라 다양하게 진단을 내릴 수 있으며, 이 환자의 경우는 최초 유발 인자를 중심으로 봐서 접촉성피부염이로 진단했다.
황련해독탕은 피부 소양증, 홍조, 염증을 개선시키며, 아토피성 피부염의 소양감을 개선시킬 경우에는 제1선택으로도 좋다. 피진이 아주 건조한 상태인 경우에는 적응되지 않지만, 거칠거칠해 있거나, 붉기가 강한 피부질환이라면 일시적으로 활용하는 경우도 많다. 피부 소양감은 다양한 원인으로 발생하지만, 가장 흔한 노인성 피부 소양감에는 비교적 체력이 있는 사람에게 적응된다. 임신소양증, 음부소양증 등에도 효과가 있다. 그 외에 좌창, 습진, 담마진 등에도 활용되고 있으며, 넓은 스펙트럼을 갖고 있다.

⑧ 4년 동안 반복적으로 나타나는 심한 두통을 오수유탕으로 치료

54세 여자환자로 조리사로 일하는 환자이다. 주변 사람 때문에 늘 스트레스를 많이 받고 있으며, 최근에는 체중이 5kg 정도 줄었다. 2주에 1번꼴로 나타나는 심한 두통 때문에 일상 생활이 어려울 정도이다. 두통이 시작되기 전에 먼저 코가 싸늘해지면서 두통이 시작되며, 두통과 동시에 오심, 구토 증상이 동반된다. 내원 당시 이틀 동안은 심한 두통으로 응급실까지 다녀온 상태였다. 이런 두통이 4년 정도 반복적으로 나타나 경동맥 초음파, mri 등 여러 검사를 받아 보았으나 모두 정상으로 나타났다. 에어컨 바로 아래에서 일을 한 지가 8년 정도 되었으며, 늘 혓바늘이 돋아있고, 손발이 차고, 비염 증상이 동반되며, 피로감 때문에 일상생활에 어려움이 많다. 가끔 상열감, 자한증상도 있다.
오수유탕 15일분 복용 후 두통의 횟수는 비슷하나 강도가 반 정도로 줄었으며, 구토 증상은 거의 없어지고 피로감도 많이 줄어들었다. 상열감이나 자한 증상은 갱년기 증상으로 여전하다. 근육통은 있으나, 피로감도 호전되었으며, 오심 구토 증상도 호전되었다. 다시 오수유탕을 15일분 더 투여하고는 오심, 구토 증상은 거의 없어지고, 두통도 많이 호전되었으나 아직 두통이 시작될 것 같은 느낌은 항상 있다. 오심 증상이 없어지고부터 식사를 잘 하면서 피로감도 호전되고 있다. 다시 오수유탕을 15일분 더 투여하고 두통, 오심, 구토 등 제반 증상이 모두 없어지고, 식사도 잘 하면서 피로감도 개선되었다.
오수유탕은 비교적 체력이 저하된 사람의 한랭자극에 의해 생기는 두통, 신경통, 복통, 월경통 등 각종 통증과 신진대사 저하로 인한 증상, 순환기증상 호흡기증상에 광범위하게 응용하는 처방이다. 환자는 오심 구토를 동반한 극심한 두통으로 응급실에 다녀올 정도로 심한 증상으로 고생하고 있는 분으로 수족냉증, 오심, 구토를 동반한 극심한 두통 등으로 한궐두통으로 변증하고 오수유탕을 처방해서 복용 후 만족스럽게 제반 증상이 호전되었다.

참조 – 乾嘔吐涎沫 頭痛者 吳茱萸湯主之(강평상한론 378)

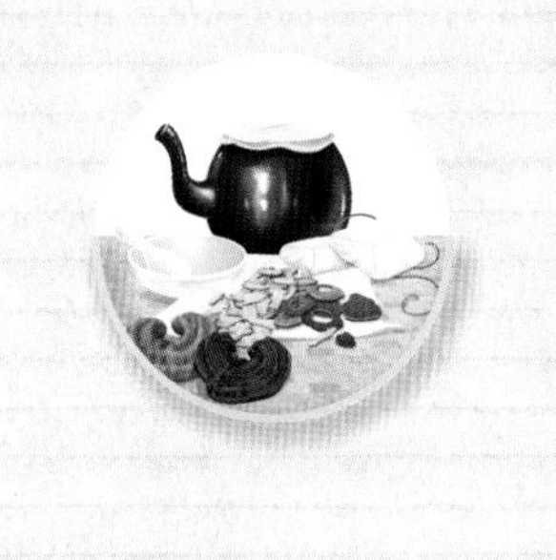

글 천수한의원
이형호 원장

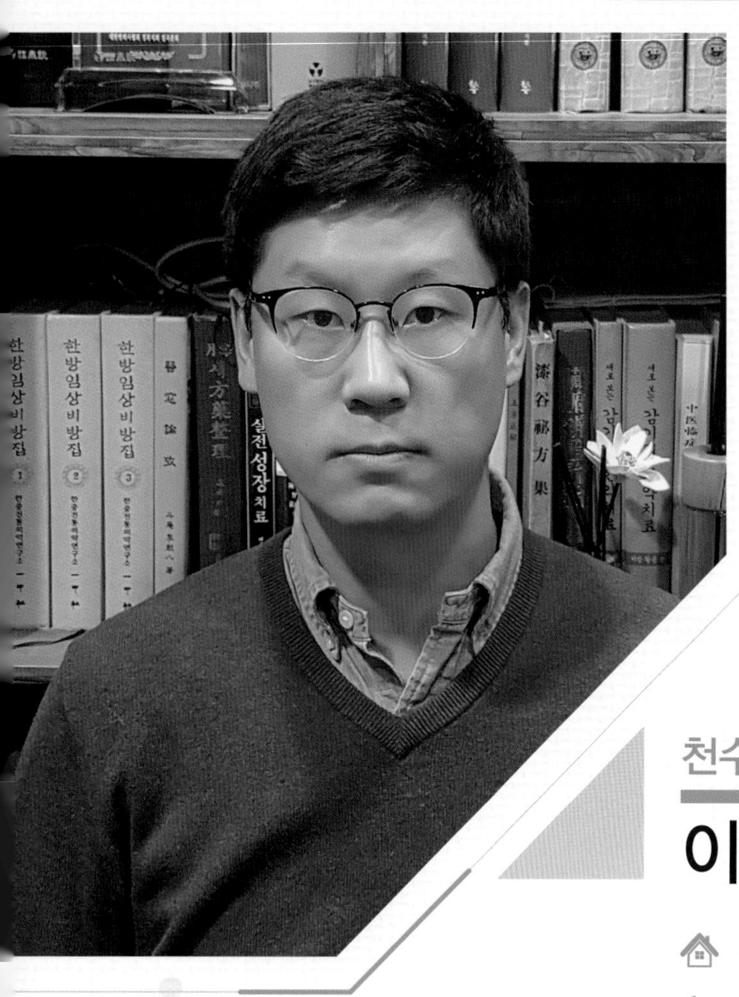

천수한의원

이형호

경북 칠곡군 석적읍 북중리3길 67

054) 977-1230

- 現) 천수한의원 원장
- 원통한의학회 회원
- 한방내과 전문의
- 동부허병원 침구과 과장
- 불교한방병원 중풍클리닉
- 국군체육부대 군의관

1. 한의원 소개

개원 당시 어떤 한의원을 만들겠다는 꿈을 꾸었고, 만들어 왔는가.

인턴과 레지던트 수련의 과정 총 4년을 수료하였는데, 중환자실과 응급실을 운영하는 한방병원에서 한방 각과 과장님들과 신경외과 방사선과 원장님 밑에서 양한방 협진으로 트레이닝을 받았으며, 그 당시 꽤 많은 급성기 중풍환자와 응급환자들을 보았었다. 군의관 생활과 함께 봉직의 생활까지 근 8년의 병원생활을 마치고, 우연히 2004년 11월에 선배 한의원을 인수하여 개원했다.
봉직의 생활 때는 전공과 달리 척추클리닉으로 추나를 전문으로 하였는데, 일반 한의원 개원을 하고 보니, 기존에 보던 환자들의 증상들과는 다르게 상대적으로 경증의 환자들을 많이 보게 되었다. 그리고 특정질환을 위주로 진료하기보다는 평범한 임상 잡과를 모두 보게 되는 한의사가 되었다.

보험한약을 사용한 계기가 무엇이었나.

동네 한의원에서 다양한 질환을 치료하다 보면, 원 포인트로 교정해주는 약이 필요한데, 첩약보다 빠른 시간에 바로 사용할 수 있는 다양한 엑기스제제나 상비약들이 그 역할을 해 줄 수 있다. 특히 즉각적인 대응에 가장 좋은 것이 보험한약이다. 이 원 포인트 교정을 잘 할 수 있다면 탕제의 효과나 침 치료의 효과가 극대화되어 치료율이 크게 달라질 수 있다.
사실 보험한약은 이용하기 편하면서도 상당히 효과가 좋은 장점이 있다. 단 처방마다 특징을 잘 감별해서 써야 된다.

어느 질환에 많이 처방하나.

모든 질환에 모든 처방을 사용할 수 있다는 생각으로, 거시적인 관점에서 다양하게 임기응변 하면서 처방을 응용하는 편이다.

(1) 외감

증상	처방
외감 표증	인삼패독산, 연교패독산, 갈근탕, 구미강활탕, 대청룡탕
근육통 관절통	갈근탕, 구미강활탕, 대청룡탕
발열	연교패독산, 대청룡탕, 갈근해기탕, 소시호탕
소양증	소시호탕, 시호계지탕, 시경반하탕
소아·노인 ·허약자	삼소음
기침	삼소음, 소.대청룡탕, 구미강활탕, 시경반하탕, 행소탕, 자음강화탕
코막힘	갈근탕, 갈근해기탕, 대청룡탕, 형개연교탕

외감으로 인한 경우 초기의 표증에는 인삼패독산 연교패독산 등을 사용할 수 있지만, 근육통이 있고 땀이 잘 나지 않으면 갈근탕을, 신체통이 심하다면 구미강활탕 대청룡탕 등을 사용할 수 있고, 열이 심하다면 대청룡탕 갈근해기탕 등을 사용할 수 있다. 표증이 지속되면서 소양증이 같이 나타나는 경우 시호계지탕, 기침 감기에는 허약한 소아나 노인의 경우 삼소음, 수양성 가래나 맑은 콧물 같은 경우는 소청룡탕, 초기에 기침이 심하다면 대청룡탕, 진득해지는 기침이 난다면 소시호탕, 열이 나면서 기침이 심하다면 시경반하탕, 급성기가 지나서 여열이 지속되거나 반복되는 경우는 삼호작약탕, 누런 콧물이 나거나 중이염이 있다면 형개연교탕, 급성기가 지나서 발열도 없고 기침이 안 끊어지는 경우는 행소탕 자음강화

탕 등을 구분하여 응용한다.

(2) 소화기질환

증상	처방
속이 더부룩하다	평위산, 향사평위산
역류성 식도염	반하사심탕, 반하후박탕, 내소산 회춘양격산
식욕저하	대화중음, 소시호탕, 보중익기탕, 청서익기탕 삼출건비탕
어지럼증	반하백출천마탕, 반하후박탕
찬 것을 먹고 소화불량	내소산, 이중탕
위음부족	생맥산
스트레스가 동반	시호소간탕, 시호청간탕, 회춘양격산
만성 소화불량	보중익기탕, 삼출건비탕
복만 변비	조위승기탕, 도인승기탕, 대시호탕, 대황목단피탕, 삼황사심탕
속쓰림	내소산 반하사심탕, 황련해독탕, 회춘양격산 생맥산
설사	불환금정기산, 청서익기탕, 삼출건비탕

속이 더부룩하다면 평위산 향사평위산, 구토가 잘 나거나 역류성 식도염의 증상이 있다면 반하사심탕 반하후박탕, 회춘양격산, 식욕이 저하되거나 배가 빵빵하다면 대화중음, 어지럼증을 동반한다면 반하백출천마탕, 찬 것을 먹고 소화가 안 되거나 한증인 경우에는 내소산 이중탕, 위음부족증에는 생맥산, 스트레스가 극심하여 복부가 빵빵해지면서 옆구리 쪽이 결리면 시호소간탕 시호청간탕, 만성이면서 허증인 소화기질환에는 보중익기탕 삼출건비탕, 복만 증상과 변비가 있다면 조위승기탕 도인승기탕, 속쓰림이 극심한 경우 황련해독탕을, 설사에는 불환금정기산 청서익기탕 등을 응용한다.

(3) 근골격계 통증

일반적으로 이리저리 옮기면서 아픈 담음의 증상에 이진탕 궁하탕, 목 어깨통증에는 갈근탕, 요통에는 오적산, 관절통에는 구미강활탕을 기본으로 사용할 수 있지만 환자가 머리쪽으로 강하게 압력이 높아지거나 평소 열성 경향의 두통과 어깨 결림이 심한 경우에는 삼황사심탕, 관절이 벌겋게 종통하고 염증이 심할 때는 대황목단피탕을 응용한다.

(4) 내상

기력이 떨어진 경우 말하기가 힘들고 움직이는 게 싫다면 보중익기탕, 오래된 피로나 신경통은 팔물탕, 갈증이 나면서 기력이 저하되면 생맥산, 음허로 도한이나 조열이 생기면 가미소요산 자음강화탕 당귀육황탕 등을 응용한다.

(5) 피부질환

여드름의 경우 형개연교탕, 피부소양증이나 초기의 두드러기에는 연교패독산, 열성으로 붉어지는 피부질환에는 갈근해기탕 황련해독탕, 습열로 인한 경우에는 인진호탕, 소화불량을 동반한 두드러기에는 내소산, 급성기 발한으로 해독해야 되는 경우는 대청룡탕 등을 사용한다. 또한 피부의 출혈성 자반에는 황련해독탕이나 당귀육황탕을 사용한다.

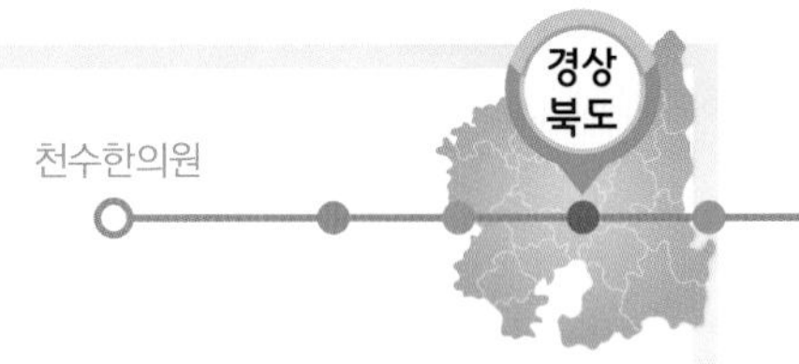

(6) 부인과

생리통에 도인승기탕 대황목단피탕 가미소요산 소시호탕 시호소간탕 시호청간탕, 하혈에는 익위승양탕 보중익기탕 등을 사용할 수 있으며 갱년기 증상에는 가미소요산 자음강화탕 당귀육황탕 등을 사용한다.

(7) 신경정신과

불면의 경우 황련해독탕 삼황사심탕 회춘양격산, 시호청간탕 당귀육황탕 등을 응용할 수 있다.
전체적으로 약재의 작용범위의 편차가 큰 처방들, 일반적으로 한의원에서 잘 응용하지 않는 보험약재들이야말로 더 쓰기에 좋은 처방이라는 생각을 가지고 응용을 하는 편이다. 대청룡탕 당귀육황탕 대시호탕 삼황사심탕 대황목단피탕 도인승기탕 같은 처방들도 사용하기에 따라서 효과가 탁월하다.

2. 나의 애용처방

① 대청룡탕(보험한약)
급성 외감으로 인한 고열과 신체통이 있는 환자, 만성적으로 쌕쌕거리는 천명음이 들리는 환자(노인들도 응용), 두드러기나 피부소양증이 심한 환자의 汗法에 사용한다.

② 삼황사심탕(보험한약)
눈이 충혈되거나 얼굴이 붉고 맥이 굉장히 실한 경우의 두통 견비통, 불면증 출혈 같은 경우에 최우선으로 투여할 수 있다.

③ 대황목단피탕(보험한약)
통풍의 급성기 발가락이 퉁퉁 붓고 통증이 심한 경우 우선 투여하여 건측에 자침하여 치료한다.

④ 도인승기탕(보험한약)
체격이 장실한 부인들의 오래된 변비나 생리통에 응용한다.

⑤ 청서익기탕(보험한약)
二陰의 습열이나 피부의 습열을 제거하는데 응용한다.

⑥ 대화중음(보험한약)
치료약이나 보약 사용 중 식욕부진 소화불량의 경우에 동복한다.

⑦ 당귀육황탕(보험한약)
자반성 피부질환이나 도한, 그리고 열이 많이 오르는 갱년기 장애 환자에게 응용한다.

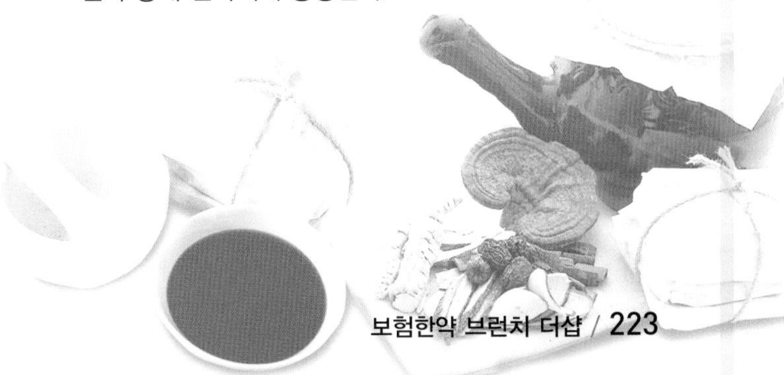

3. 기억에 남는 임상례

① 혈압상승과 뒷목 통증을 동반한 급성 고혈압 환자와 삼황사심탕

2017년 6월 26일 택시기사인 65세 남자환자(167cm/66kg)가 내원하였다. 좌측 풍지혈이 땡기고 아프면서 눈이 충혈되고 열이 오르면서 눈이 튀어나올 것처럼 통증이 심하다. 신경학적인 사지의 마비 증상은 없으나 혈압이 190/98mmHg으로 상당히 높게 나왔는데, 평소 고혈압의 병력은 없다고 한다. 맥은 유력하였다. 전일 저녁부터 증상이 발생하여 금일 청심환을 복약하고 내원하였다.

일단 환자에게 졸중풍에 대한 인지를 시키고, 팔다리 마비 증상이 있으면 바로 응급실로 가라고 티칭을 한 다음, 상체 쪽으로 기혈의 압력이 치받은 상태로 보고 삼황사심탕을 1포 투여하고 침 치료를 하였다. 귀가 시 통증이 조금 완화된 상태였고, 혈압은 160/90mmHg으로 약간 내려갔다. 밤이라도 특별한 증상이 생기면 응급실로 가라고 설명을 하였다.

다음날 아침에 3시간 택시 영업을 하고 내원하였다. 내원 시 139/82mmHg 항배 견통 호전, 눈이 빠질 것 같은 통증은 70% 호전되었으며, 전체적인 통증의 양상은 약간 뻐근한 정도가 남아 있는 정도였다. 전일 귀가 후 통증이 많이 완화되었다고 한다. 한약 복용을 권유하였으나 침 치료만을 원하셔서 5일간 삼황사심탕 복용과 침 치료로 혈압 및 모든 증상이 안정되었고 이후 2일 주기로 3회 복약 및 침 치료 후 치료가 종료되었다.

삼황사심탕
대황 황련 8 황금 4

적응증

체력이 있는 사람의 안면홍조, 불안, 변비, 고혈압 수반증상(어깨결림), 이명, 두중, 불면, 명치 밑이 답답하고 단단하게 느껴지나 만지면 부드러운 경우, 심장 기능의 약화, 심장병의 불명확한 기록 및 합병증, 원인 미상의 발열, 코피, 피를 토하는 경우, 재발성 구내염, 혀 유두의 비대, 심통, 소양증

일반적으로 급성 코피에 가장 먼저 사용하는 처방이기도 하다. 개인적으로는 안면홍조 불안 변비 어깨결림 이명 불면 코피에 빨간줄을 쳐놓고 항상 준비하고 있는 처방이다. 즉 상체 쪽으로 강한 압력이 형성되면서 나오는 여러 증상에 응용한다.

② 모낭염으로 5주간 피부과약을 복약했으나 별무호전된 여환과 청서익기탕

2013년 7월 19일 33세 여자 환자가 우측 뒷목통증(풍지) 어깨통증으로 내원하였다. 특이하게도 환자는 피부가 따끔거리는 게 너무 심하다고 호소하였다. 5주 전 원인불명으로 피부가 따끔거리는 게 발생하여 병원에서 모낭염으로 진단받았다. 5주째 병원약을 복약 중인데 설사가 지속적으로 나고, 증상은 더욱 심해져서 너무 힘들다고 한다. (병원에서 다른 치료법이 없다고 약만 복약하라고 한다.) 피부에 열이 나고 수족번열이 심하며, 맥은 완(무력)하였다. 한약 복약을 권했으나 침 치료만을 원하여, 목 어깨 통증의 침 치료와 함께 맥이 약하면서 설사까지 나는 상태라서 虛熱로 보고 청서익기탕 1일분을 처방하였다.

다음날(20일) 내원 시 설사는 바로 멈추었고 다시 침 치료와 함께 청서익기탕 1일분 처방, 2일 뒤(22일) 내원 시 전신 열감이 조금 호전되었다. 다시 1일분 처방을 하였고,

23일 내원 시 전신 열감이 70% 감소되었으며, 피부 따끔거림도 완화되었다. 이날 청서익기탕을 3일분 처방을 하였고, 24일, 25일, 26일 3일 간 침치료와 청서익기탕 복약 중 피부증상 완전 소실하였다. 2년 뒤 내원 시 확인해보니 그때 치료 이후 재발이 없었다고 한다.

청서익기탕

蒼朮 6 黃芪 4 升麻 4 人蔘 2 白朮 2 陳皮 2 神麯 2 澤瀉 2 黃栢 1.2 當歸 1.2 葛根 1.2 靑皮 1.2 麥門冬 1.2 甘草 1.2

적응증

여름 타는 것, 다한, 더위로 인한 권태감 및 피로감, 갈증, 식욕부진, 열감, 설사, 이질, 여름철의 감기, 인플루엔자

청서익기탕은 기허+습열이 동반된 경우에 해당하며, 개인적으로는 주로 피부 쪽으로 허열이 발생한 경우와, 또한 전음과 후음의 습열을 제거하는 약을 써서 안 될 경우 '升提'라는 새로운 치법으로 응용하고 있다.

③ 갓 취업 나온 젊은 남자의 여드름과 형개연교탕

2013년 7월 17일 갓 취업 나온 19세의 젊은 남자가 내원하였다. 앳되어 보이는 얼굴에 굵은 여드름이 화농성으로 생기고, 얼굴 몸통 전체에 열감과 발진이 있으며 피부가 가렵다고 한다. 3개월 전 취업을 하면서 증상이 생겼다. 피부과 치료를 받았으나 별무 호전으로 내원하였다. 소화는 잘 안 되는 편이고, 대변은 2일에 1회, 더위를 좀 타는 편이다. 한약을 권유하였으나, 사회 초년생으로 아직 한약을 복약하기에는 형편이 어렵다고 하여 침 치료와 함께 양명경 울열로 보고 갈근해기탕 1일분을 투여하였다. 3일 뒤(20일) 별무 호전으로 다시 내원하여 3일 간격으로 치료하기로 하였으며, 갈근해기탕으로 큰 변화가 없으므로 처방을 형개연교탕으로 바꾸어 3일분을 투여하고 침치료를 하였다. 이후 7/20 형개연교탕 3일분, 7/23 형개연교탕 3일분, 7/26 얼굴 등 여드름 호전되어 다시 형개연교탕 3일분, 7/29 여드름은 호전 중인데 얼굴 홍조가 지속되어 자음강화탕 6일분 처방을 바꾸었다. 8/5 내원 시 홍조가 별무 호전하여 다시 형개연교탕 4일분으로 바꾸었다. 8/22 형개연교탕 4일분, 8/22일 내원 시 여드름이 거의 소실되었으며 치료가 종결되었다. 중간에 얼굴의 열감이 지속된다고 하여 자음강화탕을 처방하였으나 크게 효과를 보지 못하여 다시 형개연교탕으로 전방하여 마무리한 케이스였다.

형개연교탕

荊芥 2.8 連翹 2.8 防風 2.8 當歸 2.8 川芎 2.8 柴胡 2.8 枳殼 2.8 黃芩 2.8 白芷 2.8 桔梗 2.8 芍藥 2.8 梔子 2.8 甘草 2

적응증

코막힘, 콧물, 코의 소양감, 기침, 천식,
귀의 통증, 외이의 수포나 염증,
감기, 인플루엔자, 비염, 알레르기성 비염, 부비동염, 인두염, 편도염, 세기관지염, 기관지염, 기관염, 후두기관염, 백일해, 중이염, 고막염

형개연교탕은 얼굴 쪽 오관의 염증에 사용하는 약이다. 화농성으로 젊은 시절에 올라오는 여드름의 경우 침 치료가 상당히 효과적이며, 특히 보험한약 중 형개연교탕이 주방이라고 할 만큼 치료가 잘 되는 약이다.

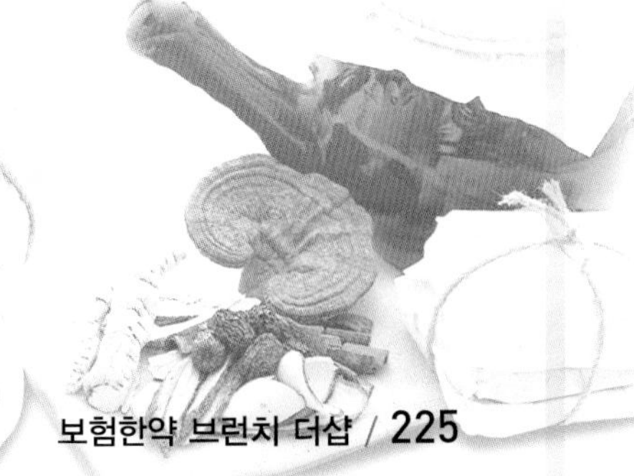

④ 내치질환자의 배변 시 항문통에 보중익기탕과 청서익기탕

2013년 7월 18일 39세 남자(174cm/89kg)가 배변 시 찢어지는 통증을 주소로 내원하였다. 1개월 전 회식으로 돼지고기와 술을 먹고 나서 발생하였다고 한다. 2년 전 출혈(선혈)로 병원에서 수술을 권유 받았으나 한약으로 치료한 경험이 있다. 맥은 유력한 활맥으로 더위를 타는 편이고, 소화는 양호하며 대변은 1회/일, 불쾌한 편이다.

대장습열로 보고 1차로 방약합편 진교창출탕을 1제 15일분을 처방하였으나 통증은 더 심하다고 한다. 반총산을 2일분 달여 주었는데도 역시 통증이 심하다고 한다. 개인적으로 二陰의 濕熱에 升提하는 치법으로 청서익기탕을 쓰고 싶었는데, 마침 보험한약 청서익기탕이 없어서 보중익기탕을 5일분 처방하였다. 약을 1~2일 먹는 도중 통증이 바로 완화가 되기 시작하였다. 그래서 2차로 방약합편 청서익기탕 원방으로 20첩 45포 15일분을 처방하였다. 복약 후 통증이 70%가량 소실하여 같은 처방(청서익기탕)으로 1제 더 처방하였고, 복약 중 항문 통증은 완전히 소실되었고 불쾌한 대변도 호전되어 치료를 종결하였다.

청서익기탕

蒼朮 6 黃芪 4 升麻 4 人蔘 2 白朮 2 陳皮 2 神麯 2 澤瀉 2

黃栢 1.2 當歸 1.2 葛根 1.2 靑皮 1.2 麥門冬 1.2 甘草 1.2

적응증

여름 타는 것, 다한, 더위로 인한 권태감 및 피로감, 갈증, 식욕부진, 열감, 설사, 이질, 여름철의 감기, 인플루엔자

대장의 습열로 인한 치질 출혈 대변불쾌의 경우 진교창출탕으로 치료가 잘 안 되는 경우 보중익기탕이나 청서익기탕 류를 사용하여 효과를 볼 수 있다.

⑤ 30년 넘은 만성변비에 도인승기탕

2017년 8월 18일 평소 손목 어깨 통증으로 치료받던 52세 여환(168cm/61kg)이 심하비체 소화불량을 호소하였다. 평소 만성적인 소화불량이 있으며 대변은 3~4일에 1회로 변비가 거의 30년 가까이 되었다고 한다. 평소 미용일을 하면서 오래 서 있는데 오른쪽 발등이 아프다고 하여 다리를 보니 우측 종아리가 좌측에 비해 조금 부어 있다. (환자는 인지하지 못 함)

환자에게 복부의 순환장애를 개선해야 다리 쪽의 순환이 좋아진다고 설명하고 변비를 치료하자고 하였다. 상비약으로 달여놓은 평위산과 조위승기탕 1포를 동복하여 3일분을 처방하였다. 침 치료는 중완 천추 족삼리 합곡 태충을 사용하였고 천추 주변으로 자침하여 전침을 같이 시행하였다. 3일 뒤 내원 시 대변은 매일 나오기는 하는데 시원하지 않다고 한다. 다시 같은 처방(조위승기탕)으로 3일 복약을 하고 내원하니 상태가 똑같다고 한다. 대변은 매일 조금씩 보는데 여전히 시원하지 않다고 하여 도인승기탕으로 바꾸어 평위산과 같이 3일분 복용하도록 하였다. 다음 내원 시 변이 시원해졌다고 한다. 오른쪽 다리 쪽으로 미세하게 부었던 부기도 빠져 있었다. 같은 처방(도인승기탕)으로 3일분 2회 더 치료하였으며 복약을 중지한 상태로 1주일 뒤 내원 시 매일 배변을 하여서 치료를 종결하였다.

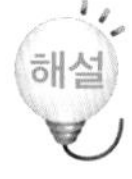

도인승기탕

大黃 12 芒硝 8 桂枝 8 桃仁 6 甘草 4

적응증

변비, 하복부의 강한 긴장감, 검은 색의 대변, 소변이 시원하게 나오지 않는 증상, 혈뇨, 코피, 두통, 중풍전조증 및 중풍, 원인 미상의 열, 고열로 인한 의식 불명, 헛소리, 월경통, 과소월경, 골반염증성 질환, 만성 신염 증후군, 방광염, 알코올

중독, 해리 장애, 정신분열

복만증상이 있는 소화불량에는 조위승기탕을 써 볼 수 있다. 오래된 변비에는 어혈이 동반되는 경우가 대부분이기 때문에 조위승기탕보다는 도인승기탕이 더 적방인 경우가 많다.

⑥ 두드러기에 갈근해기탕

2012년 3월 17일 37세 여자 환자(156cm/52kg)가 요통으로 내원하였다. 주소증으로 매일 해질 무렵에 가렵고 두드러기가 올라온다고 한다. 1주일 전 햄버거를 먹고 체하여 약국에서 소화제를 먹었으나 이때부터 두드러기가 발생하여, 꼭 해질 무렵에 간지럽다고 하였다. 평소 더위를 많이 타는 체질이다. 요통은 침구 치료를 하였고 두드러기는 양명경병으로 보고 갈근해기탕 1일분 투여하였다. 1회 치료 후 환자는 내원하지 않았다. 한참 뒤에 내원 시 확인해 보니 그때 치료 이후 바로 증상 소실되었다고 한다.

갈근해기탕

葛根 4 柴胡 4 黃芩 4 羌活 4 石膏 4 芍藥 4 升麻 4 白芷 4 桔梗 4 甘草 2

적응증

인체 내부의 열증(양명경병)으로 인한 안구 통증 및 비강 내 건조감, 수면 장애, 감기, 인플루엔자, 알레르기성 비염, 위축성 비염, 급성 부비동염, 알레르기성 접촉피부염, 다형홍반

갈근해기탕은 양명열로 발생하는 두드러기 은진 소양 아토피 대상포진 등의 피부질환에 사용할 수 있다. 해질 무렵에 증상이 발생하거나 심해지는 경우 양명울열로 진단하고 갈근해기탕을 사용할 수 있다.

⑦ 탕약 치료중인 만성두드러기 환자의 급성 발작기에 대청룡탕

2017년 4월 17일 35세 여환(153cm/53kg)이 피부가 가렵고, 두드러기가 모기 물린 것처럼 올라오는 증상으로 내원하였다. 발작 시 열이 생기면서 두드러기가 올라오고, 3-5분 정도 긁고 나면 가려움증이 생긴다고 한다. 3개월 전부터 2-3일에 1회 정도씩 발생하고 목과 얼굴 쪽으로 열이 오른다고 한다. 특히 해질 무렵에 조열이 생기며 이후 야간까지 상열 및 소양이 지속된다고 한다.

평소 땀이 잘 나지 않는 편이다. 추위를 타는 편이며 면색이 창백하다. 수족이 차고 3년 전 타 한의원 한약 복약 후 더 차가워진 적이 있다. 대변은 7일에 1회 염소 똥처럼 나온다고 한다.(유산균 먹음) 소변은 자주 안 가는 편이고, 경행은 불규칙하여 혹 한 달에 2회 하거나 혹 복통이 있다.(진통제 안 먹음). 음수량은 적은 편이다. 간맥은 현삽하고 촌척맥은 약하다. 최근에 입이 바짝 마르고 수면은 양호하나 최근 잠을 자꾸 자게 된다고 한다. 기혈이 모두 약한 편이고 피부의 풍열증상이 혼재되어 있는데, 혈허를 우선으로 보고 가미소요산(加味逍遙散)을 기본방으로 선방하였다. 화피 금은화 연교 백선피 백질려 형개 방풍을 가미하여 15일분을 1차 처방하였다. 복약 후 두드러기가 지속적으로 올라오기는 하는데 강도가 완화되었다고 한다. 변비와 구갈증이 호전되었다.

2차 처방으로는 풍열을 치료하는 청기산(淸肌散)에 화피 금은화 연교 백선피 백질려 당삼을 가미하였다. 처방 복약 중 두드러기가 3일 연속으로 심하게 올라오기도 하였는데, 증상이 심할 때마다 내원시켜 대청룡탕을 투여 후 전신에 핫팩을 대어 홍건하게 땀이 날 때까지 한법(汗法)을 반복하였다. 2차 처방을 복약한 후 두드러기는 조금 더 호전되었고 상열감 60% 호전, 변비 70-80% 호전, 구건 50% 호전되었다고 한다. 경제적 사정으로 다음 약을 복약하지 못하고 치료종결 되었으나, 복약 후 4개월 후 확인 시 두드러기 발생횟수가 1회/2-3일 정도에서 한 달에 1-2회 정도로 줄어들었다고 한다.

글 천수한의원
이형호 원장

대청룡탕

麻黃 6 桂枝 2 甘草 2 杏仁 8 石膏 5 生薑 7 大棗 30

적응증

발열, 오한, 신체동통, 땀은 나지 않으면서 가슴이 답답하여 안정하지 못하는 경우, 감기, 몸살, 천명, 급성 인두염, 급성 편도염, 급성 후두염, 급성 기관염, 급성 기관지염, 급성 세기관지염, 급성 후두기관염, 급성 폐쇄성 후두염 및 후두개염, 급성 인후두염, 인플루엔자, 폐렴, 천식, 만성 폐쇄성 폐질환, 폐부종, 급성 부비동염. 급성 결막염, 단독

피부 질환의 치료는 크게 청열해독 거풍습지양 양혈거풍 등의 치료법으로 대별될 수 있는데, 급성기 소양증이 심하거나 발진의 발생 시에 대청룡탕으로 한법(汗法)을 적절하게 시행하면 치료 효과를 높일 수 있다. 이 환자의 경우 처음부터 소발한법(少發汗法)의 계마각반탕(桂麻各半湯)을 선방하였으면 더 좋았을 듯하다.

⑧ 크게 놀란 후 胸痛 嘔吐 便秘 不眠을 호소하는 환자의 보험한약 대시호탕과 소함흉탕의 치험례

2016년 11월 22일 23세 여자(130-87mmHg, 175cm/70kg) 환자가 흉통이 심하고 음식 냄새만 맡아도 토하며, 음식을 먹으면 토해서 거의 먹지를 못하는 상태로 내원하였다. 잘 먹지 못해서 어지럼증도 아주 심했다. 3개월 전 육아를 도와주던 시어머니가 새벽에 애기 우유를 타러 나가서, 거실에서 심장마비로 사망한 것을 아침 기상 후 목격하며 크게 놀란 후에 발생하였다. 便秘가 심해서 2-3주에 1회 겨우 토끼 똥처럼 본다. 발병 이후 불면증이 생겼는데 1개월 전부터는 더욱 심해져서 거의 1시간도 못 잔다고 한다. 맥은 뚜렷하게 활맥이 나왔고 혀는 어두운 자색으로 태는 적었다. 몸이 쇠약하여 친정에 왔다가 내원하였는데, 한약을 권유하였으나 이미 다른 한의원에서 효과를 보지 못했기 때문에 탕약 쓰기를 꺼려하였다.

그래서 침 치료와 함께 흉격과 복부의 정체가 심하다고 보고 보험한약 대시호탕(2배방) 1일분을 투여하였다. 다음 날 내원하였을 때 물어보니, 보험한약 대시호탕(2배방)을 복약 후 설사를 5-6회 정도를 하면서 3개월 동안 2주에 한 번 겨우 토끼똥처럼 소량만 보던 변비가 확 쏟아졌다고 한다. 설사가 지속 되어 상비약 곽향정기산 1일분으로 조리하도록 하였다. 이 날 환자는 치료에 대한 기대감으로 1개월 한약을 처방하기로 하였다.

1차 처방은 크게 놀라면서 흉격에 담음이 울체된 결흉(結胸)으로 보고, 소함흉탕(小陷胸湯)을 선방하였다. [黃連 30g 瓜蔞仁 半夏 160g 총(30포/3회 복)] 소함흉탕 복약 10일 후, 주소였던 흉통이 현저히 감소하였고 이제는 신경쓰면 아픈데, 불편함을 잘 못 느끼는 정도라고 한다. 구토는 거의 소실되었으며 어지럼증이 70% 호전되었고, 얼굴빛이 검던 것이 밝아지고, 여드름이 줄어들었다. 거의 잠을 못 자던 것이, 2-3시간 정도 자기 시작했다. 처방이 적중한 것으로 보고 동일 처방(소함흉탕)으로 10일분 재처방하였다. 복약 후 주소인 흉통은 스트레스 받아도 안 아프고, 오심 구토는 거의 소실, 혹 조금 생긴다고 한다. 수면은 주말에 10시간 수면, 평균 4-5시간 수면, 변비도 호전되어 3-4일에 1번 대변을 본다. 3차로 소함흉탕 동방을 10일간 투여하였고, 복약 중 흉통과 구토 현훈 모두 소실되었고 대변도 매일 보고 제반 증상이 모두 소실되어 폐약하였다.

대시호탕

柴胡 16 黃芩 10 芍藥 10 大黃 8 枳實 6 半夏 4 生薑 7 大棗 5

적응증

헛소리, 딸꾹질, 비만, 변비, 소갈, 흉통, 두근거림, 원인 미상의 열, 주기적인 발열, 혈뇨, 구취 및 구취를 유발하는 구강내 질환, 설통, 감기, 몸살, 고창, 구역, 구토, 유행성 각결막염, 급성 결막염, 구내염, 치주염, 설염, 급성 편도염, 급성 후두염, 급성 기관염, 급성 기관지염, 급성 세기관지염, 급성 인후두염, 중이염, 부비동염, 인플루엔자, 폐렴, 천식, 폐의 괴저 및 괴사, 만성 폐쇄성 폐질환, 간염, 담낭염, 담관염, 소화성 궤양, 급성 충수염, 급성 췌장염, 대장염, 복막염, 과민성 장 증후군, 소화기계통 악성 신생물의 대증요법, 만성 허혈성 심장질환, 정신분열증, 해리 장애

흉격과 복부에 걸쳐서 넓게 순환이 정체된 경우, 특히 흉통이나 변비를 목표로 대시호탕을 투여할 수 있다.

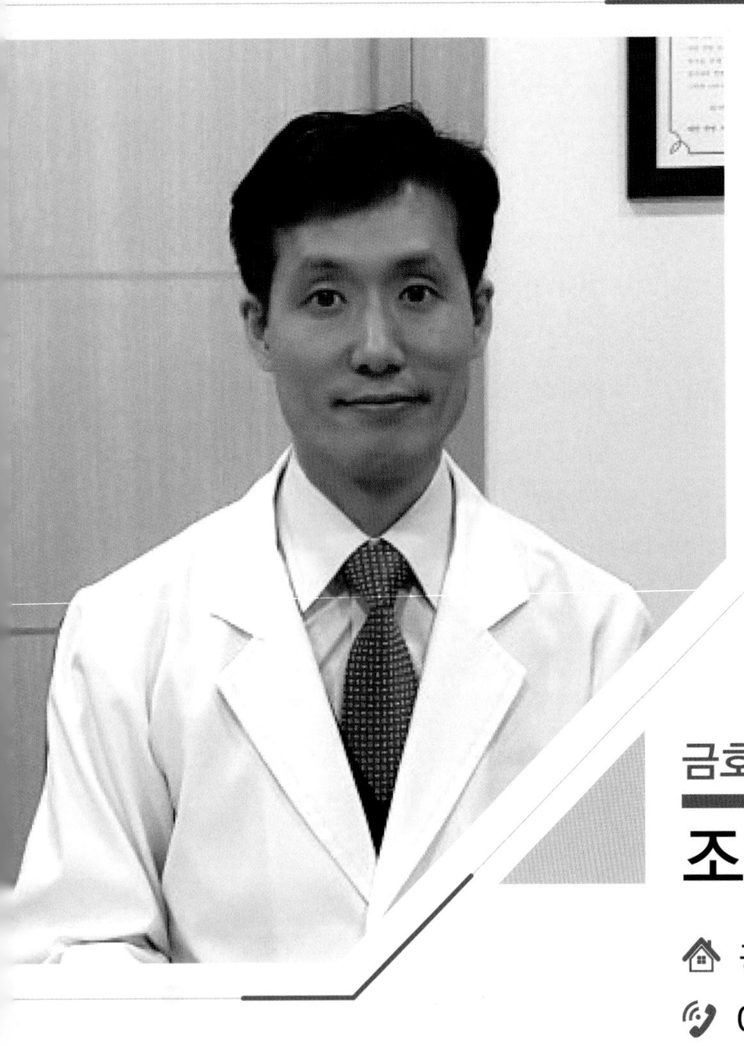

금호튼튼한의원

조태희

광주광역시 서구 운천로 7번지 2층

062-385-2332

- 前) 동진한방병원 진료과장
- 前) 광주 함소아한의원 부원장
- 前) 하남한의원 원장
- 前) 진평강한의원 원장
- 前) 새롬한방병원 원장
- 前) 중앙생한방병원 원장
- 現) 금호튼튼한의원 원장
- 대한 한방피부과학회 정회원
- 대한 환단제형학회 정회원
- 대한 약침학회 정회원
- 한방 관절재활학회 연구위원

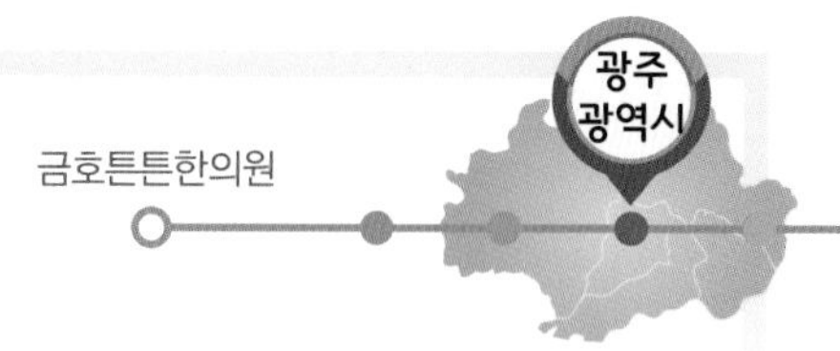

1. 한의원 소개

개원 당시

개원 당시에는 한의학적인 치료 원리와 방법을 따라 환자를 침구요법, 한약요법, 한방 물리요법 등을 통하여 통증을 완화하고, 질병을 치료하며, 인체 면역력을 증강시켜 환자를 튼튼하게 만들어주는 한의원을 만들려고 하였다. 그래서 환자의 전반적인 오장육부의 상태와 질병의 초기 단계부터 치료 원리에 이르기까지 한의학적인 진단에 근거하여 환자에게 설명하며, 질병의 치료를 위해 필요한 치료법을 설명하고 있다. 그래서 환자가 적극적이고 긍정적으로 치료법을 선택하고, 치료에 성실하게 임하게 하여 호전되도록 노력하고 있다.

어느 질환에 주로 처방하는가

한의대를 졸업하고 직장에서 봉직의로 근무하면서부터 보험한약을 써왔는데, 저렴한 비용으로 감기, 비염, 기침 등의 호흡기 질환과, 소화불량, 복통 등의 소화기 질환 및 신경통이나 근육통, 두통 등의 통증 질환에 보험한약을 사용하여 좋은 효과를 경험할 수 있어서 사용하게 되었다.
보험한약의 장점은 저렴하면서도, 가루 형태의 분말로 포장이 잘 되어 있어서 장기간 보관이 가능하며, 따뜻한 물에 타서 저어 복용하면 탕약과 유사한 맛과 효과를 기대할 수 있다는 점이다. 단, 종류가 제한되어 있어서 좀 더 다양하고 많은 처방을 사용하지 못한다는 점이 아쉽기는 하다. 최근에 연조엑기스나 정제 타입의 형태로 출시되어 선택의 폭이 넓어지고 있다.

2. 나의 애용처방

① 향사평위산(보험한약)
'엊그제 체했는데, 집에서 손도 따보고, 소화제 먹었는데, 그렇게 썩 편하지 않아요' 라고 말하면서 40대 여성 환자분이 내원하신다. 진맥을 해보고 체질을 살핀 뒤, 침 시술을 하고 나서, 환자분이 소음인이면 보통 향사평위산을 소화제로 처방해준다. 대부분 침 시술을 받고 나면 한결 속이 편해졌다고 말하지만, 그래도 다시 집에 가셔서 음식을 먹고 나면 소화불량이 또 올 수 있으므로 따뜻한 물에 향사평위산을 타서 차처럼 드시라고 말씀드린다. 식후 계속해서 향사평위산을 3일 이상 먹고 나면 많이 좋아지게 되어 있다. 소화불량은 위와 십이지장의 기능 저하로 많이 발생한다. 어깨 근육(주로 승모근 부위)과 목 근육(주로 흉쇄유돌근 부위)이 많이 경직되어 있는 경우는 어깨 근육과 목근육도 같이 풀어주면 더 좋아지게 된다.

② 평위산(보험한약)
환자가 내원해서 자꾸 소화가 안 되고 더부룩하다고 하면서 가스가 잘 찬다고 하면 보통 평위산을 처방한다. 평위산의 구성은 창출, 후박, 진피, 감초, 생강, 대추이다. 향사평위산에 비해서 약의 종류가 적어 처방이 단순하면서도 효과가 좋은 약이다. 보통 소화불량 증상 중에서 배가 더부룩하다고 할 때 평위산을 잘 처방한다.
그리고 소음인이 아닌 소양인이나 태음인이 소화불량을 호소할 때, 환자가 보험한약 처방을 원하는 경우에는 보험한약 중에서 평위산을 처방해주는 편이다. 그렇다고 장기 처방을 하지는 않고 2~3일분만 처방하는 편이다. 평위산을 구성하는 약들이 모두 소음인 약재이지만, 향사평위산에 비해서는 약의 종류가 적고, 단순하기 때문에 소양인이나 태음인에 처방한다.
또한 전날 음주 후 숙취해소에도 평위산을 사용할 수 있다. 소음인의 숙취해소에는 향사평위산도 좋다. 음주시에는 보통 삼겹살이나 닭갈비, 소고기, 회 등을 많이 먹어서 소화 장애도 동반할 수 있기 때문에 평위산, 향사평위산이 숙취해소에도 도움을 줄 수 있다.

③ 반하백출천마탕(보험한약)

가끔 머리가 깨질 듯이 아프다고 호소하면서 내원하시는 환자들이 있다. 속도 메스껍다거나 울렁거린다고 하며, 머리가 무겁기도 하고, 멍하기도 하면서 약간 어지러운 기운도 있다고 한다. 가끔은 머리 전체를 뭔가 싸고 있는 듯한 느낌이면서 기분 나쁘게 무겁고 아프다고 하는 분들도 있다. 두통은 없는데, 어지럼증을 호소하시면서 속도 울렁거린다고 하는 분들도 있다.

이런 종류들을 담궐두통, 담훈이라고 하는데, 이럴 때 반하백출천마탕을 자주 처방하게 된다. 환자분들은 뇌질환에 대한 두려움 때문에 아예 CT나 MRI를 찍고 오는 분들도 있다. 검사결과 아무 이상이 없다고 하고, 호전은 잘 안되니 한의원으로 오는 분들이 계시는데, 이럴 때 반하백출천마탕을 처방하면 좋아진다. 가끔 소화불량 증상도 심하게 있으면 평위산을 같이 동시 처방하기도 한다. 물론 침치료도 해주어야 한다. 침치료 후 반하백출천마탕을 처방하고, 다음날 내원 시 증상이 어떤가를 물어보면 대부분 좋아졌다고 대답한다.

다만, 이석증이나 이명, 메니에르 증후군으로 인한 어지러운 증상에는 빨리 좋아지지 않는다. 이 경우에는 지속적이면서 꾸준한 치료가 필요하다.

④ 이중탕(보험한약)

평소 뱃속이 냉하면서 여름철에 차가운 음료나 음식을 많이 먹고 설사한다는 환자분들이 오는 경우가 가끔 있는데, 이런 분들을 진찰해보면 소음인인 경우가 많다. 이럴 때 이중탕을 처방하면 좋다. 물론 불환금정기산이나 위령탕 등을 처방할 수도 있겠지만, 속의 냉한 기운을 몰아내면서 설사를 잡으려면 건강이 들어간 이중탕을 써야 할 때가 있다. 이중탕의 처방 구성을 보면 인삼, 백출, 건강(포), 감초로 이루어져 있으며, 태음복통 자리불갈(太陰腹痛 自利不渴)을 다스린다고 되어있다. 소화상태가 안 좋으면 평위산을 합방하여 평위산 합 이중탕으로 써도 되겠다.

⑤ 자음강화탕(보험한약)

환자들이 내원할 때 주로 빠르면서도 간단하게 진찰할 수 있는 방법이 설진이다. 혀를 한번 내보시라고 말씀드리면서 설진을 하게 되는데, 환자의 오장육부 상태를 빠르게 한 눈에 살펴볼 수 있는 방법이다. 간혹 혀에 열문이 깊게 패여 있는 분이 있거나, 열문이 얕으면서도 많은 분들이 있고, 또 혀의 상태가 바싹 말라 건조하게 보이는 분들이 있는데, 이런 분들은 음허를 동반한 분들이라고 볼 수 있다. 보통은 신장이나 폐의 음허를 짐작할 수 있는데, 이런 분들에게 자음강화탕을 처방하게 된다.

음허화동 도한 오후조열 해수 담성 객혈 육수(陰虛火動 盜汗 午後潮熱 咳嗽 痰盛 喀血 肉瘦) 등을 다스린다고 되어 있고, 백작약, 당귀, 숙지황, 맥문동, 백출, 생지황, 진피, 지모, 황백, 감초, 생강, 대추 등으로 구성되어 있다. 자음강화탕을 쓰는 해수 곧 기침은 음허로 인한 건조한 기침과 가래 또한 건조해서 잘 뱉어지지 않는 가래에 잘 듣게 된다. 음허화동 증상에서 화를 가라앉히면서(강화) 진액을 보충하여 촉촉하게 해주는(자음) 약이 자음강화탕이라고 할 수 있겠다.

⑥ 궁하탕(보험한약)

간혹 소화불량 환자들이 내원하셨을 때 뱃속에서 소리가 많이 난다는 환자분들이 있다. 꾸룩꾸룩이나 쫄쫄쫄 등의 뭔가 물소리 같은 소리가 나기도 하고, 어떤 분들은 공복 시에 장이 심하게 우는 듯한 소리가 나기도 하는데, 이런 장에서 나는 소리들을 장명(腸鳴)이라고 한다. 장명의 원인은 담음이다. 장에서 담음을 내보내는 역할을 하는 기본적인 처방이 궁하탕이다. 처방 구성을 보면 천궁, 반하, 적복령, 진피, 청피, 지각, 백출, 감초, 생강으로 이루어져 있고, 축수 이음(逐水 利飮)의 효과가 있다고 되어 있다. 담음을 치료하는 약으로 반하백출천마탕과 이진탕 등의 보험한약이 있으나, 궁하탕은 장간에 있는 담음 또는 수음을 체외로 배출시키는 역할이라고 볼 수 있겠다.

⑦ 인삼패독산(보험한약)

감기약 중에서 인삼이 들어가 있는 처방으로 소음인에게 유효한 보험한약이다. 인삼을 그다지 좋아하지 않는 분들, 보통 열태음인이나 열소양인을 제외하면 초기 감기 증상에 잘 듣는 약으로, 감기 초기의 가벼운 콧물이나 인후통, 가벼운 기침이나 몸살 등 제반 초기 감기 증상에 효과가 좋다. 아침 6시나 7시경에 기온이 낮을 때 콧물, 재채기가 더 심하다는 비염환자에게도 인삼패독산은 효과적이며, 탕약으로 쓸 때는 인삼을 빼고 써도 괜찮고 효과가 좋다.

처방은 인삼, 시호, 전호, 강활, 독활, 지각, 길경, 천궁, 적복령, 감초, 생강, 박하 등으로 구성되어 있는데, 시호, 전호, 강활, 독활, 적복령 등은 소양인 약재이므로 인삼에 민감하지 않은 소양인들도 효과 볼 수 있다. 다만 인삼에 민감한 분들이나 약간의 발열, 인후통 등의 증상이 더 심하다면 연교패독산을 처방하면 더 좋다. 그리고 소시호탕을 합방해서 인삼패독산 합 소시호탕이나 연교패독산 합 소시호탕으로 처방해도 효과적이다. 소시호탕은 염증 즉, 비염이나 인후염, 편도염 등을 치료하는데 도와주므로 합방해서 처방하면 약효가 배가 된다.

⑧ 형개연교탕(보험한약)

한방의 대표적인 이비인후과 처방이 형개연교탕이다. 비염과 축농증, 중이염에 선택적으로 사용할 수 있는 훌륭한 처방으로 콧물보다는 코막힘과 누렇거나 탁한 콧물이 건조하게 될 때, 그리고 비염이 진행되어 중이염이 되는 경우나 급성 중이염에도 사용하면 효과가 좋다. 적응증으로 급성 중이염, 축농증, 비후성 비염, 코피, 여드름, 코막힘 등이 있다고 되어 있다.

열이 동반되는 느낌이면 연교패독산을 합방해도 되고, 염증이 심하다고 판단되면 소시호탕을 합방해도 되며, 콧물이 심할 때는 소청룡탕을 합방하여 처방하면 효과가 좋다.

⑨ 구미강활탕(보험한약)

감기에 걸린 환자가 내원했을 때 증상을 물어보아서 몸살 기운이 있고 으슬으슬 춥다거나 몸살로 인한 근육통으로 어깨나 허리가 아프다고 하면 보험한약 중에서 구미강활탕을 처방하면 좋다. 감기 걸렸는데, 아직 땀이 나기 이전 증상으로 몸살이 있을 때 구미강활탕을 따뜻하게 타서 마시고, 따뜻하게 찜질 등을 하면서 땀을 내면 몸살 기운이 사라진다. 마황을 쓰지 않으면서 감기 몸살을 좋아지게 하는 후세방이 구미강활탕이라고 할 수 있다.

방약합편에 보면 사시사철을 불문하고 감기로 인한 두통이나 골절통이 있고 열이 나고 오한이 나면 땀이 안 나고 맥이 부긴(浮緊)할 때 마황탕 대신 사용한다고 되어 있고, 땀이 날 때는 마황탕을 복용하지 못하고 땀이 없으면 계지탕을 복용하지 못하는데, 잘못 복용하면 그 부작용을 말로 다 할 수 없기 때문에 구미강활탕을 만들었으니 태양, 양명, 소양의 금기를 범하지 않고 해표하게 하는 신방이라고되어 있다. 성인이 체격이 좋을 때는 구미강활탕 2포를 한꺼번에 복용케 하는 게 효과가 더 좋다.

⑩ 가미소요산(보험한약)

현대 사회는 스트레스가 많은 사회이다. 성인은 물론이고, 초등학생부터 노인에 이르기까지 스트레스에 많이 노출되고, 예민한 환자들이 종종 내원하게 된다. 스트레스로 인한 기울이 생겨서 어떤 질환의 원인이 되고 있을 때 종종 가미소요산을 처방한다. 그것은 소화불량이 있는 경우도 있고, 어지럼증이 될 수도 있고, 생리불순이나 불면, 오심번열 등이 될 수도 있다. 그래서 환자분을 진찰하고 문진을 해봐서 스트레스에 노출이 많이 되어 있는 경우라면 가미소요산을 처방했을 때 효과를 보게 된다. 스트레스 과다로 소화불량이 있다면 가미소요산 합 평위산을 처방해도 효과가 좋다. 그리고 스트레스도 많은데, 담음으로 인한 담궐두통이나 담훈 등의 증상이 겸한다면 가미소요산 합 반하백출천마탕을 처방해도 좋다.

3. 기억에 남는 임상례

① 가미소요산 합 평위산 치험례

발목이 삐끗해서 온 여자 환자분이 있었다. 20대 중반의 동남아 외국인인데, 이분이 두 번째 내원해서는 소화불량 증상을 호소하였다. 식전 식후 위완부 복통도 호소하면서 배고플 때에도 위완부 복통이 있고, 식후에도 위완부 복통이 있다고 한다.

진찰을 해보니 장부변증상 간위불화와 함께 위기허로 변증이 되어, 일단 보험한약을 처방하였다. 처방은 가미소요산+평위산 3일을 처방하였는데, 가미소요산과 평위산을 1/2씩 혼합하여 3일분을 처방하였다. 이틀 후 내원하였을 때 증상 호전되었다고 하였고, 다음날 재내원시 다시 가미소요산+평위산 2일분을 처방하였다. 그 뒤로는 호전되었는지, 다시 내원하지 않았다. 가미소요산과 평위산의 조합은 현대인의 스트레스로 인한 소화불량과 복통 증상에 양호한 효과를 보인다.

② 불환금정기산 치험례

30대 후반 미혼여성의 설사 증상의 치료 사례이다. 증상은 소화불량과 함께 한의원에 내원하기 전 최근 두 달간 설사 및 무른 변을 보는데, 심할 땐 하루 5~10회 정도를 볼 때도 있다고 한다. 처음 내원 시에는 하루 4회의 약간의 무른 변을 본다고 하였다.

진찰을 해보니 소음인으로 장부변증상 간기허와 위기허로 변증이 되었으며 대장 또한 무력한 상태였다. 치료는 관원혈 왕뜸 치료를 하였고, 장부변증에 따른 침치료와 함께 보험한약으로 불환금정기산 3일분 투여를 하였다.

3일 후 재내원시 다소 호전되었다 하여서 다시 관원혈 왕뜸과 침치료를 하였고, 또 불환금정기산 3일분을 처방하였다. 3일후 다시 내원 시 증상을 물어보니 설사는 안 한다고 하였다. 설사는 치료 종료된 것이다. 그런데 이분의 경추가 약간 일자목 증상이 있고, 거북목처럼 약간 구부정한 자세가 있어서 이에 대한 침치료를 하였다. 소음인의 설사에는 관원혈 왕뜸치료와 불환금정기산 등의 보험한약도 효과가 아주 좋음을 알 수 있는 사례였다.

③ 장염환자 보험한약 치험례

40대 초반의 남자 환자분이 한의원 내원하였는데, 어제부터 장염으로 설사를 한다고 하였다. 뭘 먹었는지 잘 모르겠지만, 아마도 김밥을 먹고 설사를 시작한 것 같다고 하면서, 아침에 설사를 시작해서 하루 종일 10여 차례 하였다고 한다.

침치료는 안 하시고 약만 원하셔서 보험한약 중에서 '불환금정기산 1포 + 소시호탕 1포'와 '이중탕 1포 + 소시호탕 1포'를 매 끼니마다 식후 따뜻한 물에 타서 교대로(한 끼는 불환금정기산 1포 + 소시호탕 1포, 그 다음 식사 후에는 '이중탕 1포 + 소시호탕 1포) 복용하라고 하였다. 다음날 내원하셔서는 어제 저녁 이후 밤에는 미열과 함께 몸살처럼 쑤시면서 약간의 오한과 근육통 발생하였다고 하신다. 역시 그대로 다음날까지 매 끼니 '불환금정기산 1포 + 소시호탕 1포'와 '이중탕 1포+소시호탕 1포'를 복용하도록 티칭하였다. 다음날 내원하셔서는 많이 호전되었다고 하면서 거의 정상을 되찾았다고 하였다.

④ 인삼패독산 합 소시호탕 치험례

70세 할머니께서 주 1~2회 정도 허리와 어깨 침맞으러 내원하시는데, 하루는 감기가 걸렸다고 한다. 그래서 증상이 어떠시냐고 물어보았는데, 콧물과 가벼운 재채기 나오고 약간 목이 아프다고 하였다. 감기 초기 증상이다. 건강보험이 적용되는 가루한약으로 감기약을 드리겠다고 했더니, 여기서도 감기약이 있느냐고 하시면서 달라고 하였다. 아직도 한의원에서 보험한약이 있는지 모르시는 분들이 많다. 이 분 감기 증상에 인삼패독산 합 소시호탕을 3일분 처방했다. 혼합비율은 인삼패독산과 소시호탕 보험한약을 절반씩 혼합한 것이다. 3일쯤 후에 다시 오시더니 그때 그 약 먹고 감기 다 나았다고 하신다. 보험한약이 잘 듣는 것을 자주 경험한다.

⑤ 소양인 소양보위탕 치험례

3개월 전부터 좌측 경항부 통증, 좌측 견비통, 좌측 팔꿈치 통증으로 좌측 목 뒷덜미 부위에서 좌측 팔까지 저리면서 아픈 증상을 호소하는 환자가 내원하였다. 정형외과에서 주사 치료를 3회 실시하여 통증은 많이 감소되었는데, 저림 증상은 호전이 안 된다는 환자에게 침치료, 자하거 약침 치료와 함께 한약 치료를 병행하였다.

X-ray 상으로 경추는 크게 문제는 없다고 들었다는데, 증상은 경추 디스크와 상당히 유사한 면이 있었다. 장부변증상으로는 간허증이었다. 침치료와 약침치료는 총 3회 실시하였는데, 2번째 내원 시 한약치료를 해보겠다고 하여서 체질 감별한 후 소양인 소양보위탕을 1일 3팩 15일분을 처방하였다. 3번째 침치료를 하고 나서 약 한달 남짓 후에 허리를 삐끗하였다고 내원했는데, 지난번 좌측 목, 어깨 부위 저림 증상에 대하여 물어보았더니 좋아져서 괜찮다고 하였다. 체질 감별과 변증치료만 잘 되면 한약 치료로도 크게 효과를 본 경우였다.

⑥ 당귀수산 치험례

빠른 속도로 날아오는 금속 덩어리(파편)에 우측 종아리 가자미 근육 부위를 맞아 근육 파열되어 한방병원에서 한 달간 입원치료를 받았던 분이 내원하였다. 아직 완전히 회복이 안 되어 걸을 때 절뚝거리면서 걸었고 다친 종아리 부위 통증을 호소하였다. 근육 파열된 부위를 만져보니 상당히 크게 알처럼 단단한 어혈종괴가 만져졌다. 그래도 환자분은 이 정도가 많이 좋아지신 것이라고 말씀하였다. 치료는 침치료와 습부항(사혈)치료, 어혈약침치료, 약은 당귀수산 복합과립제 10일 처방하였다. 총 7회 내원하셨는데, 4회 치료한 후부터는 절뚝거리지 않고 걸을 만하게 좋아졌다고 하였다. 물론 어혈종괴도 거의 없어졌다.

⑦ 30대 후반 여자(기혼) 환자분의 손바닥 한포진 (손바닥농포증)의 호전 및 완치사례

2014년 10월 6일 초진 내원시에 양손 손바닥과 3,4번째 손가락의 한포진 및 농포가 있었고 약 1달 전부터 증상 시작되었는데, 3일 전부터 심해졌다고 하셨다. 우측 중지에 심하게 발생해서 손가락을 구부리는 것도 힘들어 하였다. 과거 아토피가 피부에 약간 있던 환자분인데, 아토피 있는 분들이 손이나 손가락, 손바닥에 한포진이 오는 경우가 많은 편이다.

사상체질상 소음인으로 진단되었고, 경락 진단상 심장 경락의 화가 있으며 담경락의 기운이 많이 저하되어 있었다. 대변은 1일 1-2회 무른변을 보신다고 하였다. 소음인 체질 치료한약 곽향정기산가감 1일 3회 15일분 처방하였다. 처방의 기준은 체형사상학회에서 처방하는 기준을 따라 처방하였다.

그 뒤로 방문하시지 않다가 2016년 1월 5일 내원하였는데, 이미 손은 깨끗해졌고, 그 당시 한약 한번 복용하고 완치되었다고 한다. 다시 내원하신 이유는 아토피 때문이었다.

이 환자분은 2016년 1월 5일 내원시에 좌흉부와 좌견배부의 아토피 가려움(사진은 없음)을 호소하였는데, 역시 소음인 체질 치료한약 곽향정기산가감 1일 3회 15일분 처방하였고, 이 한번의 처방 한약의 복용으로 아토피 증상도 호전되었다고 하였다.

그림. 1
손바닥한포진(손바닥농포증)

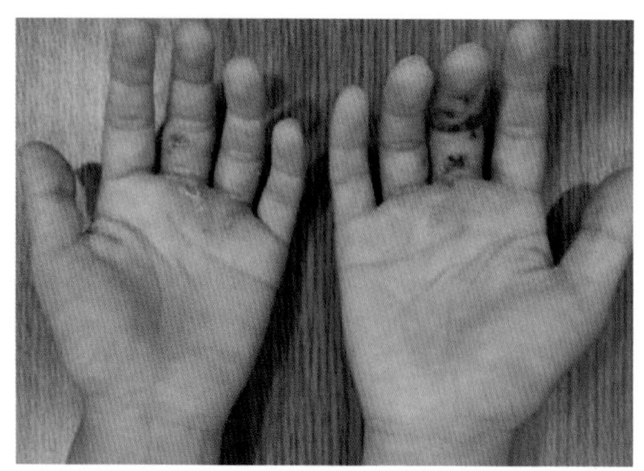

2014년 10월 6일 초진 내원시의 손의 상태

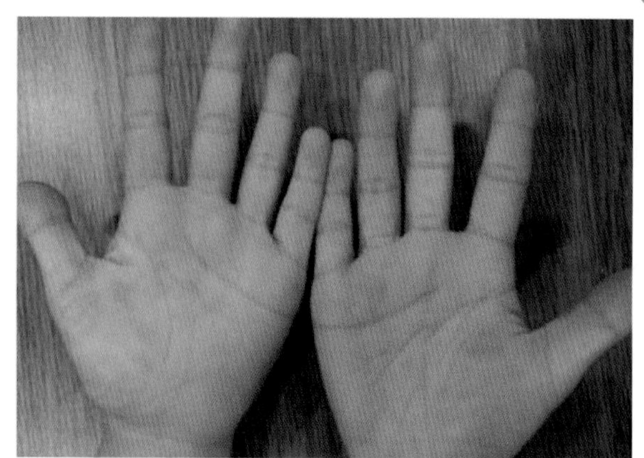

2016년 1월 5일 내원시의 손의 상태

⑧ 이명과 현훈을 주소로 하는 환자의 치험례

40대 초반 남자 (미혼) 환자분의 사례이다. 초진 내원일은 2016년 10월 1일인데, 이명이 심해지신 것은 약 2주 되었고, 우측 이명이 좌측 이명보다 큰 편인데, 좌우 교대로 발생하기도 한다고 하였고, 나머지 증상들은 전부터 있어왔는데, 2016년 1월경 금전 문제로 심한 스트레스가 있었다.

요각통(허리디스크)증상으로 신경과 치료도 겸하였고, 한의원 치료 도중 경추 디스크 의심되어 경추 증상으로 신경과 치료를 받기도 하였다. 침구치료와 함께 추나요법을 통해 요추 증상, 경추 증상 및 턱관절 증상 치료하기로 하였고, 이명과 현훈, 두통 등의 증상 치료를 위하여 약침과 한약 처방하였다. 태음인 체질로 판별되어 태음인 처방 중에서 조위승청탕 가감방을 2회 투여하였다. 2016년 10월부터 2017년 4월경까지 약 20회 내원하여 침구치료, 약침치료(죽염 약침과 자하거 약침), 추나요법 시술하였고, 한약 투약은 비용상 조위승청탕 가감 2회만 처방하였다.

결과는 이명 발생횟수가 처음보다 80% 감소하여 호전되었는데, 가끔 스트레스 받으면 야간에 혼자 있을 때 처음의 50% 수준으로 들릴 때가 있다고 하였다. 맨 처음 내원 시에 진찰하였을 때 심화로 인한 이명으로 판단되었고, 또 비장의 기운이 허약하여 소화 기능이 약하다고 판단되었다. 그래서 처음에 한약 투약을 하지 않을 때는 보험한약 가미소요산과 태음인 과립제 태음조위탕을 같이 처방하여 한 달 정도 복용하게 하였고, 경제적인 여유가 되었을 때 한약 처방을 원하여서 조위승청탕 가감방을 처방하였다.

경추 증상과 요추 증상, 어지럼증과 두통, 간헐적인 소화불량 증상도 호전되었다. 본인 스스로 많이 좋아졌다고 하는데, 스트레스 받으면 이명이 가끔 약하게 들린다고 하였다.

⑨ 어지럼증 환자의 보험한약 치험례

초진 내원일은 2016년 4월 11일이었고, 어지럼증 치료는 6월 1일 까지 진행하였다. 75세 여자 환자분인데, 약 1년 전부터 머리가 멍하면서 어지럽다고 호소하였다. 정신의학과 약도 복용하고 있다고 하였다. 고혈압 약과 당뇨약도 복용하고 있었다.

보험한약 치료는 문대원 원장의 보험한약 복합 처방을 생각하면서 가미소요산+반하백출천마탕 + 평위산을 1/3씩 혼합하여 3일분 2회, 그 뒤로 가미소요산 + 평위산(1/2씩 혼합) 6일분으로 2회, 마지막엔 반하백출천마탕+평위산(1/2씩 혼합) 3일분 1회, 이렇게 총 5회 처방하였고, 전부 처방한 양이 21일분이었다. 침구치료는 총 6회 하였다. 그로부터 잊고 있었는데, 2016년 12월에 하지방사통 증상으로 침치료를 받으러 내원하였는데, 그 당시 어지럼증에 대해 물어보니 4월부터 6월 초까지 치료받고 많이 좋아졌다고 한다.

⑩ 한포진 치험례

2016년 6월 28일에 20대 여자 환자가 한포진을 진단받고 내원하였다. 한포진이 발생한 것은 2016년 5월 중순쯤으로 손등 부위에 수포와 함께 심한 가려움과 작열감으로 피부과 치료를 하였고, 좀 나아졌는데(그림 2), 조금 더 근본적인 치료를 원하여 본원에 내원하였다.

식사 수면 등이 불규칙하였으며, 최근 스트레스 과다하고 배변활동이 불규칙적이었다. 진찰과 진단 후 소음인으로 판별되어 소음인의 한포진 치료한약 1개월분으로 곽향정기산 가감방을 처방하였고, 한방연고(황련해독고)를 피부에 도포하라고 처방하였으며, 부수적인 증상으로 소화불량, 잦은 두통, 경항부(뒷목) 통증을 호소하여 침구치료와 추나요법을 병행하였다.

주 1회 내원하여 한약치료와 함께 침요법과 추나요법을 병행하여 시술한 결과, 한포진의 빠른 호전을 보여서 거의 완치에 이른 것으로 판단된다(그림 2). 주 1회 내원시마다 음식 티칭을 하여 재발에 대한 주의를 주었으며, 침

그림. 2
한포진 치험례

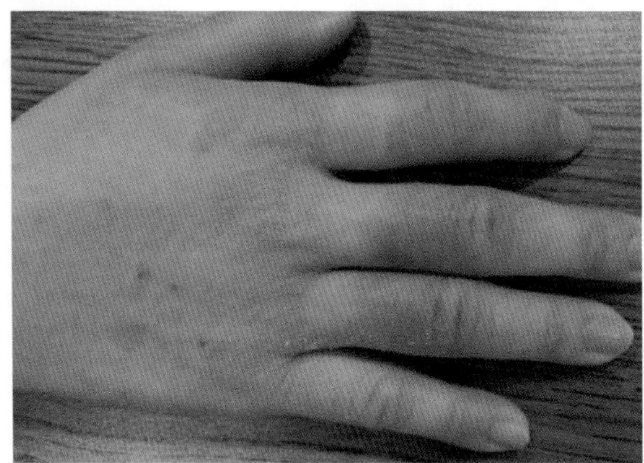
2016년 6월 28일 초진 내원시(1)

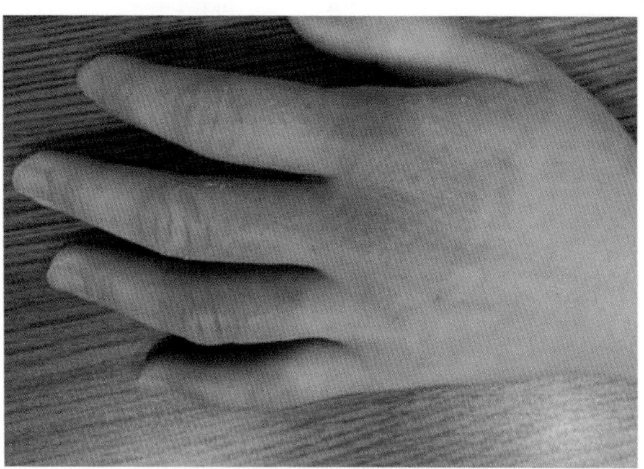
2016년 6월 28일 초진 내원시(2)

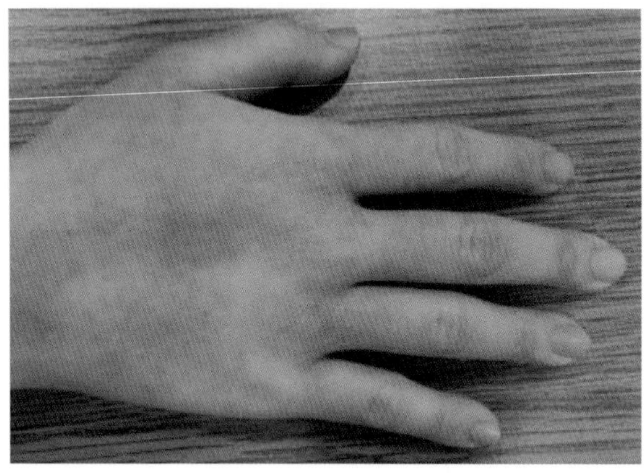
2016년 7월 26일 내원 1개월 후(1)

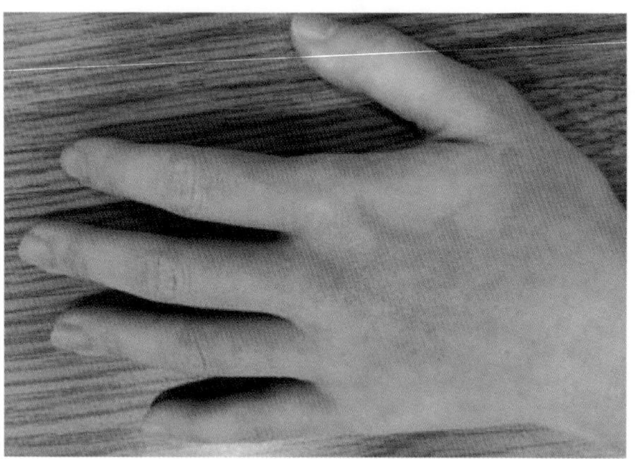
2016년 7월 26일 내원 1개월 후(2)

시술과 추나요법으로 소화불량과 두통, 경항부(뒷목) 통증도 호전되었다.

⑪ 전정신경염으로 인한 어지럼증 환자의 치료 사례

40대 초반 여자 환자로 2016년 7월경 이비인후과에서 전정신경염으로 진단받고 5일 동안 입원치료한 후, 다시 한 달 지나 어지럼증 재발되어 심해진 환자로 어지럼증과 함께 뒷목 근육이 경직되고 소화불량, 식사량 감소, 크게 턱을 벌릴 때 턱관절의 통증, 일자목 등의 증상들을 가졌던 환자이다.

2016년 9월 3일 초진 내원 시에 위에 기술한 증상 이외에 모니터를 볼 때 눈이 빠질 것 같으면서 어지럽고, 움직이는 차량을 볼 때도 어지럽고, 계단 내려갈 때도 어지럽다고 하였다. 사상 체질 감별상 소음인으로 감별되었고, 십이경락 검사상 간의 화가 심하고 비위의 소화기능이 상대적으로 억제를 당하여 약해져 있는 상태였다. 한방 병리학 이론상 '제풍도현 개속어간(諸風掉眩 개속어간)'에 해당하는 것으로 판단하였다.

가미소요산 + 소도지제 1개월분 치료 및 침 치료와 약침 치료 7회, 추나요법 1회로 증상들이 많이 호전되었으며, 약간 어지럼증 남아 있어 가미소요산 + 소도지제 1개월분 다시 한 번 처방하고 나서 증상들이 소실되었다.

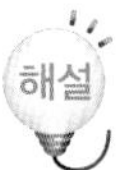

소음인 체질 한약에 가미소요산은 들어있지 않지만, 화를 다스릴 때는 가미소요산이나 자음강화탕, 육울탕 등을 응용하여 처방해야 할 경우가 생긴다. 왜냐하면 신경정신과적인 증상과 겸하는 병변 상태가 많기 때문이다.

그리고, 사소한 것이라고 생각될 수 있는 음식 티칭은 의외로 중요한 역할을 한다. 과자류, 빵류, 면류, 인스턴트 음식, 기름진 음식 등을 드시지 않도록 하고, 자기 체질과 잘 맞지 않는 음식들을 피하도록 티칭했을 때 탕약과 침구치료, 약침치료 및 기타 한방 치료의 기대효과는 훨씬 더 높아질 수 있다.

이석증이나 전정신경염 또는 전정기관 이상으로 어지럼증이 잘 낫지 않고 지속되는 경우는 한방 치료를 통해서 보다 빠른 치료 효과가 나는 경우도 많다.

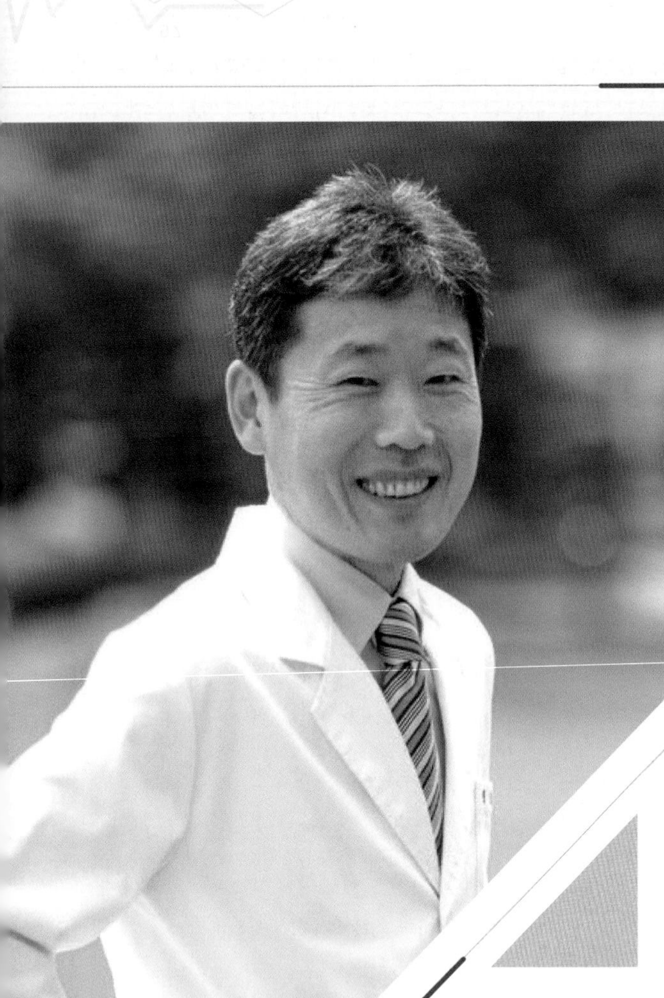

영등보화당한의원

황남주

전북 익산시 무왕로 1058(영등동 770-1)

010-3345-4154

- 서울대 물리학과 졸업
- 서울대 대학원 졸업
- 원광대학교 한의과대학 졸업
- 정보통신부 장관상 수상

1. 한의원 소개

개원 당시 어떤 한의원을 만들겠다는 꿈을 꾸었고, 만들어 왔는가.

한의원은 일차 의료기관으로서 신체 이상 상태에 대한 첫 번째 진료소 역할을 해야 한다고 생각한다. 나는 단지 근골격계 우선이 아니라 감기, 소화불량 등 가장 빈도 높은 질환을 경제적이고 효과적으로 해결해 주는 동네 주치의 역할을 하고 싶었다.
경제적으로 치료한다는 것 역시 주요한 목표 중의 하나이다. 감기에 걸리거나 체했을 때 한의원에서 받게 되는 탕약은 효과가 좋으면서도 양방에 비해 가격이 비싸므로 한의원을 찾아가는데 걸림돌이 되고 있다. 다행히 보험한약으로 지정된 약 중에서 감기와 소화불량에 적용할 수 있는 처방이 상당 수 있어서 필자의 한의원에 내원하시는 분들이 많은 혜택을 보고 있다.

보험한약을 사용한 계기가 무엇이었나.

한의원은 양방 의학의 한계를 보완하는 대안이 되어야 한다고 생각한다. 고혈압약 등을 먹기 시작하면 평생 먹도록 하는 것, 수술하지 않아도 되는데 수술해 버리는 것 등 양방의학의 한계로 인해 불편을 겪고 있는 사람들이 많이 있다. 사람들이 양방과 한방을 잘 살펴보고 보다 좋은 치료 방향을 선택할 수 있도록 안내하고 있다. 그렇게 해서 고혈압약을 먹기 시작한 사람이 한약으로 치료한 후 고혈압약을 뗄 수 있게 되었고, 어깨가 돌아가지 않는 사람이 어깨를 돌릴 수 있게 되었으며, 양방약으로 해결이 되지 않던 피부 가려움 때문에 잠을 못 자던 분이 잠을 잘 수 있게 되는 등 좋은 사례들을 만들어나가고 있다.
현재는 과학기술의 발전을 적극적으로 활용하고 있는 양방의학이 주류 의학으로 된 것이 현실이지만, 한의학 역시 과학기술을 폭넓게 활용하여 양방의학과 서로를 보완하며 함께 발전해야 한다고 생각한다.

개원 때부터 보험한약을 사용했다고 하는데 이유가 무엇인가.

보험한약과 비보험 과립제는 따로 달일 필요 없이 즉시 제공 가능하고, 달이는 한약에 비해 저렴하면서도 감기나 식체, 설사 등의 방면에서 즉각적인 효과를 보여주기 때문이다.

보험한약을 처음 접한 경로는 무엇인가.

한의대생일 때 의료봉사활동에 참여하여 과립제를 사용하면서 접하게 되었다. 보험한약은 민족의학신문에서 '보험한약임상사례' 연재물을 읽으면서 사용 사례를 공부하게 되었다.

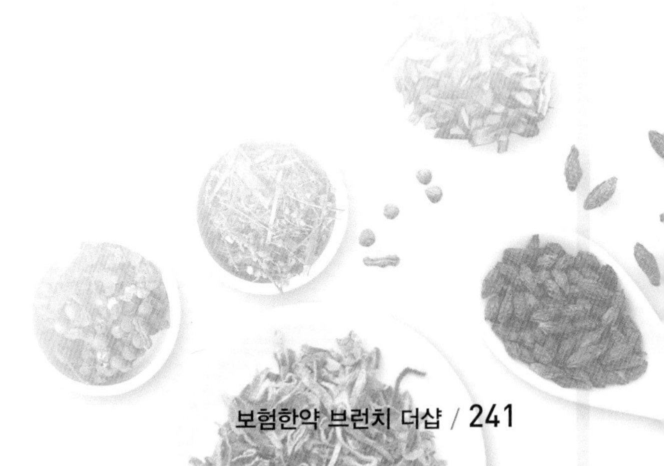

사용하면서 느낀 보험한약의 장점을 말해 달라.

첫째, 따로 달이는 시간이 필요하지 않고 즉시 제공할 수 있으며, 둘째 저렴한 본인부담금에 제공할 수 있다. 마지막으로 환자들이 좋아하는 것을 보니 나도 좋다.

환자들의 반응은 어떤가.

한약을 저렴하게 받을 수 있어 좋아하고, 감기나 식체, 설사 등의 문제가 빠르게 해결되는 것을 보고 좋아한다.

어느 질환에 많이 처방하나.

보험한약은 역시 감기에 가장 많이 사용하고 효과도 좋다. 감기는 급성 질환이므로 조건을 잘 맞춰 주면 쉽게 낫는 경향이 있기 때문이다.
환자들이 많이 내원하는 근골격계의 질환은 만성적인 경우들이 대부분이고 또한 보험한약 중 딱히 효과를 내는 처방을 고르기가 힘들다. 근골격계 질환에서는 침의 효과가 우선이고 보험한약은 보조 역할을 하는 것으로 사용하고 있다.

가장 많이 사용하는 처방은 무엇인가.

감기에 소청룡탕, 소화불량에 불환금정기산을 가장 많이 사용한다.

보험한약 사용 확산을 위해 개선돼야 할 점은 무엇이라 생각되는가. (예, 56처방 다빈도 순으로 재선정 등)

한약별 적응증이 정해져 있는 것은 참고사항으로만 하고, 심사평가원에서 삭감하는 기준으로 삼지 않았으면 좋겠다. 이것 때문에 보험한약 쓰면서 청구하는 것이 상당히 귀찮아진다. 한 환자에 대해 두 가지 보험한약만 처방 가능한데, 제약 조건을 완화해야 한다. 보험한약 단미제의 사용이 활성화되어야 하겠는데, 단미제를 종류별로 갖추는 것 역시 한의원의 재고부담을 키우는 것이어서 묘법이 아쉽다.

향후 보험한약의 전망은 어떻게 바라보는가.

환자에게는 좋으나 한의사에게는 청구 처리에서 훨씬 더 많은 시간을 투입해야 한다거나, 재고 비용 지출 등 안 좋은 점이 있다. 한의사가 환자에게 이윤 없이 제공하고, 그 재고 비용은 한의사가 모두 떠안는 구조는 단점이다.
환자들이 보험한약의 싼 가격에 길들어져, 비싼 탕약은 아예 고려하지 않는다던가, 비급여 과립제만 사용해도 비싸다고 항의하는 경우도 있다. 어떤 한의사들은 비보험 탕약 판매가 줄어드는 등의 이유를 들어, '보험한약은 쓸수록 손해'라는 표현을 하기도 한다. 보험한약 사용이 확산되려면 환자에게도 좋고 한의사에게도 좋아야 한다.

보험한약 사용을 검토하는
회원들에게 전하고 싶은
메시지가 있다면.

보험한약의 단점도 있다는 것을 알고 시작하면 나중에 후회가 덜할 것이다. 안 좋은 점도 있지만, 환자들이 만족하면 내원 환자 수가 꾸준히 늘어날 수 있다는 기대를 갖고 사용할 수 있을 것이다.
보험한약과 비보험 과립제 중에서 자주 써야만 하는 종류를 갖춰놓으면 환자들에게 즉시 대응하기가 편리할 것이다. 자주 쓰지 않는 종류를 갖춰 놓으면 후회할 수도 있다.

2. 나의 애용처방

① 소청룡탕(보험한약)
기침, 가래 등의 감기 증상에 가장 넓게 적용한다. 맑은 콧물이 나온다고 하면 더욱 더 적증이다. 누런 콧물이 나온다고 하면 형개연교탕, 인후통과 몸살이 있다고 하면 연교패독산, 인후통 없이 몸살이 주증이라고 하면 구미강활탕 등으로 전환할 수 있는데, 이 경우에도 기침으로 힘들다고 하면 소청룡탕을 함께 쓴다.

② 불환금정기산(보험한약)
소화기가 안 좋은 사람에게 가장 자주 처방하는 애용처방이다. 트림이나 오심 등의 상역 증상이 있으면 더욱 적증이다. 당장 체한 상태에서 복통이 있는 사람은 평위산을 적용하고 체하는 것이 만성화된 사람에게는 향사평위산을 적용한다.

③ 곽향정기산(비보험 과립제)
배가 사르르 아프며 설사하는 사람에게 적용한다. 복용 후 바로 설사를 멈추게 하므로, 환자의 반응 중에 '신통하다'는 표현을 여러 번 들었다. 비보험이므로 가격을 부담스러워하는 사람에게는 보험약인 불환금정기산으로 대체하여 처방해도 무난한 경우가 많았다.

④ 귀비탕(비보험 과립제)
혈액순환이 잘 안 된다고 하는 경우에 적용한다. 스트레스에 의해 악화되는 경우 더욱 적증이다. 양측 손발이 저린 경우에 자주 사용한다. 어깨가 아픈 경우, 혈액순환의 문제라고 파악하면 적용하는 경우도 있다.

⑤ 반하백출천마탕(보험한약)
머리가 아프다거나 머리 부위의 이상을 호소하는 사람들 중에서 소화가 불량한 경우에 처방한다. 체하여 두통 등의 감기 증세가 있는 경우에는 도씨평위산을 적용한다. 반하와 백출은 부종에도 효과가 있어서 아침에 손발이 붓는다고 하는 사람들에게도 효과가 있었다.

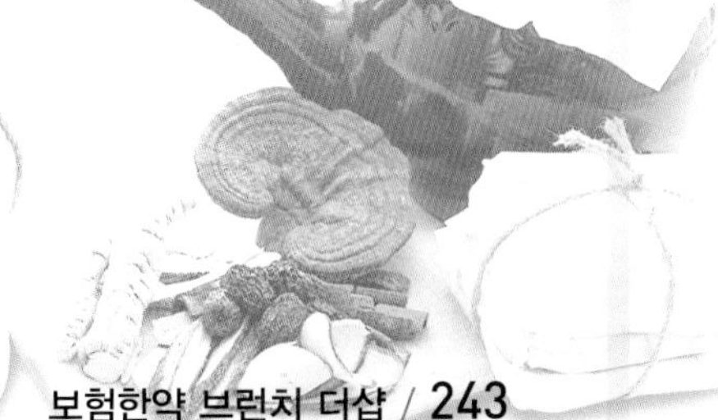

3. 기억에 남는 임상례

① 소화불량 있는 사람의 식후 두드러기에 곽향정기산

2016년 10월에 40대 후반의 여자분이 두드러기를 치료하고자 내원하였다.

주증상은 식후 두드러기이다. 현재 피부과에서 두드러기 약을 처방받아 복용하고 있다. 처음에는 일주일에 한 번 먹는 것으로 충분했는데, 몇 년 동안 점점 주기가 짧아지더니 요즘은 매일 먹어야 한다. 특히 고등어, 만두 등을 먹었을 때 증상이 더 심하다.

부수증상으로는 다음과 같은 것들이 있다. 소화가 잘 안되고 더부룩하며, 삼겹살을 먹으면 설사한다. 손발이 차다, 추위를 심하게 탄다.

두드러기는 피부에 나타나지만 식후 두드러기가 발생한다는 것을 보면 이 두드러기가 소화기 장애와 관련이 있다고 보았다. 특히 평소 소화가 잘 안되고 속이 더부룩하다는 점에서 소화기와의 연관성을 확인해 볼 수 있는 단서가 되었다. 고등어와 만두를 먹었을 때 심하다는 것을 보면 단백질이나 지방이 포함된 음식이 소화 과정에서 병변을 일으킬 수 있는 요인이 된다고 볼 수 있다. 건강한 사람에게는 아무런 증상이 안 나타나는 것이 소화불량이 있는 이 사람에게 나타난 것을 보면 소화불량 상태에서 소화기가 약해졌을 때 이런 음식이 두드러기를 유발시킬 수 있다는 것을 추정해 볼 수 있다.

증상은 두드러기이나 유발요인이 소화기 장애로 발생한 것을 보면 소화기 장애를 개선해야 할 것으로 생각하였다. 특히 평소에도 소화가 잘 안되고 더부룩하며 삼겹살을 먹으면 설사를 한다는 것을 보면 소화기장애로 인한 두드러기라는 심증이 확실시된다. 따라서 두드러기 치료에 소화불량이나 식상으로 인한 병변에 나타나는 소도소식의 치법을 사용하기로 하였다.

식상으로 인한 두드러기에 사용할 수 있는 처방은 정전가미이진탕, 대화중음, 내소산, 곽향정기산 등 수 없이 많다. 간편한 과립제로 나와 있는 처방으로 접근해보니 곽향정기산이 가장 적합하다는 판단이 섰다.

식상으로 인한 두드러기라고 보고 "평소 소화가 잘 안되고, 손발이 차고 추위를 탄다는 생리유형"까지 고려하여 곽향정기산 과립제 3g X 30포(1일 3포, 10일분)를 투여하였다. 처방선정에 "생리유형"이 중요한 것은 이 사람이 몸이 뜨거운 체열이 많은 사람이었다면 도씨평위산 같은 청열 약성이 포함된 처방을 써야 치료가 될 수 있기 때문이다.

11월 11일에 경과를 들으니, 1. 복용 중 피부과 약을 먹지 않고도 두드러기 없이 잘 지냈으며, 2. 더부룩하던 속도 편해졌다고 하였다. 두드러기는 없어졌으나 두드러기의 원인이 되는 소화기 상태를 개선하여 두드러기의 재발을 막고자 요청대로 곽향정기산 3g X 45포(15일분)를 다시 투여하였다. 식후 발생한 두드러기에는 곽향정기산으로 효과를 볼 때가 많다.

② 노인 피부소양에 이진사물탕

2016년 12월 2일에 83세 남자분이 요통 치료차 내원하셨다. 요통 치료를 침으로 하는데 피부가 가려워 긁은 상처들이 있어서 가려움을 함께 치료하기로 하였다.

주 증상은 피부가 가렵고 겨울이 되면 피부 가려운 것이 더 심해진다는 것이고, 참고 증상은 소화불량으로 속이 답답하다, 요통으로 인해서인지 가끔 다리도 저린다는 것이다.

노인이 되면 피부 가려움이 잘 나타난다. 다른 특별한 원인이 없다면, 이는 노쇠로 인한 혈허로 피부까지 혈액을 타고 영양이 잘 전달되지 않아서 나타나는 현상으로 본다. 이 할아버지도 나이가 83세이므로 노화로 인해서 피부가 가려울 수 있다. 겨울에 더 심해지는 것은 겨울에는 체온을 보호하기 위해 피부가 수축하면서 피부 속 혈관도 수축되어 혈액을 통한 영양 전달이 제약을 받기 쉽기 때문이다. 따라서 이 할아버지의 가려움은 노화로 인한 허약으로 발생하는 하나의 현상으로 보았다.

노인성 피부 가려움은 혈액을 피부까지 원활하게 보내면 되는데 부족해진 혈액을 증가시키는 보혈의 치법이 있으며, 몸이 약하면 혈액을 보내는 심장의 박출력을 증진시키면서 혈관의 신축력을 증가시키는 보기강심의 치법도 있다. 또는 혈류를 방해시키는 찌꺼기 역할을 하는 담음을 제거하는 거담의 치법을 겸해 쓰기도 하고, 혈관이 좁아지거나 미세혈관이 막힌 것이 원인이 되어 가려운 경우는 이를 소통시키는 치법을 사용하기도 한다.

동의보감을 보면 피부 가려움에 사물탕과 이진탕을 사용한다. 사물탕을 사용하는 것은 혈액을 보강하여 피부까지 자윤을 전달하게 하는 목적이다. 이진탕은 몸속 혈액이나 조직 속에 스며 있는 불필요한 물질인 찌꺼기 같은 담을 제거하여 혈류를 원활하게 소통시켜 가려움의 바탕을 없애는 역할을 하기 때문이다.

노인이나 영양부족으로 인한 피부 가려움에는 사물탕을 많이 사용하나, 사물탕에 이진탕을 더하여 사용하기도 한다. 평소 허약하거나 건성 피부이면 귀비탕을, 피부가 두텁거나 건실하면 계마각반탕을, 노화의 하나인 혈관 변화로 인한 것이라면 소풍산을 사용하기도 한다. 이는 사람마다 "병인"도 다르고 "생리유형"이 달라서 "병리상태"도 다르기 때문이다. 따라서 증상은 같아도 "병리상태"에 맞게 사용해야 가려움이 낫기 때문에 치법도 처방도 다른 것이다.

또 하나 생각해야 할 것은 가급적 저렴한 비용으로 복용할 수 있는 약을 처방해야 하므로, 정확하게 맞지 않더라도 보험이 적용되는 처방 중에서 선택할 수도 있다. 사물탕은 보험이 적용되지 않으므로, 사물탕과 약성과 용도가 다르지만 보험한약으로 채택이 되어있으며 사물탕과 사군자탕이 합쳐진 팔물탕을 사물탕 대신 사용하기로 하였다.

이 경우 기핍 등 전신체력이 약한 증상은 나타나 있지 않아 동의보감대로 '사물탕 + 이진탕'으로 처방하고 싶었다. 그러나 보험한약으로는 사물탕이 없고, 또한 허리가 약하여 다리가 저리기에 전신도 보강하는 보험한약인 팔물탕과 이진탕을 섞어 3일분을 처방하였다.

12월 6일 경과를 들어보니, 3일분 복용 후 평소 가렵던 것이 호전되었다고 하면서, 가려움 해소를 위해 약을 더 지어달라고 한다. 요청대로 이번에도 팔물탕과 이진탕을 섞어 5일분을 처방하였다. 12월 13일에 오셨을 때는, 복용 후 가려움이 조금씩 덜해지나 아직은 가렵다고 한다. 다시 요청한 대로 같은 처방인 '팔물탕+이진탕'으로 5일분씩 2차례를 더 처방하여 주었고, 그 뒤로는 다른 곳이 아파 침을 맞으러 와도 가려운 증상을 위한 약은 더 이상 복용하지는 않았다.

이 경우 건조한 겨울에 가려워지는 피부에 사물탕이 포함된 팔물탕이 자음(滋陰) 역할을 한 것으로 볼 수 있다.

③ 화끈거리는 피부의 발진, 발적, 가려움증, 두드러기에 방풍통성산

2016년 12월, 피부 가려움증이 호전된 할아버지의 얘기를 듣고 82세의 남자분이 가려움을 해결하기 위해 왔다.

주 증상은 피부에 열이 나면서 가렵다. 화끈화끈하다. 새벽 2-3시까지 긁느라 잠을 못 잔다. 뜨거우면 더 힘들기 때문에 잘 때도 냉골 바닥에서 자야 한다. 피부에 벼룩이 무는 듯이 탁 쏘면서 시작하면, 작은 돌기가 올라와 가렵고 헤쳐 보면 하얀 것이 들어있다. 전주의 대형 종합병원 피부과에서 약을 5회 먹었으나 전혀 효과가 없어 포기했다. 부수증상으로는 변비가 심해 매일 양방에서 처방받은 변비약을 먹고 있었다.

이 환자는 처음에 곽향정기산 과립제 3g X 12포 복용 후 별로 효과가 없다고 하였다. 피부가 화끈 화끈하다는 것에 착안하여 황련해독탕 보험한약으로 12포, 1일 4회 3일분 투여했으나 곽향정기산보다 더 효과가 없다고 하였다. 그래서 다시 한 번 고민하여 처방을 선정하기로 하였다.

주호소가 피부가 잠을 못 잘 정도로 매우 가렵고 화끈거리는 것이다. "피부에 열이 나면서 가렵고 화끈거린다. 뜨거우면 더 가렵기 때문에 잘 때도 냉골 바닥에서 자야 한다"는 것을 보면 열실한 병리상태임을 유추할 수 있다. 벼룩이 무는 듯이 탁 쏘면서 시작한다는 것 또한 실열

글 영등보화당한의원
황남주 원장

(實熱)을 의미한다고 보았다.

또한 변비가 심하여 변비약을 계속 복용 중인 것을 보면 대장에 대변이 적체되어 있다는 것을 짐작할 수 있다. 즉 피부가 쏘거나 화끈거리거나 열이 나거나 가려운 것은 변비와 실열이 겹쳐서 나타난 현상으로 보인다. 변비가 지속되면 이로 인하여 장관점막에 염증물질이 형성되면서 흡수되어 피부까지 오면 피부발진이나 피부염이 생기기 쉽다. 체열이 많은 생리 유형이라면 이처럼 발진이 돋거나 화끈거리면서 가려운 실증의 형태를 띠게 될 것이다.

피부가 쏘거나 화끈거리며 열이 나고 가려운 것은 변비와 실열이 겹쳐서 나타난 것이 원인으로 보고, 대변을 배설시키는 하기(下氣)의 치법과, 실열(實熱)을 해소할 수 있는 청열(淸熱)의 치법을 겸하여 사용하기로 하였다. 실열을 겸한 변비를 치료할 수 있는 처방으로는 강력한 하기약인 대황 망초가 포함된 대승기탕, 도인승기탕, 당귀승기탕, 대시호탕 등과 방풍통성산, 통도산 등이 있다. 이 중에서 비교적 실증의 피부병에 광범위하게 사용하면서도 변비를 겸하여 치료할 수 있는 방풍통성산이 가장 적합해 보였다.

12월 30일, 변비가 있으면서 피부발진이 있고 화끈거리면서 열이 나고 탁탁 쏘는 증상에 실증의 피부염으로 인한 가려움이라 보고 변비를 겸한 실열의 피부병에 사용하는 방풍통성산 5g X 12포에, 청열을 더하고자 황련해독탕 3포를 섞어서 1일 4회 3일분을 처방하였다. 3일 후인 2017년 1월 2일, 복용 후 피부 가려움이 호전되고, 두드러기가 올라오는 것도 약해진다고 하였다. 그래서 양방병원에서 가져온 약을 안 먹기 시작했다. 환자는 "가렵지만 않으면 행복할 것이다"라고 자신의 소망을 이야기하였다. 호전반응을 보이므로 먼저와 같이 방풍통성산 5g X 21포에 황련해독탕 3포를 섞어서 7일분을 처방하였다.

그런데 바로 다음날인 1월 3일, 피부 가려움이 아직 심하다고 다시 찾아왔다. 이번에는 방풍통성산 5g에 연교패독산 0.5포를 추가하여 7일분 21포를 처방하였다. 연교패독산을 선택한 이유는 방풍통성산 활투에 "癮疹瘙痒加 金銀花 玄蔘 蟬退"라는 표현을 따라 금은화를 포함하고, 피부에도 효용이 있는 연교패독산을 선택한 것이다.

일주일 후인 1월 10일, 이번에는 약을 다 복용하고 다시 내원하였다. '방풍통성산 + 연교패독산' 복용 후, 피부 가려움이 약간 더 호전되었다. 이마, 다리, 팔 부위의 발적이 없어지고 가려움도 호전되었다. 예전에는 새벽

그림. 1
피부의 상처가 호전되고 있는 모습

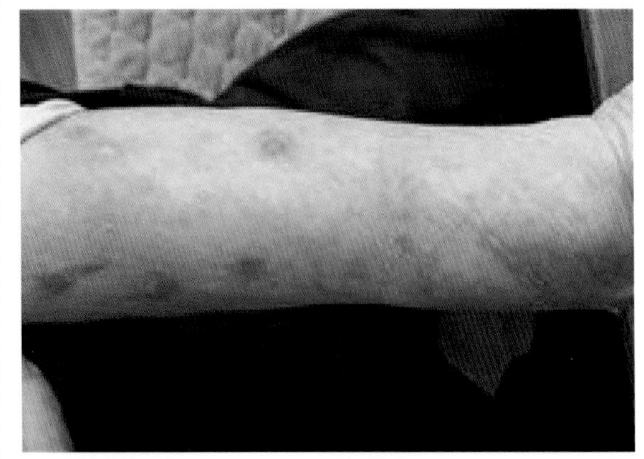

팔의 상처가 아물고 있는 모습. 최근 추가로 긁어서 생긴 상처가 보이지 않는다.

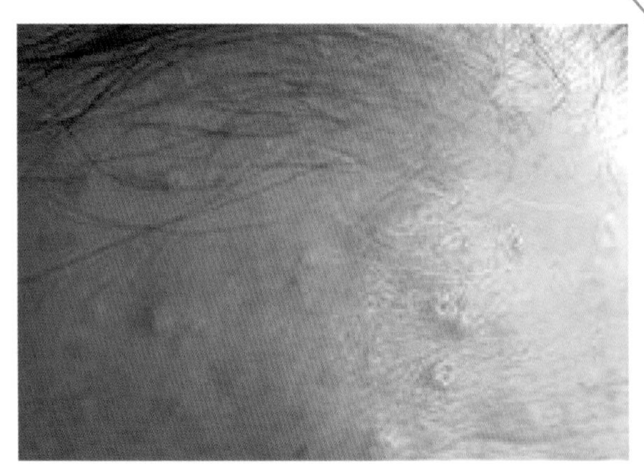

이마에 긁은 상처가 아물고 있는 모습

2-3시까지 긁느라 잠을 못 잤는데, 지금은 밤 11시까지만 긁다가 아침까지 잘 잔다. 오늘은 기분이 좋아 "이렇게 고명한 선생님을 가까이 두고 멀리 다녔다"는 과찬의 말씀까지 하신다. 환자의 기분이 좋은 것 같아, 환자의 동의를 받아 환부의 사진을 찍어 두었다. 다시 방풍통성산 5g X 30포에 연교패독산 15포를 섞어 30포를 처방하였다.

1월 16일에 부인이 치료받으러 왔을 때 들어보니, "이제는 잠을 잘 수 있게 되었으니 원장님께서 제 남편을 살리셨어요"라고 한다. 1월 20일에 10일분을 다 드시고 다시 내원하셨다. 피부 가려움이 호전되고 있으나 아직 남아 있다고 하시기에, 최근 추위가 심해져 실내가 건조하므로 노인분들께서 가려움을 호소하는 경우가 많음을 설명 드렸다. 이번에도 방풍통성산 5g X 40포에 연교패독산 15포를 섞어 40포를 처방하면서, 밤에 심해지는 가려움 해결을 위해 취침 전에 1회 추가하여, 1일 4회 10일분으로 복용토록 하였다.

1월 31일에 다시 오셨을 때는 피부 가려움이 이전보다 호전되었다. 등의 가려움은 거의 없어졌고 앞의 샅 부분만 심하다. "선생님이 날 살렸다"고 말씀하면서 기분 좋아한다. 역시 방풍통성산 5g X 40포에 연교패독산 15포를 섞어 40포를 처방하였다. 1일 4회 복용, 10일분이다.

이후에도 꾸준하게 약을 받으러 오시는데, 언제부턴가 20일분을 가져가 40일만에 오시기에 물어보니, 약을 1일 2회로 줄여서 복용하고 계신다고 했다. 4월 18일에 20일분을 가져가신 뒤로는 7월 말까지 소식이 없다. 계속 상태가 좋아지셨으니, 아마도 이제는 다 나으신 것이라 생각한다.

처음 왔을 때는 환자와의 상황에서 차마 사진 찍지를 못하였다. 2017년 1월 10일에 환자가 기분이 좋은 상태가 되었기에 내가 사진을 찍어두자고 하였더니 환자가 동의하였다. 한동안 긁지 않아 이제 상처가 아물고 있는 모습이다(그림. 1).

글 솔담현경철한의원
현경철 원장

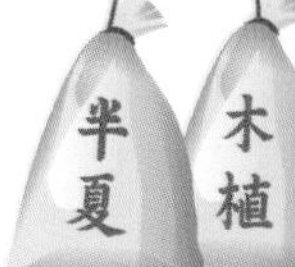

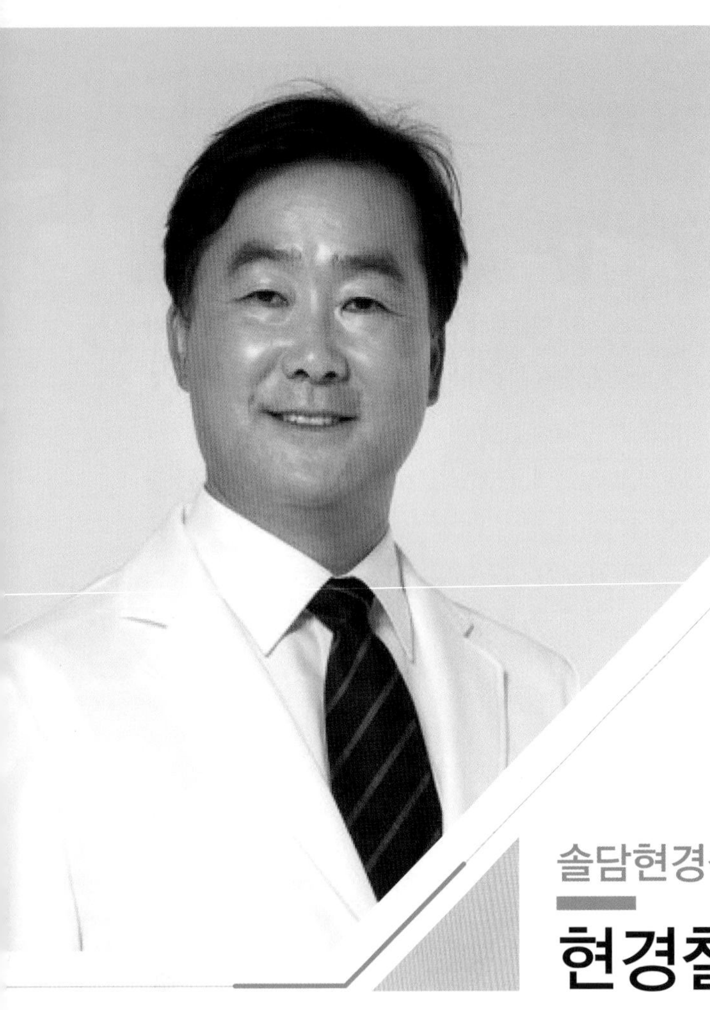

- 現) 솔담현경철한의원 원장
- 제주 제일고 졸업
- 경희대학교 한의과대학 졸업
- 경희대학교 박사[한방신경정신과]
- 경희의료원 한방신경정신과 전문수련의
- 現) 제주특별자치도 한의사회 수석 부회장
- 現) 대한 스포츠한의학회 부회장
- 前) 제주 함소아한의원 대표원장
- 現) 대한 면역약침학회 정회원
- 現) 한국 심리유형학회 정회원 및 MBTI 일반강사
- 現) 제민일보 한의학 자문위원 및 한의학이야기 칼럼(한방이야기)

제주 제주시 1100로 3342(노형동) 소강빌딩 3층

064-746-1075

솔담현경철한의원

현경철

진료원장

선오경

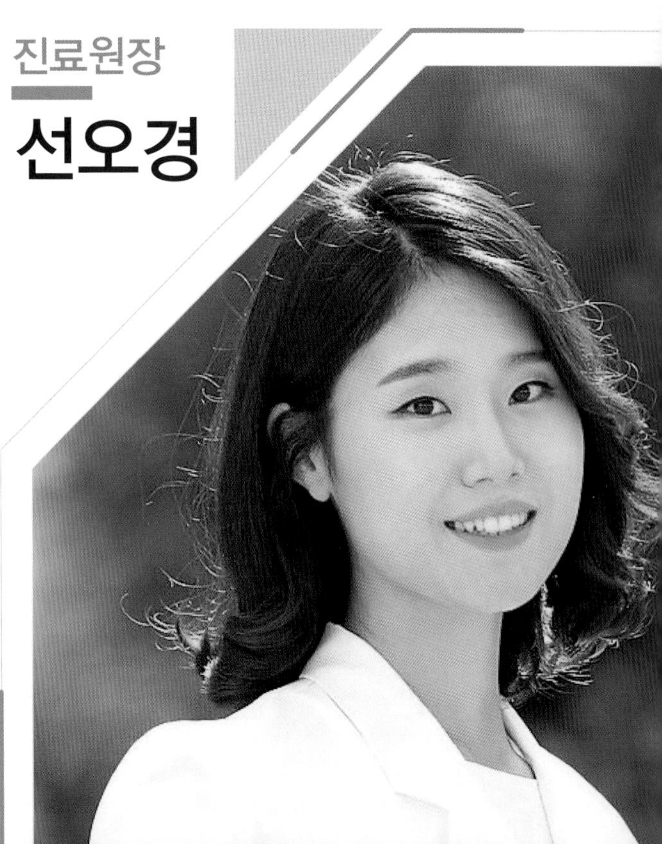

- 서울상일여자고등학교 졸업
- 대구한의대학교 한의예과, 학과 졸업
- 응급처치 전문과정 수료
- 색채심리상담사 1급
- mbti 기본과정 수료
- 대한한의소아과학회 정회원
- 대한스포츠한의학회 정회원
- 現) 제민일보 '아침에 읽는 한의학이야기' 칼럼 연재

1. 한의원 소개

현재 어떤 진료를 하고 있는가.

비교적 다양한 환자를 보고 있다. 주로 보는 환자들은 영유아, 소아청소년, 근골격계 통증, 스포츠상해, 여드름 포함한 피부질환이다. 제일 보람 있을 때는 어린 환자들의 잠투정, 밥투정 또는 피부질환으로 힘들어하다 진료를 받으면서 건강해져가는 모습을 볼 때이다. 아이들보다도 편해져가는 부모들의 표정으로 치료가 잘 되어가고 있다는 것을 알 수 있다. 환자를 보다보면 보람도 있지만 재미를 느낄 때도 많다. 스포츠 상해 같은 경우, 치료에 빠르게 반응하고 적절한 치료를 했을 때 드라마틱한 효과가 오는데, 이때 만족감과 함께 재미를 느낀다.
단순하게 호소하는 통증, 불편감을 넘어서 근본적인 원인을 제거하는 치료를 지향하며 한약과 침으로써 증상을 호전시킬 뿐만 아니라 잘 모르고 지나가는 잘못된 생활 습관을 바로 잡아 주기 위해 노력하고 있다.

보험한약을 사용한 계기가 무엇이었나.

한의대에 입학하면서 양방 병원 치료를 받지 않고 어떤 몸 상태이든지 한방 치료를 우선해서 받았다. 감기가 자주 걸리고 배탈도 자주 났기 때문에 학교 의무실에 가장 많이 가는 학생이었다. 침 치료는 교수님이 계시는 시간이 정해져 있기 때문에 시간을 맞추기 어려워 잘 받지 못했고 보험한약을 주로 처방받아 먹었다. 사실 처음에는 탕약에 비해 효과가 미미할 것이라고 생각했다. 하지만 효과가 기대했던 것보다 좋고 가지고 다니면서 복용하기 쉬워서 대학시절 내내 애용하게 되었다. 한의사가 되고 나서도 컨디션이 좋지 않으면 간편하게 먹을 수 있는 보험한약이 생각이 났고 한의원에서 보험한약을 쓰기 시작하면서 적극적으로 환자들에게 처방하고 환자들 못지않게 스스로 많이 복용하고 있다.

어느 질환에 많이 처방하는가.

주로 감기, 소화장애, 피부질환에 많이 처방한다. 감기에는 소청룡탕, 형개연교탕, 구미강활탕, 갈근해기탕 등을 쓰고 속이 불편할 때에는 소시호탕, 반하사심탕, 불환금정기산 등을 쓴다. 피부질환에는 황련해독탕, 인진호탕, 연교패독산 등을 쓴다. 환자의 증상에 따라 적절한 처방을 하기 위해 길게 고민을 해서 줄 때도 있다.
콧물이 나는 감기로 왔지만 복부 경결감이 심한 경우 감기와 소화 장애 약을 함께 처방한다. 완제품으로 나오는 보험한약은 탕약과 같이 가감이 어렵다는 단점이 있지만 조합을 잘 시켜 처방하면 효과가 매우 좋다.

2. 나의 애용처방

① 구미강활탕(보험한약)

근골격계환자들을 진료하면서, 대부분의 경우에 침 치료와 약침 그리고 테이핑을 병행한다. 치료 당일 특히 잠잘 때 많이 피곤하다거나 치료받은 부위가 더 아프다거나 으슬으슬 오한을 느낀다는 증상을 호소하는 경우에는, 근육의 기혈 순환을 도와주는 구미강활탕을 처방하게 되는데 보험한약을 병행하고 나서는 치료 후 위화감 호소의 빈도가 줄었고 치료 효율이 좋아졌다.

② 평위산가미방

(비보험탕약, 창출8 진피6 후박4 감초4 산사4 맥아4)

아이들의 약을 처방할 때는 아이들이 잘 먹을 수 있는 맛을 가지고 있는지도 주요한 고려사항 중에 하나이다. 그래서 탕약을 달이고 나서 적당량의 올리고당을 첨가해서 포장해 주는데, 맛이 가장 좋은 약 중에 하나가 평위산이다. 특히 돌이 지나서 두 돌 무렵의 아이들의 처음 한약을 먹게 되는 경우에는 맛에도 신경을 같이 써주는 것이 좋다.

그리고 아이들의 성장과 발달과정으로 볼 때도, 돌 무렵까지 운동신경계가 주로 발달하고, 돌 이후 2돌까지는 소화기를 위주로 발달해가는 단계에서 이러한 발달단계를 고려한 관점에서도 소화기를 다스려주는 처방이 이 시기의 첫 번째 고려 처방이 된다. 돌 보약 처방을 원해서 왔든 어린이집 생활을 하면서 감기가 잦아서 왔든, 이 시기의 아이들은 대부분 소화기 문제를 끼고 있는 경우가 대부분이다. 아이들을 잘 먹여야 된다는 부모님들의 생각 그리고 감기로 인해 양약을 많이 복용한 경우라면 적절히 가감하면서 처방하게 된다.

③ 분심기음

(비보험탕약, 계지6 작약4 목통4 반하4 복령4 청피4 강활4 상백피4 대복피3 소엽3 생강3 대조3 감초3 등심2)

계지탕+이진탕+체표순환이수지제로 구성되어진 처방으로 일반적 스트레스 상황이나 기타 이러저러한 이유로 기운이 울체되어 있어서 나타나는 신경증 환자들에게 널리 사용하는 처방이다. 자동차 사고로 예민해져서 불면이나 불안 등의 증상이 나타나는 경우에도 사용하면 좋다. 기본적으로 소화기 불편함이 약간 정도는 있고 순환이 잘 안되고 몸이 찬 듯한 느낌을 가지는 환자들에게 사용하면 좋고, 약을 복용하면 속이 편해지고, 소변양이 늘게 된다. 소변을 통해서 순환이 조절된다는 이야기를 미리 해주는데, 속이 편해지고 소변이 늘면서 마음이 편해진다는 환자의 반응을 보는 경우가 대부분이다. 환자들이 한약을 먹으면서 약을 먹으면 무슨 반응이 바로 있을까? 하면서 의심을 하는 경우도 꽤 있는데, 확실한 목표를 가지고 처방을 하고 그 효과를 확인을 하게 된다면, 환자와의 rapport 형성에도 도움이 되는 처방이다. 상열감이나 불면, 불안, 초조 등의 열증 양상이 나타날 때는 치자, 황금, 시호를 가미해서 쓰거나 황연해독탕정(보험한약)을 처방하고 같이 복용하도록 하면 좋다.

3. 기억에 남는 임상례

① 피로와 스트레스성 이명치료에 분심기음, 황련해독탕(정) (보험한약)

46세 여자 환자였다. 처음 이명의 시작은 피곤한 상태에서 수면 중에 깬 후 시작하여 하루 종일 이명 소리가 들렸다고 했다. 한 달 정도 후 내원했을 때에는 왼쪽 귀에서 '윙-' 하는 소리가 나고 오른쪽 귀는 막히는 느낌이 난다고 했다. 3주 동안 이비인후과 약을 복용했지만 차도가 없었다.

중학교와 고등학교를 다니는 2명의 아이가 있고 운동을 꾸준히 하며 몸 관리를 하지만 피로감을 많이 느끼고 두통이 잦고 짜증이 많이 나며 무기력함을 느끼는 상태였다. 수면시간은 매우 불규칙해서 10시에 잠이 들어 중간에 수시로 깨고 새벽 4-5시에 일어났다. 식사는 규칙적으로 3끼를 먹었고 커피를 하루에 3잔 정도 마셨으나 내원하기 1주일 전부터는 이명 때문에 마시지 않는다고 했다. 대소변은 불편함이 없었다. 전중 압통이 있었고 후두부 근육의 긴장이 있었으며 좌측 흉쇄유돌근의 긴장이 두드러져 보였다.

우울, 노기 등으로 온 기결(氣結)함을 풀기 위해 신경증의 제반 질환에 쓰이는 분심기음을 20일 처방하였고 흉쇄유돌근에 약침을 놓고 어깨, 후두근, 측두근에 정안침법을 사용하여 침 치료를 병행하였다. 지속되는 불면과 두통을 熱實증의 上氣 증상이라고 보고 탕약을 복용하기 전까지 3일 정도는 보험한약 황련해독탕정을 복용하게 하였다.

연속하여 내원한지 3일째에 침 치료와 보험한약 황련해독탕을 복용하면서 불면 증상은 없어졌고 이명이 줄어들기 시작했다. 탕약을 먹으면서 보험한약은 주지 않았고 침 치료만 병행했는데 우측 귀의 막히는 느낌은 사라지고 하루 종일 들리던 이명은 오후 4-5시 이후부터 들리게 되었다. 중간에 컨디션에 따라 잠을 못 자고 이명이 심해질 때도 있었으나 점점 호전되었다. 치료는 일요일을 제외하고 매일 받았고 12일째부터 이명이 완전히 사라지고 편안한 상태를 유지하여 13일째 침 치료를 종료하였다.

분심기음가미방은 계지6 작약4 목통4 반하6 청피4 복령8 강활4 상백피4 등심2 대복피3 소엽3 감초3 생강3 대조3로 처방하였다.

② 상세불명의 어지러움에 영계출감탕

46세 여자 환자였다. 수시로 나타나는 어지러움과 약간의 후두쪽으로 오는 두통을 호소했다. 뇌 검사상 아무 이상이 없었다. 소화상태는 좋지 않았고 복부의 불편감이 존재했다. 흉쇄유돌근과 후두부의 경결이 있었다. 체중이 2-3년 안에 8kg 정도 증가한 상태였다.

水의 上衝으로 오는 어지럼에 쓰이는 영계출감탕을 30일 처방하여 복용하게 하였다. 풍지, 견정혈, 흉쇄유돌근에 약침을 놓고 상부순환을 돕기 위해 어깨, 후두근, 측두근에 정안침법을 이용하여 침 치료를 시행하였다. 내원 첫 날 전신의 순환을 돕고 피로를 덜기 위해 산삼약침을 맞게 했다. 첫 내원일 3일 후, 두 번째 내원하였을 때부터 어지러운 증상이 많이 완화되었고, 탕약을 복용하면서 어지러운 증상이 점점 더 좋아졌다. 한 달 동안 일주일에 2회 정도 내원하여 침 치료를 받았고 어지러움과 두통이 완화된 양상을 유지하여 치료를 종료하였다.

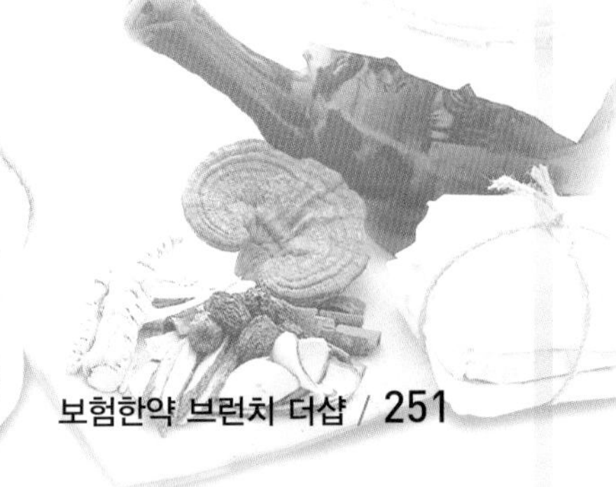

글 솔담현경철한의원
현경철 원장

③ 소화불량을 동반한 여드름 치료에 반하사심탕, 황련해독탕(정) (보험한약)

5일 전부터 얼굴이 붉어지며 여드름이 올라오는 마른 체형의 여자 환자였다. 저녁에 피부가 많이 간지럽고 농이 올라온다고 호소했다. 내원 시 얼굴 전체가 붉은 여드름이 나고 농이 잡혀있었다. 평소에 수면 습관을 물어보니 입면 시간이 1-2시간 정도 걸린다고 하였다. 식사 후에 소화가 잘 안 되고 더부룩하다고 했다.

소화를 돕기 위해 보험한약으로 평위산을 처방하고 피부와 수면의 질을 좋게 하기 위해 보험한약으로 황련해독탕을 처방하였다. 각각 3일씩 처방하여 함께 복용하도록 하였다. 3일 후에 내원하였는데 피부증상은 나아지지 않았다. 여전히 발적과 화농이 있었고 설사와 변비를 반복하는 경향을 보였다. 최근 식사시간과 음식 종류를 물어보니 육식을 많이 하고 야식으로 치킨을 먹었다고 했다. 복진 시에 복직근의 긴장이 보였다. 반하사심탕 3일분을 처방하고 고기류의 식사와 야식을 금하고 소화가 잘되는 음식을 권하였다.

3일후 내원하였을 때 여드름의 수가 확연하게 줄고 농이 감소했다. 복직근의 긴장도 많이 풀어졌다. 소화상태도 괜찮다고 하여 황련해독탕 2일분만 처방을 하였다. 2일 후 내원 시에 피부는 다소 완화된 상태였지만 다시 소화불량을 호소했다. 위를 찌르는 통증이라고 했다. 생으로 된 야채 위주 식단으로 식사한다고 하여 당분간 소화가 잘되도록 야채를 삶아 먹게 했다. 반하사심탕 3일분과 황련해독탕 3일분을 함께 처방하였다. 그 이후 피부가 완전히 좋아져 치료를 종료하였다.

평위산을 복용하였을 때 호전이 없었던 이유는 처음에 환자가 소화상태의 불편함을 크게 호소하지 않아 단순한 滯로 생각하여 식단을 체크하여 제한을 두지 않았기 때문이라 생각한다. 두 번째 내원하였을 때 다시 확인해보니 환자는 반복된 야식과 스트레스로 심하비경이 있고 위염증상이 있었다. 평위산보다 반하사심탕이 더 적합하다고 판단하여 처방을 바꾸고 식단의 제한을 두니 증상이 호전되었다.

④ 경도 치핵에 조위승기탕과 황련해독탕(보험한약)

20대 초반 여성이 배변 시 출혈과 통증을 주소로 내원하였다. 이전에도 비슷한 증상이 있어서 외과에서 진료를 받았는데, 치핵 진단을 받고 수술을 권유받았으나 수술이 무서워 더이상 치료는 받지 않고 한의원에 치료 가능한지 상담하러 내원하였다. 문진(問診)상 대변이 단단한 상태였고, 잘못된 방법으로 과도하게 배에 힘을 주면서 오래 변기에 앉아 있는 습관 등으로 항문주위 혈관에 울혈이 발생한 상태에서 대변의 자극으로 인해 출혈과 통증이 생기는 전형적인 치핵 발생 원인을 가지고 있는 경우로 판단되었다. 출혈과 통증 이외에 탈항 증상은 없는 것으로 보아 치핵 1-2단계 사이로 판단되었고, 이는 충분히 한약으로도 관리가 될 수 있는 상태로 보였다. 이전 크라시에 제약회사에서 주최한 세미나에서 크라시에 한약 중 을자탕과 황련해독탕을 가지고 대변의 경도를 완화시키면서 항문주위 울혈과 염증을 완화시켜 증상을 호전시킨 다수의 치험례와 연구 결과가 있었던 것이 생각나 을자탕 대신 보험한약에 있는 처방 중 변비를 호전시킬 수 잇는 조위승기탕을 아침, 저녁에, 황련해독탕은 점심에 복용하도록 하였다. 보통 2-3주 정도 치료하면 통증과 출혈의 증상이 호전되는 것을 볼 수 있는데, 이 분의 경우는 1주일 정도 처방 후부터 바로 호전되기 시작하여 증상이 거의 없어졌고, 1주일 더 처방 후 마무리하였다. 변증시치의 개념이 아닌 양방 치료 개념으로 처방한 것이기는 하지만 심하지 않은 치핵의 경우는 보험한약으로도 충분히 관리 가능할 것으로 생각된다. 뿐만 아니라 반복적으로 나타나는 치핵이나 심한 경우의 치핵도 위의 처방 이외에 보중익기탕 등을 적절히 처방하여, 먼저 한약으로 치핵의 크기를 줄이거나 증상을 완화시킨 후 수술 등을 했을 때 부작용과 재발을 줄일 수 있을 것으로 생각된다.

⑤ 소화불량에 소시호탕(보험한약)

20대 초반 여성이 한 달 이상 된 소화불량으로 내원하였다. 명치 부위의 그득한 느낌과 가끔 토할 것 같은 증상이 주소증 이었다. 내시경 검사상 약간의 염증 이외에 특별한 소견이 없었고, 병원과 한의원에서 소화를 돕는 약을 복용하였으나 증상의 개선이 없었다. 복진 시 명치 부위 불편함 이외에 흉협고만의 소견이 있었고, 문진(問診) 시 입이 쓴 느낌이 자주 있다고 하였다. 맥진(脈診) 시 팽팽하게 긴장된 현맥(弦脈)의 소견과 hesitation wounds가 있는 것으로 보아 평소 정신적인 스트레스가 심한 상태로 판단되었다. 증상과 맥진상의 소견에 따라 소시호탕을 처방하고, 중완과 합곡 등 기본적인 혈자리에 자침하여 소통시키고자 하였다. 2일 후 다시 내원하였을 때, 명치 부위에 무언가 계속 있던 느낌이 싹 없어지고 시원하게 내려간 느낌이라고 하였다. 2-3회 더 치료 후 호전감 유지 상태에서 다른 곳으로 이주하여 이후 추적관찰이 되지 않았지만 변증에 따른 처방 시 효과에 대해 알 수 있는 임상례였다.

보험한약 브런치 더샵

첫째판 1쇄 인쇄 | 2018년 2월 26일
첫째판 1쇄 발행 | 2018년 3월 09일
둘째판 1쇄 인쇄 | 2019년 10월 16일
둘째판 1쇄 발행 | 2019년 10월 25일

지 은 이 보험한약 네트워크
발 행 인 장주연
출 판 기 획 김도성
책 임 편 집 안경희
편집디자인 주은미
표지디자인 김재욱
발 행 처 군자출판사(주)
등록 제 4-139호(1991. 6. 24)
본사(10881) **파주출판단지** 경기도 파주시 회동길 338(서패동 474-1)
전화(031) 943-1888 팩스(031) 955-9545
홈페이지 | www.koonja.co.kr

ISBN 979-11-5955-489-6
정가 25,000 원